高等医学院校系列教材

美容药剂学

主　编　周　毅　许川山

副主编　杜玲然　韦敏燕　李　欣　余细勇

编　委（按姓氏笔画排序）

王　赫（广州医科大学附属第二医院）

韦敏燕（广州医科大学药学院）

江雪均（广州医科大学药学院）

许川山（广州医科大学药学院）

杜玲然（广州医科大学药学院）

李　欣（广州医科大学药学院）

余细勇（广州医科大学药学院）

周　毅（广州医科大学药学院）

缪迎羚（广州医科大学药学院）

秘　书　缪迎羚

科学出版社

北　京

内 容 简 介

美容药剂学是为医药学、美容学等学科开设的一门实用性课程，研究与美容有关的药物的制备及其作用。本书共分为五章，包含概论、常见剂型、常用辅料及原料、常用美容药物及其功效、中药美容制剂等。从制剂制备的角度，阐述药物在美容中的作用，培养学生知美、懂美、创造美的能力。

本书为广州医科大学药学院药剂学教研室编写的药剂系列教材之一，衍生自药剂学科，也是对编者多年教学科研过程的一些总结，可供医药类专业本科生选修或者非医药类专业学生的公选课教学使用，同时也适用于美容爱好者。

图书在版编目（CIP）数据

美容药剂学/周毅，许川山主编.—北京：科学出版社，2023.4
ISBN 978-7-03-073682-6

Ⅰ.①美…　Ⅱ.①周…②许…　Ⅲ.①美容－药剂学－高等学校－教材
Ⅳ.①R986

中国版本图书馆 CIP 数据核字（2022）第 203654 号

责任编辑：王锞韫/责任校对：宁辉彩
责任印制：李　彤/封面设计：陈　敬

科学出版社 出版
北京东黄城根北街 16 号
邮政编码：100717
http://www.sciencep.com
北京凌奇印刷有限责任公司 印刷
科学出版社发行　各地新华书店经销
*

2023 年 4 月第 一 版　开本：787×1092　1/16
2023 年 4 月第一次印刷　印张：10
字数：255 000

定价：49.80 元
（如有印装质量问题，我社负责调换）

前　言

随着科学技术的进步、学科发展及社会对专业人才的需求不断提高，高等学校的教学改革需要不断探索和创新。培养学生综合素质和创新能力是高等教育适应现代经济社会发展，提高人才培养质量的总体目标。随着现代医药类专业教育模式的转变，医药类专业人才的培养需要多学科的交叉、衍生，学科间相互交叉渗透、相互融合，进一步深化成为主题。美容药剂学则是在此理念和背景下孕育而生。

美容药剂学是运用药剂学的一系列基础理论，将美容药物制成适宜剂型的一门综合性技术学科。美容药剂学是医疗美容专业必修课之一，既是药剂学的一部分，也是药剂学的扩展。其内容不仅涉及药剂学的基本理论、基础知识等，还涉及化妆品学、化妆品化学、美容学、化学工业等多门学科。

全书共分为五章，内容包括概论、常见剂型、常用辅料及原料、常用美容药物及其功效、中药美容制剂。全书从皮肤的生理结构及类型、皮肤的保养开始，讲述化妆品和药妆品，剂型、辅料及原料；此外还加入了药食同源等概念及中药制剂，讲述了它们在美容预防、治疗过程中发挥的重要作用，同时也能很好挖掘祖国医学在这方面的潜力。本书不仅有编者十几年的教学体验，也有部分老师的科研成果和总结。

各院校可根据具体情况，将美容药剂学定为必修课或者选修课，在保证课程教学基本要求的前提下对本书内容斟酌取舍，并结合其他课程（如医学美容学或者药剂学）共同学习。

本书在编写过程中，参阅了大量文献，谨向有关作者表示感谢。此外，科学出版社编辑对本书的编写和出版给予了帮助和指导，在此深表感谢。由于编者水平有限，书中难免存在不足之处，恳请广大读者批评指正。

编　者

2021 年 12 月

目　录

第一章 概 论

随着生活水平的提高，人们不仅对衣食住行的要求有所提高，对美容的追求也日益强烈。爱美之心人皆有之，美不仅是外在的显现，也提示着我们身体内部的变化，美德修于心，美貌修于行。

美容药剂学是运用药剂学的一系列基础理论，将美容药物制成适宜剂型的一门综合性技术学科，是目前医疗美容专业必修的课程之一，它是药剂学的一部分，也是药剂学的扩展。其内容涉及广泛，不仅与药剂学的基本理论、基础知识等息息相关，而且涉及化妆品学、化妆品化学、美容学、化学工业等多门学科。

美容医学是利用医疗技术、美容药物、化妆品等对人体（包括肌肤、毛发、指甲等）进行整形修复、药疗、美化而达到美容目的的一种实用技术。

药剂学是研究药物剂型的配制理论、生产技术、质量控制与合理应用等内容的综合技术科学。它包括两部分，一是探讨按药典处方或其他有关处方将原料药加工成合适的药剂；二是探讨按医师处方和临床需要，合理调配药物并指导患者正确用药的有关技术和理论。

第一节 皮肤的生理结构及类型

一、皮肤常识

皮肤是人体最大的器官，其位于体表，组成机体最重要的部分，也是人体抵抗外部侵袭的第一道防线，其重量约4kg，占体重的5%～8%。皮肤的面积成年人为1.5～2m²，厚度为0.5～3mm，手掌、足底皮肤最厚为1～3mm，眼睑处皮肤最薄约0.5mm，表皮为0.07～0.2mm，真皮厚度约是表皮的10倍，含水量约为70%。皮肤是软组织，柔韧而富有弹性，在腔孔（如口、眼、外阴及肛门）周围，逐渐移行为黏膜。

皮肤覆盖在人体的最外层，与人的容貌密切相关，是人体的天然屏障。但是，皮肤也与身体内部的问题有关，皮肤健康反映了身体健康。

由于种族、年龄和部位的不同，肤色主要有黑色、黄色和红色三种。其中，黑色与皮肤内的黑素颗粒有关，日晒后皮肤内的黑素细胞增多，皮肤变黑；黄色取决于角质层的厚度，如角质层较厚，黄色胡萝卜素含量较多，则皮肤看上去发黄；红色的出现与皮肤中微血管的分布和血流有关，运动后毛细血管扩张，引起血流加速，皮肤发红。

二、皮肤的解剖结构

从外表看，皮肤只是薄薄的一层，但在显微镜下，皮肤分为三部分：表皮、真皮和皮下组织（图1-1）。

由于皮肤组织中纤维束的排列和牵引，皱纹的深度在面部、手掌、阴囊和活动部位（如关节）最大。指（趾）末端的皮嵴呈螺纹状，称为指（趾）纹。人类的指纹存在个体差异，在个人识别中有着独特的作用。

皮肤还附有毛发、皮脂腺、外泌汗腺（小汗腺）、顶泌汗腺（大汗腺）及指（趾）甲等附属器。

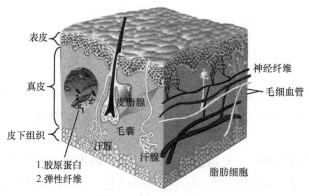

图 1-1 皮肤的生理结构

（一）表皮

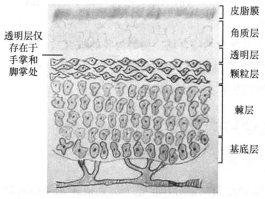

图 1-2 健康皮肤表皮结构

表皮也称上皮组织，是皮肤的最外层，无血管，主要由角质形成细胞与树突状细胞组成（图 1-2）。角质形成细胞又称上皮细胞，占表皮细胞的 95% 以上。它代谢活跃，能不断分化和更新细胞。角质形成细胞最终在角质层形成富含角蛋白的角质细胞，这就是角质形成细胞的角化过程，形成的角质细胞会逐渐脱落（脱屑）。表皮的基本结构由内向外依次分 7 部分，即基膜、基底层、棘层、颗粒层、透明层、角质层及皮脂膜。

1. 皮脂膜 是皮肤的第一层，是皮肤天然的保护膜，是由皮脂腺分泌的皮脂和汗腺分泌的汗液及老化脱落的角质细胞经过低温乳化和空气氧化而形成的弱酸性的薄膜，即皮脂＋汗液＋老化角质细胞＋过程(低温乳化＋空气氧化)=弱酸性的皮脂膜，其 pH 为 4.5 ～ 6.5。它具有防止水分及营养蒸发，防止细菌侵入的作用。皮脂膜受损后皮肤出现的症状有干燥、无光泽、洁面后有紧绷感。

2. 角质层 是表皮的最外面部分，为皮肤的第二层。由 14 ～ 22 层相叠的无核扁平细胞所组成，细胞呈枯死状，已无生物活性，细胞间重叠形成比较坚韧而有弹性的板层结构，形成一种天然屏障，可以防止大自然中化学物质、微生物和水的侵入，也能防止紫外线射入皮肤深处，并可防止体液外渗。角质层细胞富含角蛋白纤维，是一种不溶于水的硬蛋白，对酸、碱、有机溶剂有一定的抵抗力，故可起保护作用；角质层的 pH 为 5.6 ～ 6.2，呈弱酸性。所以角质层的功能和状态与化妆品的选用有很大关系，角质层含 10% ～ 20% 的水分，随着角质层水分的增加，皮肤会起皱变白，冬季干燥时，角质层水分减少，皮肤会粗糙皲裂。角质层的排列决定了皮肤表面的视觉光感。

3. 透明层 为皮肤的第三层，由 2 ～ 3 列老化无核细胞组成，仅存在于手掌和脚掌处。其具有双向防水及物质通过的屏障带（磷脂类物质较丰富），还能保持酸碱平衡。

4. 颗粒层 是皮肤的第四层，由 2 ～ 4 层扁平细胞所组成，该层细胞已逐渐退化，胞质内充满透明角质颗粒。颗粒层细胞失去细胞核后，演变为发亮的透明层，最后完全角化，角质层是角质细胞分化的最终阶段。随着角质形成细胞的不断分裂和进化，表层的角质细胞也以相应的速度脱落，形成动态平衡。该层能够吸收外部物质，具有防水、渗透等屏障作用，因此，这一层可以储存水分，对化妆品的有效性起着很重要的作用。

当颗粒层的吸收、折射、反射、分散、过滤紫外线功能减弱时，紫外线直接激活黑素母细胞，产生大量黑素细胞，随着新陈代谢加快，色素沉积。斑的产生过程：当颗粒层细胞受损 30% 时，皮肤会暗淡无光；当颗粒层细胞受损 50% 时，皮肤会暗沉；当颗粒层细胞受损 70% 时，皮肤会晦暗，色素堆积；当颗粒层细胞受损 90% 时，皮肤会出现较深的色斑堆积。

5. 棘层 为皮肤的第五层，是表皮中最厚的一层。一般由 4～10 层细胞组成，棘层细胞内有淋巴液，棘细胞向上逐渐趋向退化为不规则扁形或菱形颗粒，即为颗粒层，颗粒层细胞间能够储存水分。这一层对化妆品的使用效果有着重要作用，使用化妆品发生"过敏反应"往往与这层细胞有关。棘层是表皮层的营养层，具有初级免疫的能力，含大量的营养液和淋巴液，当棘层受损后，棘层营养供给不足时，真皮层的毛细血管向上输送营养的过程，就是红血丝形成的过程；随着红血丝的产生，皮肤厚度变薄，易产生敏感、皮内丘疹、红肿等现象。红血丝的形成过程：当棘层受损 30% 时，红血丝呈点状，面部受情绪及温度变化影响，出现发红、涨热等现象；当棘层受损 50% 时，红血丝呈丝状，面部晦暗、局部轻度红肿；当棘层受损 70% 时，红血丝呈网状，对外界的刺激免疫阈值降低，易出现瘙痒、皮内丘疹、红肿；当棘层受损 90% 时，红血丝呈片状，极易红肿，流黄水，溃烂。含有表皮生长因子（EGF）、酸性成纤维细胞生长因子（aFGF）、碱性成纤维细胞生长因子（bFGF）多重表皮生长因子类成分的面霜，能够给棘层补充大量营养，修复受损的棘层，从而改善和修复红血丝。

6. 基底层 是皮肤的第六层，也是表皮的最下（内）层，有黑素细胞分布，约占基底层细胞的 10%。基底层又被称为生发层，这是因为几乎所有的角质形成细胞都是由基底细胞分化、生发而来的，这一层的细胞具有分裂、增殖能力，且分裂比较活跃，它们不断产生新的细胞并移向浅层，以补充衰老脱落的角质形成细胞。此层细胞与真皮相连。基底层有三种树突状细胞，即黑素细胞、朗格汉斯细胞和梅克尔细胞。黑素细胞可合成黑素颗粒，并将其输送到周围的角质形成细胞。黑色素具有遮挡和反射紫外线，保护深部组织免受辐射的功能，同时阳光又可以促进黑色素的产生。黑色素含量的多少与皮肤的颜色密切相关。当黑素细胞被破坏或其功能异常时，皮肤丧失黑色素，就会引发白癜风、白化病等色素减退或脱失的皮肤疾病。如果黑素细胞受到刺激，导致功能亢进而黑色素增多时，就会出现黄褐斑、雀斑等。美白、祛斑化妆品就是针对这层细胞而设计的。

7. 基膜 位于表皮的下突部分，和真皮层乳头互相连接，呈波浪起伏状。其具有通透屏障作用、对表皮的支撑作用、表皮真皮的黏附作用等。

（二）真皮

在表皮之下，分布有血管和神经，分为两层：上层称为乳头层，下层称为网状层。两层之间没有明显的边界。乳头层是疏松的结缔组织，中心分布有毛细血管和神经末梢，乳头层几乎能被所有皮肤炎症侵袭；网状层由厚而致密的结缔组织组成，有大血管和淋巴管、汗腺、毛囊、皮脂腺和色素细胞。真皮厚度约 3mm，它结实有弹性，由结缔组织和无定形基质组成。结缔组织由 70%～80% 的胶原纤维、20% 的弹性纤维和少量网状纤维组成。胶原纤维由胶原蛋白组成，胶原蛋白是人体内最丰富的蛋白质，占人体总蛋白质含量的 20%～40%。胶原蛋白有很强的韧性和很强的抗张性，从而使皮肤具有一定的弹性。弹性纤维由弹性蛋白组成，相对较薄且有弹性，它们垂直排列在皮下组织和表皮之间，拉伸后可以恢复到原来的状态。基质存在于结缔组织间隙中，可形成纤维结合，它是一种无定形、均匀的凝胶状物质，是由成纤维细胞分泌的黏多糖和蛋白质

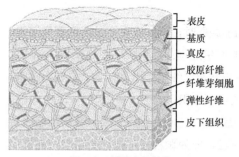

图1-3 健康皮肤结构

的复合物，其主要成分是蛋白质多糖（又称黏蛋白），主要含有非硫酸黏多糖（主要是透明质酸），黏性强，能保持组织中的水分，使真皮有弹性。这些物质为纤维组织和皮肤附属物提供了物质基础，在保持皮肤水分、滋润、防止皮肤老化、保持皮肤弹性和修复组织方面起着重要作用（图1-3）。

一般来说，皮肤老化是指胶原纤维减少，弹性纤维变性断裂，真皮基质中透明质酸减少，黏多糖变性，真皮内含水量减少，导致皮肤弹性下降、干燥、失去光泽和皱纹增加。

（三）皮下组织

皮下组织又称皮下脂肪、浅筋膜或脂膜，位于真皮下层，由疏松的结缔组织和脂肪小叶组成，是脂肪细胞形成堆积的脂肪，是身体脂肪的储藏库。

皮下组织存在于真皮、肌肉和骨骼之间，使皮肤与深层组织松散连接，具有一定的活动性。它含有较大的血管、淋巴管、神经、毛囊、汗腺等，与真皮无明显边界。这一层是有弹性的，可令人拥有丰满、曲线优美的身材。因此，皮下组织与健美、丰乳及化妆品有着密切的关系。

（四）皮肤附属器

皮肤有许多的附属器，由表皮衍生出来，包括毛发、皮脂腺、小汗腺、大汗腺和指（趾）甲等（图1-4）。

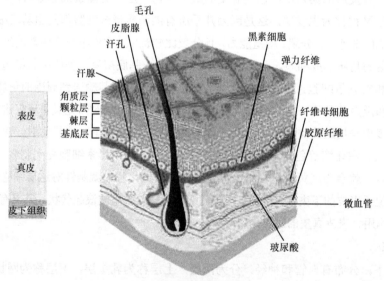

图1-4 皮肤的部分附属器官

1.毛发 由角质化的上皮细胞组成，可分为长发、短发及毳发。长发如头发、胡须、阴毛及腋毛等；短发如眉毛、睫毛、鼻毛及外耳道的毛；毳发柔软轻盈、色淡，分布于面部、颈部、躯干及四肢。

毛发露出皮肤表面的部分是毛干，皮肤内的部分是毛根。表皮下陷包裹毛根称为毛囊。毛根的下端稍膨大，为毛球。毛球是毛发和毛囊的生长点。毛球含有毛母质细胞。毛母质细胞之间的黑素细胞可以将色素输入新的发根，从而形成毛发的颜色。毛发的颜色因人种不同而不同。黑色人种和黄色人种有深棕色的头发，而白色人种有金黄色的头发。在毛囊的稍下段有立毛肌，由交感神经控制，立毛肌下端附着在真皮乳头层，精神紧张及寒冷可引起立毛肌的收缩，也就是所谓的"起鸡皮疙瘩"。

2. 皮脂腺　除了手掌、足跖等处外，皮脂腺分布全身。头面部、胸背部皮脂腺分布较多，被称为皮脂溢出区。皮脂腺为分泌皮脂的腺体，位于毛囊与立毛肌之间，开口于毛囊上部。皮脂腺由腺体和排泄管组成，腺体是许多皮脂腺细胞的集合，腺体周围被基膜包围，其外部被与真皮相连的结缔组织包围。腺体的皮脂腺细胞从腺体的外层向内更新，当细胞更新时，细胞膜破裂并与脂肪融合，形成皮脂填充腺腔，然后通过排泄管从腺口排出，同时，细胞碎片也被排出。皮脂排泄受皮肤表面脂膜黏度的影响。皮脂和汗液扩散到皮肤表面，与老化角质细胞经低温乳化和空气氧化后，在皮肤表面形成一层油膜，能润滑和滋润皮肤和毛发，防止体内水分蒸发，具有保湿作用；皮脂中的脂肪酸能抑制细菌的生长，从而阻止体外细菌的入侵。天气寒冷时，皮肤表面温度降低，出汗量减少，形成的脂膜黏度增加，皮脂输出量减少，皮肤就会显得粗糙。

皮脂具有润滑和保护皮肤及毛发的功能，也有杀菌作用。头部长期皮脂腺分泌旺盛可损伤毛囊，致使头发脱落，形成脂溢性脱发。反之，皮脂分泌过少，引起头发干燥易折，失去光泽。若面部等处皮脂分泌过多，毛囊口堵塞，皮脂排泄不畅，可形成粉刺及毛囊炎，即痤疮，影响美观。

3. 小汗腺　是局部分泌腺，能够合成和分泌汗液，小汗腺遍布全身皮肤，以掌跖、腋窝、前额等处较多，其次为躯干、头皮和四肢，由腺体、导管及汗孔三部分组成。小汗腺排出的汗液是一种弱酸性物质，密度为 1.001～1.006，pH 为 4.5～6.5。汗液通常是透明的，几乎无色无味，大部分成分是水，约占 99%，还有一部分是乳酸及钠、氯、钾、镁、铁等的盐类和尿素等。汗液通过汗孔从导管排出，由于蒸发和对流而消失。汗液可以滋润皮肤，防止皮肤干燥。汗腺的分泌除具有散热和调节体温的作用外，还有排泄废物的作用。

4. 大汗腺　大汗腺的腺体比较大，主要分布于腋窝、乳晕、脐周、包皮、阴囊、小阴唇、外阴部和肛门周围等处，大汗腺受性激素影响，如青春期分泌旺盛，而老年期大汗腺萎缩、退化则分泌减少。大汗腺是一种特殊的腺体，它的分泌物为白色黏稠液体，含有脂类、蛋白质、糖类、铁、脂肪酸等。分泌物本身无味，但在腋窝细菌的作用下产生短链脂肪酸、氨和其他物质而有特殊的气味，俗称"狐臭"。化妆品中的止汗除臭化妆品就是针对大汗腺分泌物所产生的体臭而设计的。

5. 指（趾）甲　位于手指（足趾）远端伸侧，由多层紧密的角化细胞构成，其外露部分称为甲板，伸入近端皮肤部分称为甲根。指甲系由皮肤衍生而来，和皮肤一样是由胚胎体表外胚层和侧板壁层及其体节生皮节的间充质在胚胎 9 周以后逐渐分化形成的。指（趾）甲分为甲板、甲襞、甲床、甲沟、甲根、甲上皮、甲下皮等部分。甲板相当于皮肤角化层，甲襞是皮肤弯入甲沟部分。甲床由相当于表皮的辅层、基底层及真皮网状层构成。其下与指骨骨膜直接融合。后甲襞覆盖甲根移行于甲上皮。甲床前为甲下皮。甲床、甲襞不参与指甲板生长，指甲生长是甲根部的甲基质细胞增生、角化并越过甲床向前移行而成。但甲床控制着指甲按一定形状生长。甲床受损则指甲畸形生长。甲床及甲根部有着丰富的血管，为指甲再生提供了丰富的营养。指甲的生长速度约每日 0.01mm，趾甲的生长速度为指甲的 1/3～1/2。甲的颜色、形态及表面光洁度与人体健康状况、生活环境有关。

（五）皮肤的血管

表皮内无血管。

1. 乳头下血管丛　位于乳头层下部，水平走向，供给表皮内营养物质。

2. 真皮下部血管丛　位于皮下组织的上部，分支供给腺体、毛囊、神经和肌肉营养。

3. 皮下血管丛 位于皮下组织深层，动脉多而静脉少，水平走向，分支供给该层各种组织营养。

某些致病因素引起皮肤毛细血管扩张，可致局部红斑或红肿，在面部则有损美容。血管壁破裂性病变可使红细胞外渗，出现瘀斑、紫癜性皮疹。

每 $1cm^2$ 的皮肤有 65 个毛囊，还有皮脂腺分泌油分，汗腺分泌水分，皮脂膜就是这种油分和水分的天然混合物，覆盖和保护外层皮肤，使其免受细菌、阳光和污染物等的侵害。皮脂膜的完好与否取决于皮脂腺和汗腺的分泌是否平衡。

皮肤的 pH 通常在 4.5 ～ 6.5，平均为 5.75，在正常条件下显示出弱酸性，这主要与汗液中的乳酸和氨基酸有关，也与皮脂中的中性脂肪和脂肪酸有关。皮肤表面呈弱酸性，能抑制皮肤表面的一些常见细菌，具有自我净化作用。

皮肤表面的弱酸性还使皮肤对碱性物质和 pH 在 4.0 ～ 6.0 的酸性物质起缓冲作用。稀酸或稀碱物质接触皮肤表面之际，皮肤的 pH 虽有短暂变化，但能很快地在一定时间内自动调整，恢复到原来的 pH，这种性能也称为皮肤的中和能。基于皮肤的 pH 特性，在设计化妆品时，均把 pH 视为产品的一个重要质量指标。

三、皮肤的生理功能

皮肤是保护身体的重要屏障，它能防止有害物质的侵入和体液的流失，还能感受刺激，参与全身的各种功能活动，维持内环境的稳定。皮肤的生理功能主要是维持全身的平衡及与外界环境的统一，使体内各种组织器官免受外界物理性、化学性、生物性或机械性的侵袭或刺激，从而维持身体的健康。现在，皮肤也被认为是具有免疫监测功能的重要免疫器官。此外，皮肤也是一个审美器官。

（一）保护作用

人的正常皮肤是由表皮、真皮和皮下组织共同构成的一个完整的被膜。该被膜坚韧、柔软、有弹性，具有阻隔作用，主要表现在两方面。一方面是皮肤保护人体内的各种器官和组织不受外界环境的机械、物理、化学和生物有害因素的影响；另一方面是皮肤防止组织中营养物质、电解质和水分的流失。皮肤的角质层是热和电的不良导体。角质形成细胞能吸收大量短波紫外线。棘层的棘细胞和基底层的黑素细胞吸收长波紫外线，起到紫外线过滤的作用。因此，基底层的黑素细胞在防止紫外线伤害方面起着重要作用，可以起到保护皮肤的作用。白嫩肌肤的角质层也是防止各种化学物质侵入的重要屏障。角质层对微生物也有很好的屏障作用，大多数细菌和病毒不易侵入完整的皮肤。角质层的半透膜特性起到很好的屏障作用，人体内的营养物质、电解质和水分不会通过角质层流失。如果表皮被完全切除，营养物质、电解质和水分将大量流失。皮肤表面偏酸性，具有中和酸碱的能力；皮脂中的游离脂肪酸可抑制金黄色葡萄球菌的生长繁殖。

（二）吸收作用

人体皮肤具有吸收外界物质进入体内的功能，称为透皮吸收，又称经皮吸收。透皮吸收不仅是现代外用药物治疗皮肤病的理论基础，也是现代美容技术发展的基础，特别是特殊功效性化妆品发展的基础。

皮肤吸收外界物质的途径主要有三种，即角质层、毛囊皮脂腺和汗孔。角质层是皮肤吸收外界物质的主要途径，其吸收量约占整个皮肤吸收量的 90%。角质层在皮肤表面形成一个完整的半透膜，在一定条件下，物质可以自由通过细胞膜进入细胞，然后渗透到其他层。毛囊皮脂腺、汗孔吸收的外界物质量约占整个皮肤吸收量的10%，只有少数重金属和化学物质通过这种途径进入皮肤。

角质层对油脂类的物质有很好的吸收作用，如脂溶性维生素（维生素A、维生素D、维生素K）及雌激素、睾酮、孕酮等透皮吸收良好。所有能同时溶于脂肪和水的物质都有利于吸收，而单纯水溶性物质如维生素B、维生素C、乳糖等不易被吸收。所以做皮肤护理时，紧贴皮肤的一层要选用油包水的化妆品。此外，皮肤对不同类型的油脂吸收是不同的，如植物油、动物油（羊毛脂）和矿物油（凡士林、液状石蜡），其吸收顺序是羊毛脂＞凡士林＞植物油＞液状石蜡。

皮肤角质层含水10%～20%，完整皮肤只吸收少量水分。影响皮肤吸收的理化因素如下。①年龄：儿童和老人皮肤的吸收能力强。②部位：不同部位的皮肤吸收能力是有差异的。皮肤吸收能力依次为阴囊＞前额＞大腿屈面＞上臂屈面＞前臂＞掌跖。③皮肤的结构：角质层的通透性主要取决于角质细胞膜的脂蛋白结构。④与水合程度有关：当角质层水合后，许多物质的透皮吸收能力均增加，如封包式用药可提高药物吸收能力。⑤皮肤损伤：皮肤损伤破坏了角质层的屏障作用，使皮肤吸收能力明显增加。⑥与物质的理化性质有关：一般情况下，能解离的物质易于透皮吸收。⑦与温度有关：外界温度升高时，皮肤吸收能力增强，这是因为温度升高时，皮肤血管扩张，血流加快，从而已渗入组织的物质扩散透过也加快，物质也不断进入血液循环。⑧与湿度有关：湿度会影响皮肤对水分的吸收，湿度升高时，其他物质的吸收能力降低。⑨与外用药剂型有关：同一药物由于剂型的不同，皮肤的吸收情况也不同，如粉剂、水溶液等不易被吸收，霜剂少量被吸收，软膏和硬膏可促进药物被吸收。

（三）调节作用

皮肤是热的不良导体，皮下脂肪、毛细血管等均可保持体温的恒定，当外界温度过高时，皮肤血管扩张，血流增多，汗腺分泌增强，皮肤散热增加，使体温不致过高；外界气温降低时，皮肤的毛细血管收缩，汗液分泌减少，有利于保温，不至于受寒或冻伤。体表周围空气的对流和传导作用，对体温的调节有一定意义。

（四）分泌和排泄作用

皮肤具有分泌和排泄功能，主要是通过汗腺和皮脂腺进行的。汗腺主要排泄汗液，汗液中水分约占99%，还有一部分是固体成分如无机离子、乳酸、尿素、氨、氨基酸、蛋白质、蛋白水解酶等。汗液能够散热降温，湿润掌跖皮肤，具有保护皮肤、排泄代谢产物等作用。肾功能失常时，汗腺也能代替部分肾功能，以保持电解质的平衡。皮脂腺分泌皮脂，在皮表形成脂质膜，起润滑皮肤和毛发的作用，皮脂膜的游离酸对某些病原微生物的生长起到抑制作用。

（五）感觉作用

正常皮肤分布着丰富的神经组织，不仅有感觉神经，还有运动神经，它们的神经末梢和特殊感受器广泛分布于表皮、真皮及皮下组织，因此对外界的感觉十分灵敏。皮肤将外界的各种刺激通过感觉神经传入中枢，引起不同性质的感觉，如触觉、痛觉、温觉、两点辨别觉、位置觉和实体觉6种基本感觉，以维持机体的健康。

正常皮肤感知的体内的各种刺激，都是经过皮肤内的感觉神经末梢即游离神经末梢及特殊感受器的转换，而后传递到中枢神经系统的，它们能分别接受不同的感觉。

（六）呼吸作用

皮肤本身具有良好的呼吸作用，可以通过汗孔、毛孔进行呼吸，呼吸量大约为肺的1%，而且皮肤并非绝对严密无通透性的，它可以选择性地从外界吸收营养。

（七）新陈代谢功能

皮肤细胞有分裂繁殖、更新代谢的能力，皮肤组织参与人体糖、蛋白质、脂类、水和电解质的代谢，且皮肤的新陈代谢功能在晚上 10：00 至凌晨 2：00 最为活跃，故在此期间保证良好的睡眠对养颜大有好处。

（八）免疫功能

皮肤可看作是一个具有免疫功能并与全身免疫系统密切相关的外周淋巴器官，皮肤组织内有多种免疫相关细胞，包括朗格汉斯细胞、淋巴细胞、肥大细胞、巨噬细胞、角质形成细胞和内皮细胞等，这些细胞分布在真皮浅层毛细血管的周围并相互作用，通过其合成的细胞因子相互调节，参与免疫细胞的活化、游走、增殖分化、免疫应答的诱导、炎症损伤及创伤修复等过程，在免疫自稳和免疫应答过程中发挥着重要作用。皮肤中还有来源于胸腺的成熟淋巴细胞，为局部提供了良好的免疫监视系统，所以皮肤作为免疫系统的一个独立器官具有潜在的免疫功能。

四、皮肤常驻微生物及微生态平衡

（一）皮肤微生物的组成

正常人体的体表与外界相通的腔道寄生着不同类型和数量的微生物，皮肤微生物是皮肤微生态系统的重要成员，皮肤表面的菌群通常可分为常驻菌和暂住菌。常驻菌是一群在健康皮肤上定居的微生物，包括葡萄球菌、棒状杆菌、丙酸杆菌、不动杆菌、马拉色菌、微球菌、肠杆菌及克雷伯菌等；暂住菌是指通过接触外界环境而获得的一类微生物，包括金黄色葡萄球菌、溶血性链球菌及肠球菌等，它们是引起皮肤感染的主要病原菌。

当人体免疫功能正常时，这些微生物不会对宿主造成伤害，其中一些对人体还有益，是正常微生物群，通称正常菌群。正常情况下，这些菌群不仅与人体保持平衡，而且与在某些器官中寄居的菌群相互依存，相互制约。菌群和数量也处于不断变化的平衡中，但如果这种平衡被破坏，将会导致各种疾病。

（二）皮肤微生态影响因素

1. 宿主因素　宿主因素如年龄、性别等对皮肤微生物菌群有影响，其中年龄对皮肤微环境的影响较大，能够影响微生物的定植，如在子宫内，胎儿的皮肤是无菌的，出生后微生物便开始定植，发生在阴道分娩或剖宫产分娩出生后几分钟内。

2. 皮肤附属器　汗腺、毛囊和皮脂腺等都有自己独特的菌群，皮脂腺与毛囊相连，形成毛囊的皮脂腺单位，分泌丰富的脂类物质——皮脂。皮脂是一种疏水性保护膜，润滑皮肤及毛发，起到抗菌和屏蔽作用。皮脂腺相对缺氧，支持兼性厌氧菌如痤疮丙酸杆菌的生长，痤疮丙酸杆菌含有脂肪酶，能降解皮脂，水解皮脂中的甘油三酯，并释放游离脂肪酸。细菌可以附着在这些游离脂肪酸上，这有助于解释痤疮丙酸杆菌在皮脂腺中的定植。

3. pH 变化　皮肤呈酸性，因此皮肤具有抑制微生物生长、保护机体免受感染的"酸外套"功能。新生儿刚出生时皮肤表面的 pH 接近中性，之后数天至数周 pH 不断降低，最后达到成人水平，由于皮肤表面缺乏皮脂膜这一"酸外套"，新生儿较成人更易发生细菌及真菌感染，有研究表明，皮肤表面呈酸性可以减少致病菌的繁殖和聚集，并利于非致病菌在角质层的附着。

4. 外源性因素——化妆品的使用　影响皮肤微生态的外源性因素很多，如温度、湿度、空气质量、化妆品等，由于与皮肤频繁接触，化妆品是影响人体某些部位皮肤微生态的重要因素之一。在微生态方面，化妆品成分不仅具有丰富的营养作用，而且具有明显的抑制作用，这些物质还会改变皮肤的微环境，如 pH、湿度、油脂含量等，影响汗腺和皮脂腺的分泌功能，从而阻碍皮肤的自我净化和代谢功能。当皮肤微环境发生变化时，皮肤微生物会受到影响。微生物定植对皮肤健康有重要意义，化妆品成分可能影响皮肤微生物的定植。化妆品中的保湿剂能为皮肤微生物的生长提供适宜的条件（适当的湿度），有利于皮肤微生物的定植。但是，一些特殊功能的化妆品，如含有除臭剂或抗菌剂的化妆品，会影响微生物的定植。

5. 皮肤表面的不同　皮肤表面的不同基于皮肤解剖学的差异。不同区域支持不同的微生物，如腹股沟、腋窝、趾蹼等温湿度相对较高区域，更适合如革兰氏阴性杆菌、金黄色葡萄球菌、棒状杆菌等微生物生长；面部、胸部和背部等高密度皮脂腺区域更适合如丙酸杆菌和马拉色菌等微生物生长。与身体其他部位相比，四肢皮肤相对干燥，皮肤温度波动较大，与温暖潮湿的环境相比，这些区域含有的微生物较少，这也证实了决定微生物在皮脂腺微环境（如额头）中定植的主要因素。

近年来有人认为皮肤的微生态失衡可能与黄褐斑的发生有一定关系。有人对黄褐斑进行了微生态的研究，结果表明，产生褐黄色、枯黄色素的微球菌、棒球菌及需氧革兰氏阴性杆菌数量显著增加，而常驻丙酸杆菌数量明显减少，这说明皮肤菌群的改变、细菌产生色素的吸收和沉淀参与了黄褐斑的形成。因此，正常菌群在皮肤微生态平衡的形成中起着重要作用。

五、皮肤的类型

每个人都想拥有一个健康的皮肤。有光泽、富有弹性、红润和光滑的皮肤给人健康的感觉；暗淡、松弛和苍白的皮肤反映机体出现了病态。根据皮肤中的含水量、皮脂腺的分泌状况、pH 和对外部刺激的反应，美容界将皮肤分为五种类型：干性皮肤、中性皮肤、油性皮肤、混合性皮肤和敏感性皮肤。

（一）干性皮肤

干性皮肤，又称干燥性皮肤。皮肤角质层水分含量低于 10%，pH < 4.5。干性皮肤白皙，毛孔细小而不明显，皮脂腺分泌量少，毛细血管表浅，易破裂，对外界刺激比较敏感，日晒后易出现红斑。肉眼观测：皮肤干燥、脱屑、毛孔不明显，质地细腻，弹性差，无光泽，易老化出现皱纹。洁面后 40 分钟紧绷感消失。

（二）中性皮肤

中性皮肤，又称普通皮肤，是健康理想的皮肤，多见于青春发育期的少女。中性皮肤的皮脂分泌及水分含量基本保持均衡，角质层的含水量达 20%，pH 为 4.5 ~ 6.5。皮肤既不干，也不油，能耐晒。肉眼观测：皮脂腺、汗腺分泌通畅，皮肤表面滋润平滑，质地细腻，红润，富有弹性，不易出现皱纹，对外界刺激不敏感，能适应季节变化，夏天趋于油性，冬季趋于干性。洁面后 30 分钟紧绷感消失。

（三）油性皮肤

油性皮肤，又称多脂性皮肤或脂质性皮肤，多见于青年人、中年人及肥胖者。此类型的皮脂角质层含水量正常达 20%，pH > 6.5。油性皮肤肤色较深，对外界刺激不敏感，对外界日光、风、寒热刺激有较强的耐受性，皮脂腺分泌旺盛，皮脂分泌量较多。肉眼观测：表面看上去尤其面部皮肤油腻光亮，粗糙，毛孔粗大，易黏附灰尘，毛孔易出现粉刺。一般皮肤有光泽、弹性好，不易产生皱纹，故抗衰老。洁面后 20 分钟紧绷感消失。

（四）混合性皮肤

混合性皮肤，是指一个人同时存在着油性、干性或中性几种类型的皮肤。一般在前额、鼻及鼻周的 T 形区为油性皮肤，而在两颊 V 形区呈中性或干性皮肤。女性 80% 都是混合性皮肤。

（五）敏感性皮肤

敏感性皮肤，又称为过敏性皮肤，多见于过敏性体质者，这种类型皮肤对于内外各种刺激较为敏感，表现为对紫外线的抵抗力较弱，对冷、热等物理性刺激及化学物质（如化妆品）的耐受力差。受到刺激后，局部皮肤可出现红斑、丘疹、水疱及渗出。有些女性在月经 1 周到 10 天内，皮肤状态也会发生变化，变成敏感性皮肤。

皮肤本身的特性并不是一成不变的。青春期皮脂分泌旺盛，皮肤可能是油性的。到了老年时，皮脂腺功能减退，皮肤变得干燥，可转为干性的。季节的变化也影响皮脂的分泌多少，因此，在判断皮肤类型时，应考虑年龄、季节和皮肤的遗传特征。

第二节　皮肤的保养和护理

一、皮肤美容与营养素

皮肤是人体的天然外衣，拥有一个完美的皮肤与均衡的营养饮食、良好的饮食习惯是分不开的。过多的营养会阻碍正常的新陈代谢，影响皮肤的健康并影响女性的体形美；营养缺少会在皮肤上留下有碍容貌的痕迹。

皮肤的健美和营养素的摄取有直接的关系，从膳食中摄取各种营养物质，比用最高级的化妆品都重要，所以日常生活中一定要注意科学饮食、合理营养、合理调配膳食，以供给皮肤需要。合理的营养必须具备人体所需要的各种营养素，即蛋白质、脂类、糖类、维生素、水、无机盐。

（一）膳食结构和量对美容的影响

世界各国的膳食结构可分为三种模式：第一种是以欧美发达国家为代表的"三高一低"膳食结构；第二种是以亚、非、拉发展中国家为代表的膳食模式；第三种是以日本为代表的，也是目前较为合理的膳食结构。

影响皮肤健美的营养因素主要是营养不良和偏食，人的皮肤对营养充足与否十分敏感，营养充足时，面色红润，容光焕发，皮肤细腻柔嫩，光洁而富有弹性；营养不良或偏食，就会影响皮肤的健美。

（二）脂类和糖类

脂类和糖类是人体能量的主要来源，脂类含量丰富的食物还是脂溶性维生素 A、维生素 D 和维生素 E 必需的自然来源，适量的脂类可以使女性健康丰满、皮肤光洁。糖类也称碳水化合物，能给人体供应足够的能量，可以使皮肤光滑细腻。

（三）蛋白质

蛋白质作为生命物质的基础，是生命成长、组织修复必不可少的要素。蛋白质能促进机体发育，补充新陈代谢的消耗；蛋白质的摄入能使皮肤延缓衰老，使之更加有光泽。对皮肤来说，蛋白质是构成表皮、真皮及使皮肤具有弹性的胶原纤维的主要成分。缺少蛋白质，皮肤就不能维持正常的生理功能，较易松弛和产生皱纹。可以供给优质蛋白质的食物有很多，如鱼类、畜禽、蛋类、豆类、牛奶、奶酪等，通常来说，成人每日的蛋白质摄取量应为 70 ～ 100g。

（四）维生素

维生素在维持皮肤正常新陈代谢方面也是不可缺少的，是维持人体健康的重要营养物质。

维生素 A 在人体的生长、视力和生殖方面起着重要作用。它能调节神经系统和内分泌系统，维持皮肤和黏膜的正常功能及结构完整性。维生素 A 缺乏时皮肤干燥、粗糙、失去弹性，严重缺乏时则会引起多种皮肤病，如牛皮癣（银屑病）、寻常痤疮、角化病等。补充维生素 A 最好的方法是多吃含维生素 A 的食物，维生素 A 主要存在于胡萝卜、红南瓜、番茄（西红柿）、李子、桃子和绿色蔬菜中，此外，鱼肉、牛奶、鸡蛋、动物肝脏和鱼肝油也富含维生素 A。

维生素 C 又称抗坏血酸，能增强毛细血管壁的密度，降低其通透性和脆性，促进伤口愈合，美白皮肤，减少皮肤色素沉着，具有良好的美容及延缓衰老作用。大多数蔬菜和水果都含有维生素 C，尤其是橘子和柠檬，含量最高。

维生素 E 能延缓细胞衰老，保持皮肤弹性纤维正常，还能增加皮肤毛细血管的阻力，维持毛细血管的正常通透性，改善血液循环，增加皮肤细胞的再生，保持皮肤柔软光滑，可降低患癌风险。坚果、蛋类、猕猴桃、牛奶、玉米等食物中富含维生素 E。

B 族维生素包括维生素 B_1、维生素 B_2、维生素 B_6、维生素 B_{12}，它们具有不同的功能。维生素 B_1 与神经系统和内分泌系统有着密切关系，能减轻皮肤炎症。维生素 B_2 能促进皮肤新陈代谢和血液代谢，同时具有抗组胺作用。维生素 B_2 缺乏时，人体对紫外线的敏感性增加、口干、皮肤粗糙，容易出现小皱纹。维生素 B_6 能调节皮脂腺分泌活动，参与氨基酸的合成和分解，防治脂溢性皮炎，使皮肤光洁柔润。维生素 B_{12} 是体内多种代谢过程中必不可少的辅酶。维生素 B_{12} 缺乏时会导致一种特殊的皮肤色素沉着。维生素 B_{12} 在谷类的外皮及胚芽、花生、动物肝脏和胡萝卜等食物中含量丰富。

（五）无机盐

无机盐是人体内含有一定数量的矿物质，它的摄入可以防止皮肤肌肉的松弛。

无机盐大致分为常量元素和微量元素。微量元素是维持皮肤正常新陈代谢必不可少的，它与激素、维生素有协调的作用，能够参与生物酶激活、核酸代谢，微量元素不可过多或过少，否则会影响皮肤的健康。

各种微量元素在皮肤美容中起着极为重要的作用。例如，锌是皮肤细胞生长和繁殖所必需的元素，能影响表皮的正常角化。皮肤缺锌易出现脱屑、角化过度、皮肤弹性下降等症状。含锌较丰富的海产品是牡蛎，还有蛋类、豆类及猪肝等食品。

（六）水

水是人体的重要成分，是人体所必需的物质。充足的水分是健康和皮肤美容的保障，补充水分可以防止身体过早衰老，使皮肤更加有光泽。

因此，想要保持皮肤青春健康，蛋白质、脂类、糖类、维生素和微量元素等都是不可缺少的。

二、皮肤与精神

人体是一个统一的有机整体。心与身即精神与躯体是密切相关的。皮肤的性状与神经系统关系密切。情绪稳定，心情愉快能抑制副交感神经的兴奋性，使血管扩张，皮肤血流量增加，同时使机体各类激素分泌均衡、旺盛，利于皮肤的正常新陈代谢，使皮肤变得细腻而富有光泽。微笑能使面部表情舒展，大笑引起的肌肉收缩，相当于自我按摩，具有增强皮肤的弹性的作用。反之，长期精神紧张、郁闷、情绪不稳定，改变了自主神经的调节功能，影响机体的内分泌系统和免疫系统，对机体产生了损害，皮肤会出现干燥起皱而面容憔悴。生活有规律、精神饱满、心情愉快的人，其肤色显得光亮、滋润而较少出现色素；精神忧郁、熬夜、过度疲劳或悲愤等，可使色素明显加深。经常处于不良精神刺激、心理矛盾冲突之中的人，其面部皮肤多深沉晦暗，憔悴无神，其原因就是不良刺激的程度已经超过了机体生理所能承受的限度，以致中枢神经系统、内分泌系统、机体免疫系统紊乱，激素分泌失调，机体代谢障碍，面部皮肤营养不足，看上去面部肤色远比平时要差。

笑一笑十年少，愁一愁白了头，因此，在日常生活中和工作中要保持良好的情绪，调整精神，保持乐观。

三、皮肤与睡眠

充足的睡眠也与皮肤生长密切相关。研究证明，皮肤细胞的分裂和增殖是从晚上 10：00 到凌晨 2：00，所以夜间睡眠时间是皮肤基底细胞持续更新最活跃的时间，对皮肤细胞的正常更新和皮肤的充足营养起着重要作用。睡眠是健美运动的重要组成部分，是保护性抑制神经系统的一种手段。当大脑皮质受到抑制时，疲劳可以消除，能量可以恢复。长期睡眠不足的人会出现皮肤暗沉、松弛、皱纹多的现象。因此，要有充足的睡眠，保持愉快的心情，皮肤才会白皙、亮丽。

此外，睡眠姿势对皮肤的健美也有影响。例如，如果单侧睡，脸上的皮肤不可能很熨帖地平展在枕头上，就会产生皱纹，如果长时间侧睡，这些皱纹就会出现在同一个地方，当超过皮肤疲劳系数时，这部分皮肤会失去弹性，形成皱纹，与对面的皱纹不对称。

四、皮肤老化

皮肤老化是指皮肤功能衰老性损伤，使皮肤对机体的防护能力、调节能力等减退，皮肤不能适应内外环境的变化，出现颜色、光泽、形态、质感等外观整体状况的改变。皮肤老化与机体的衰老是同步进展的，是不可抗拒的发展趋势。皮肤老化直观地表现于体表，如出现皮肤松弛、细小皱纹，同时皮肤干燥脱屑，脆性增强，修复功能减退等。皮肤老化分为内源性老化和外源性老化。

内源性老化，又称为自然老化，是指皮肤受到内源性因素影响，随着年岁的增长，皮肤逐渐衰老，不受或较少受到外界因素的影响，又称自然生理老化，表现为皮肤变白，出现细小皱纹、弹性下降、皮肤松弛等。人的皮肤从 20 ~ 25 岁起就进入自然老化状态，正常皮肤的角质层中水含量为 10% ~ 20%。水的相对稳定性主要取决于天然保湿因子（NMF），如氨基酸、吡咯烷酮羧酸、乳酸、尿素、尿酸、胺、肌酸、钠、钙、镁、磷酸盐、氯化物、柠檬酸盐、糖、有机酸和肽类等。随着年龄的增长，皮肤角质层中天然保湿因子的含量降低，导致皮肤水化能力下降，仅为正常皮肤含水量的 75%。另外，随着皮脂腺和汗腺数量的减少，皮肤表面的水脂乳化物（HE）含量减少，从而失去保护角质层和滋润皮肤的功能，使皮肤表面干燥脱皮。随着年龄的增长，皮下脂肪减少，失去支撑能力，皮肤松弛，弹性降低。真皮成纤维细胞逐渐失去活性，胶原蛋白合成减少，皮肤出现小皱纹。总之，基因表达在皮肤自然老化过程中起着决定性的作用。同时，营养、内分泌、免疫等内源性因素也通过作用于全身而影响皮肤老化。

外源性老化，又称为光老化，是指在长期日光照射下引起皮肤外观、结构、功能改变的老化，表现为皱纹、皮肤松弛、粗糙、淡黄或灰黄色的皮肤变色、毛细血管扩张、色素斑等。紫外线分中波紫外线（UVB）和长波紫外线（UVA），是引起光老化的主要原因。光老化皮肤的特点是皮肤粗糙，皮肤沟稍增厚，皮肤隆起，外观呈皮革状，皱纹粗大而深，出现色素斑点，甚至可诱发皮肤癌。日光对皮肤的损伤主要导致结缔组织和弹性组织的退化。目前认为，日光对皮肤的损害主要是由于阳光下的 UVA 和 UVB 产生的自由基所致。这些自由基通过氧化或交联破坏 DNA，同时与蛋白质、脂类、辅酶反应，导致细胞膜损伤、细胞内酶破坏、免疫抑制，以致皮肤内各种细胞的损伤、突变和恶性转化，以及胶原和弹性纤维的变形、断裂和减少，产生皱纹，皮肤变得松弛。慢性 UVA 和 UVB 辐射可激活人表皮黑素细胞。暴露部位表皮内的黑素细胞具有增殖活化作用。非暴露部位的黑素细胞密度是暴露部位的两倍。同时，紫外线照射可增强黑素细胞的多巴胺反应和黑色素合成，使皮肤出现色素沉着。因此，合理的避光措施可以有效延缓皮肤老化。

五、皮肤的护理和营养

我们的皮肤受到各种因素的影响，会出现各种各样的皮肤问题。随着年龄的增长，有些人看起来比实际年龄小很多，有些人看起来比实际年龄要大得多，这就是我们日常进行皮肤保养护理的重要性。影响我们皮肤的因素有很多，如年龄、激素、环境、紫外线、睡眠、情绪、辐射等。但皮肤日常护理也很简单，每天只需花上几分钟时间，就能让我们的皮肤长久地保持好状态。

（一）皮肤护理

皮肤护理是指针对皮肤衰老的各个方面，采取各种措施进行护理，一般来说，有四个方面：一是清洁皮肤，减少有害物质对皮肤的刺激；二是通过按摩穴位和经络促进皮肤血液循环，增强皮肤的新陈代谢功能；三是科学使用保湿和防晒化妆品来保持皮肤湿润，防止阳光对皮肤的伤害；四是平衡饮食，保持心理健康，从而防止或延缓皮肤衰老。

1. 清洁皮肤 皮肤的皮脂腺和汗腺一直分泌皮脂和汗液，皮肤的角质形成细胞也在不断更新，尤其是面部皮肤，长期接触外界，很容易附着各种刺激物、致癌物、微生物和粉尘，如果不及时清洁皮肤，这些物质混合在一起形成污垢，堆积在皮肤表面，会影响皮肤的新陈代谢，甚至引起皮肤过敏反应。因此，定期清洁皮肤很重要。清洁皮肤一定要选择好的水和清洁产品，水应选择含钙盐和镁盐较少的软水。清洗时，冷水和温水（35～38℃）可交替使用。温水具有较强的去污能力，可与冷水交替使用，改善血液循环，增强皮肤对外界环境的适应能力。

2. 按摩皮肤 按摩被美容界认为是皮肤护理不可缺少的环节。按摩是指用手或按摩器在必要的部位或一定的经络、穴位上，根据不同的情况施加机械刺激。按摩皮肤能使真皮血管扩张、充血，促进血液循环，从而给皮肤输送足够的营养和氧气，促进皮肤新陈代谢，并能防止真皮乳头层萎缩，增强弹性纤维的活力，防止皮肤的松弛，减少皱纹的产生，达到身体健康、皮肤细腻、形体优美的目的。

按摩一般在清洁皮肤后进行，按摩前手部要先润滑，同时应选择无刺激、适合个人肤质、富含天然植物成分的按摩霜，涂在按摩部位进行按摩。每个动作可重复 5～10 次。整套动作大约需 10 分钟，如果面部有急性炎症或化脓性皮肤病，则要暂停按摩。

3. 科学使用化妆品 科学使用化妆品可以改善皮肤健康，延缓皮肤衰老。但是如果使用不当，反而会造成皮肤损伤和各种皮肤病。例如，长期使用含铅超标的化妆品，会引起皮肤色素沉着；长期使用含皮质类固醇的化妆品，会引起面部皮肤萎缩、毛细血管扩张、毛孔增厚、多毛、色素沉着和继发性激素依赖性皮肤病等。

不同类型的皮肤护理方法及步骤有所不同。①干性皮肤：干性皮肤先天性缺水，油脂分泌能力相对较弱，角质产生较少，此类型皮肤妆前应着重加强保湿，充分滋润皮肤，增加表皮的柔软度和皮肤的吸收力。干性皮肤在洁面的时候应该使用泡沫型洗面奶或碱性弱的肥皂，但不应用力摩擦，因为这样很容易产生皱纹，洁面后要涂上含油脂量比较多的膏霜，涂抹要适量，使皮肤达到完全吸收的程度；尤其是在秋冬季节，还可以制作黄瓜面膜，把黄瓜切成薄片敷在脸上，以滋润皮肤。②油性皮肤：油性皮肤油脂分泌旺盛，角质产生过多，且易堆积，使面部常长痘痘，但不易长皱纹。油性皮肤应选择去除油分和角质的洗面奶或抗菌洗面皂，平日里可选择清爽控油类洗面奶按时清洁皮肤，不宜涂抹含油脂量高的化妆品，防止油脂堵塞毛孔，同时也需要补充水分，平时多喝水，用含水量高的保湿乳液来进行护肤。最好每周做一次深层清洁，清洁皮肤的角质，深层清洁后再用一张补水面膜补充肌肤水分，这样皮肤才能得到更好的保护。③混合性皮肤：这类皮肤是额头、鼻子和下颚属于油性皮肤，脸颊和眼眶属于干性皮肤。最好的护理保养方法就是针对不同的部位、不同性质的皮肤选用不同的化妆品，这是对皮肤最有效的保养方法。防止日光对皮肤的伤害，每天需要进行 2 ～ 3 次的皮肤清洁，尤其注意 T 形区的清洁。空气干燥时，使用一些必要的保湿产品。④敏感性皮肤：敏感性皮肤对外界的刺激都会有所反应，所以在护理保养时，选择化妆品要慎重，选用一些敏感性皮肤专用的肥皂或洗面奶，尽量使用基础护理的产品，一般要少用，或者是先在一小块皮肤上试用，如果没有大的反应再使用，再者就是用仪器先进行测试，如果没有问题就可以使用。⑤中性皮肤：这类皮肤可以说是最理想的皮肤类型，适合使用各种类型的化妆品，一般的基础护理就能使皮肤很滋润很健康，但随着季节的变化，皮肤的状态也会有所变化，所以中性皮肤在护理与保养时，应每周做一次角质的清洁，以清除脏物，这样既能保持皮肤的水分和油分平衡，又能保持皮肤的健康状态。

4. 养成良好的生活习惯 健康是人们生活的前提，要想生活过得健康，首先必须保障科学饮食，吃饭定时定量，膳食比例均衡，维持正常体重，不能暴饮暴食，尤其是不能过度摄食高脂肪类食物，否则会导致脂肪堆积、体重增加，从而影响面容美观；其次还要坚持每天进行适当的有氧运动，如慢跑、散步、打球等，因为运动给人的生命带来活力，可以增强体质，促进血液循环，加速代谢，消耗多余的脂肪，使体型美观，面色红润健康；同时还要经常保持愉快、乐观的心情，有研究表明，时常烦恼、忧郁悲观的人，他们的面部容易产生深浅不一的色斑，所以为了美观，我们要学会排解负面情绪，保持积极乐观的心态对待生活。

（二）皮肤的营养

皮肤可以通过修复、保养变得更健康，研究发现，皮肤的细腻和光洁与真皮中的透明质酸酶含量相关，而透明质酸酶又与雌激素分泌量有关。有科学研究表明，卵巢分泌雌激素增加时，雌激素在真皮内与某些特异受体相结合，从而促进透明质酸酶的形成。这种酶可以促进皮肤对水、微量元素、维生素等的吸收，从而使皮肤水分、微量元素和维生素含量充足，使皮肤细腻光滑。

1. 饮水适量 人体组织液里含水量达 72%，成年人体内含水量为 58% ～ 67%。当人体水分减少时，会出现皮肤干燥，皮脂腺分泌减少，从而使皮肤失去弹性，甚至出现皱纹。为了保证体内含水量，应该保证每天饮水量为 1200ml 左右。

2. 吃富含维生素的食物 维生素在防止皮肤衰老，保持皮肤细腻滋润方面起着重要作用。维生素 A、维生素 B_2 是保持皮肤光滑细润不可缺少的物质。富含维生素 A 的食物有动物肝脏、鱼肝油、牛奶、奶油、蛋类及橙红色的蔬菜和水果。富含维生素 B_2 的食物有动物肝脏、动物肾脏、心脏、蛋类、奶类等。富含 B 族维生素的食物有卷心菜、葵花籽油、菜籽油等。

3. 吃含铁质的食物 皮肤红润光泽，需要供给充足的血液。铁是构成血液中血红素的主要成分之一，所以应该多食富含铁质的食物，如动物肝脏、蛋黄、海带和紫菜等。

4. 摄食富含胶原蛋白和弹性蛋白的食物 胶原蛋白能使细胞变得丰满，从而使皮肤充盈，皱纹减少；弹性蛋白可使人的皮肤弹性增强，从而使皮肤光滑而富有弹性。富含胶原蛋白和弹性蛋白多的食物有猪蹄、动物筋腱和猪皮等。

5. 注意碱性食物的摄入 日常生活中所吃的鱼类、禽类、蛋类、杂粮等为生理酸性的，酸性食物能增加体液和血液中乳酸及尿酸含量。有机酸若不能及时排出体外，就会侵蚀敏感的表皮细胞，使皮肤失去细腻和弹性。为了中和体内酸性成分，必须吃些生理碱性食物，如苹果、梨、柑橘和蔬菜等。

总而言之，饮食平衡、睡眠充足、心情舒畅、坚持锻炼身体、防止有害因素损害等都是延缓皮肤衰老的重要环节。

六、不同季节的护理

皮肤会随着季节的变化而发生改变，所以皮肤处于不同的季节，也有不同的护理方法。

（一）春季皮肤护理

春季气候逐渐温暖，百花齐放，万物复苏，皮肤新陈代谢逐渐旺盛，皮肤的血管和毛孔日益扩张，皮脂腺、汗腺的分泌也逐渐增强，皮肤会变得滋润光滑。同时，在春天，各种花粉、灰尘和细菌飘浮在空气中，会粘在脸上，容易诱发皮肤过敏，发生颜面皮炎，因此在清洁皮肤的同时应注重防过敏。因此，春季应根据皮肤性状，选择低油性护肤品和选用保湿效果好的滋润化妆水，如以维生素、柠檬酸、果酸为主的营养化妆品。此外，春季紫外线增强，需做好防晒。可使用防晒系数为 15 左右的防晒霜。

（二）夏季皮肤护理

夏季气候炎热，皮脂腺分泌旺盛，较多的皮脂与代谢产物堆积在皮肤表面，与外界灰尘、细菌黏合附着，易导致粉刺或脓疱形成。同时，紫外线能深入皮肤，造成伤害。紫外线会破坏皮肤的弹性，导致色素沉着、皮肤衰老，使皮肤增厚、粗糙、失去弹性，严重的会诱发皮肤癌。所以夏季使用防晒化妆品非常重要。由于皮肤暴露在阳光下会有发热和刺痛的感觉，此时应采用冷敷消炎，不要用热的方法按摩，也不要使用肥皂和化妆品。皮肤晒伤后应保持皮肤凉爽，待炎症消失之后，及时补充足够的水分。使用化妆水时，应在脸上轻轻擦拭，不要用力拍打或用力擦拭，以防将晒伤的皮肤拍伤。夏季护肤品选择的重点在于控油、防晒和修复皮肤，选择适当的收敛性或控油化妆品以减少皮脂，注意不要频繁使用洗涤剂，并选择无刺激性的中性洗面奶、浴液。外出前应在皮肤裸露部位涂上防晒霜或防晒油，防晒系数为 15～30，眼睛周围也应使用防晒眼霜，外出可使用草帽、太阳伞、太阳镜等遮挡紫外线，并注意避开辐射高峰期（上午 10：00 至下午 3：00）。此外，夏季皮肤容易晒黑，晚上应使用美白护肤品促进皮肤修复。

（三）秋季皮肤护理

秋季温度、湿度降低，是易引发皮肤干燥的季节，经过夏日阳光照射，皮肤会处于失水状态，皮肤代谢逐渐减弱。此时要选择具有保湿作用的护肤霜，使用乙醇含量较低的化妆品，以降低皮肤水分的挥发，减少对皮肤的刺激。同时应适当参加户外运动，让皮肤适应冬天的到来。此时化妆品的选择应该以增加皮肤水分、油脂为目的，如奶液、霜类。还可全身使用润肤露，白天外出可使用防晒系数为 8 ～ 15 的防晒霜。

（四）冬季皮肤护理

冬季寒冷干燥、多风。这一季节的肌肤最容易受到损伤。在冬季，皮肤处于冬眠状态，血管收缩、代谢低下、含水量和含脂量明显减少，此时易出现粗糙、脱屑甚至皲裂现象，也易发生外伤和冻疮。所以此时化妆品的选择应以增加皮脂含脂、含水量、柔润皮肤为目的，如含脂较多的冷霜、乳剂、油膏等。每天涂抹润肤霜的同时，应增加每星期使用营养面膜的次数，这样可促进表皮新陈代谢，提供干燥细胞所需要的营养素，平衡皮肤水分。勿洗浴过度，洗浴后使用保湿剂。冬天同样也要注意防晒，可使用防晒系数为 8 ～ 15 的防晒霜。

第三节　化妆品与药妆品

在人类发展的历史长河中，爱美之心随着人类的发展而逐渐产生。中国作为历史悠久的文明古国，在化妆品和药妆品的使用、生产方面有着源远流长的历史。

一、化　妆　品

（一）化妆品的定义

在希腊语中，"化妆"的意思是指"装饰技巧"。根据词义，化妆品是用来"装饰"的产品。它意味着利用化妆品可以发挥人体的优势，弥补缺陷，达到美化外表的目的。

根据 2020 年 1 月 3 日国务院第 77 次常务会议通过，自 2021 年 1 月 1 日起施行的《化妆品监督管理条例》，化妆品的定义：是指以涂擦、喷洒或者其他类似方法，施用于皮肤、毛发、指甲、口唇等人体表面，以清洁、保护、美化、修饰为目的的日用化学工业产品。此定义从化妆品的使用方式、施用部位及化妆品的使用目的三方面对化妆品进行了较为全面的概括。

（二）化妆品的作用、特性和分类

1. 化妆品的作用　根据化妆品的定义，化妆品主要具有以下几方面的作用。

（1）清洁作用：化妆品如洗面奶、沐浴液、洗发香波及牙膏等能够清除皮肤上、头发上、牙齿上面的脏物和人体分泌及代谢过程中产生的污物等。

（2）保护作用：化妆品作用于人的皮肤和头发上，使其湿润、柔软、光滑、富有弹性，从而起到保护皮肤和头发、抵御风寒日晒的不利刺激作用，它还可以防止皮肤皲裂和头发干枯，如保湿霜、防晒霜、护发素等。

（3）营养作用：化妆品通过添加营养物质，可以补充人体皮肤和头发所需的营养，增加组织细胞的活力，维持皮肤水分平衡，减少皮肤细小皱纹，达到延缓皮肤衰老，促进头发生长的生理功能，如营养霜、营养面膜等。

（4）美容修饰作用：化妆品可以美化人体，增加人体魅力或散发香味，从而达到美容修饰的

效果，如粉底霜、口红、发胶、摩丝、烫发剂、染发剂、香水和指甲油等。

（5）特殊功能作用：指化妆品具有的育发、染发、烫发、脱毛、美乳、健美、除臭、祛斑及防晒作用。

2. 化妆品的特性　化妆品是人类日常生活中使用的一类消费品，除满足有关化妆品法规的要求外，还必须满足以下四个基本特性。

（1）高度的安全性：化妆品是与人体直接接触的日用化学制品，使用群体广泛，使用时间长久。化妆品与外用药物不同，化妆品长期使用并长时间停留在皮肤、毛发等部位，所以，化妆品不应有任何影响健康的不良反应或有害作用。高度的安全性是化妆品的首要特性。

为保证化妆品安全性，防止化妆品对人体近期和远期所产生的危害，我国制定了《化妆品安全性评价程序和方法》，此程序和方法适用于在我国生产和销售的化妆品原料和化妆品产品。

（2）相对的稳定性：化妆品从工厂到消费者手中，需要一段时间才能用完。在这段时间内，化妆品的性质，如香气、颜色和形状，都不应改变。因此，化妆品应具有一定的稳定性，即在一段时间内（保质期内），即使在炎热或寒冷的气候下，化妆品也能保持其原有性能不变。

化妆品的稳定性只是相对的，对一般化妆品来说，要求其在 2～3 年内稳定即可，不可能永久稳定。

（3）良好的使用性：化妆品不同于药品。化妆品除了安全稳定外，还必须让消费者愿意使用。它们不仅需要好的颜色和香味，还需要让消费者感到使用舒适。不过，不同的消费者对化妆品的使用感受是不同的，所以只要产品在使用意义上能够满足大多数人的需求即可。

（4）一定的功效性：化妆品的功效主要取决于配方中的活性物质和作为配方主体的基质效应。化妆品除能温和地起到配方期望的效果外，还要有助于维持皮肤正常的生理功能，令人容光焕发。功效型化妆品有保湿、防紫外线、美白等功能。

从以上化妆品的定义、功能和特点可以看出，化妆品和外用药品是不同的，其区别主要体现在以下几方面。①安全性的要求不同：化妆品必须具有高度的安全性，不允许对人体产生任何刺激和损害；而外用药物由于使用时间较短，允许在一定范围内对人体产生微弱刺激和不良反应。②使用对象不同：化妆品的使用对象是健康人群，而外用药品的使用对象是患者。③使用目的不同：化妆品主要用于清洁、保护和美化等，而外用药品的使用目的在于防病、治病。④外用药物作用于人体后，会影响或改变人体的某种结构或功能，而化妆品不能。一些特殊化妆品虽然具有一定的药理活性，但一般都很弱，在很短的时间内不会起到全身性的作用；而外用药物的药理作用更为强大、深入、持久。许多外用药物在大面积长期涂敷后，可能出现不同程度的全身反应。

3. 化妆品的分类　化妆品品种繁多，形态交错，因此很难科学、系统地对其进行划界分类。目前国际上对化妆品尚没有统一的分类方法，世界各国的分类方法也不尽相同，按化妆品的功用分类者有之，按化妆品的使用部位分类者有之，其他还有按剂型分类、按使用对象的性别及年龄分类等。各种不同的分类方法均有其各自的优缺点。下面仅从化妆品的效果、用途、使用对象、功能和剂型五方面对化妆品的分类进行简要的介绍。

（1）按化妆品的效果分类：化妆品按其效果不同可分为清洁类化妆品、护肤类化妆品、营养类化妆品、美容类化妆品及疗效类化妆品五大类。

（2）按化妆品的用途分类：化妆品按用途不同可分为皮肤用化妆品、发用化妆品、唇眼用化妆品、指甲用化妆品及口腔用化妆品五类。其中皮肤用化妆品和发用化妆品根据功能的不同又分为不同的种类。

（3）按化妆品的使用对象分类：化妆品按其使用对象的不同可分为婴儿用化妆品、少年用化妆品、女士用化妆品、男士专用化妆品、孕妇用化妆品等。

（4）按化妆品的功能分类：化妆品按其功能可分为普通化妆品和特殊化妆品，其中普通化妆品又分为一般发用品、一般皮肤用品、一般彩妆品、一般指（趾）甲用品和一般芳香用品；特殊化妆品包括育发、染发、烫发、脱发、美乳、健美、除臭、祛斑、防晒等化妆品。

（5）按化妆品的剂型分类：化妆品按剂型不同可分为乳剂类化妆品、油剂类化妆品、水剂类化妆品、粉状化妆品、块状化妆品、凝胶类化妆品、膏状化妆品、气雾剂化妆品、笔状化妆品、锭状化妆品等。

（三）化妆品的卫生规范

1. 一般要求 在正常及合理的、可预见的使用条件下，化妆品不得对人体健康产生危害，必须使用安全，不得对施用部位产生明显的刺激和损伤，且无感染性。

2. 对化妆品原料的要求 禁止使用我国《化妆品卫生规范》（以下简称《规范》）中禁用的物质作为化妆品的组分；对于《规范》中限制使用的原料，使用时必须遵循《规范》中所规定，包括使用范围、最大允许使用浓度、其他限制和要求及标签上必须标印的使用条件和注意事项。

3. 对化妆品产品的要求 《规范》中对化妆品产品的微生物学质量及有毒物质的含量作了如下规定：①眼部化妆品及口唇等黏膜用化妆品，以及婴儿和儿童用化妆品菌落总数不得大于500CFU/ml 或 500CFU/g；②其他化妆品菌落总数不得大于 1000CFU/ml 或 1000CFU/g；③每克或每毫升产品中不得检出粪大肠菌群、铜绿假单胞菌和金黄色葡萄球菌；④化妆品中霉菌和酵母菌总数不得大于 100CFU/ml 或 100CFU/g；⑤化妆品中有毒物质限量，汞为 1mg/kg，砷为 10mg/kg，铅为 40mg/kg，甲醇为 2000mg/kg。

4. 对化妆品包装材料的要求 必须无毒无害和清洁。

（四）化妆品的选择和使用

1. 化妆品的正确选择

（1）化妆品的质量：选择化妆品最重要的是看其质量是否有保证，其质量不好，不仅达不到装饰作用，反而会损害皮肤，导致各种疾病的发生。

1）从外观上识别：好的化妆品应该颜色鲜明、清雅柔和，如果化妆品颜色灰暗污浊、深浅不一，则说明其质量是有问题的。当化妆品外观浑浊、油水分离或出现絮状物，膏体干缩有裂纹时，则不能使用。

2）从气味上识别：化妆品的类型是多种多样的，其气味也有所不同，有的淡雅，有的浓烈，但都很纯正，如果闻起来有刺鼻的怪味，则说明是伪劣或变质产品，该类化妆品是不能够使用的。

3）从触感上识别：取少许化妆品轻轻地涂抹在皮肤上，如果能均匀紧致地附着于肌肤且有滑润舒适的感觉，就是质地细腻的化妆品。如果涂抹后有粗糙、发黏感，甚至皮肤刺痒、干涩，则是劣质化妆品，不能使用。

（2）使用者因素：化妆品也是有个体差异的，并不是所有的化妆品都适用于所有人，应该根据每个人的皮肤类型、状态、年龄等进行选择。

1）依据皮肤类型选择：①干性皮肤应选择乳膏剂（油包水），应内含营养、保湿、抗皱、抗衰老、防晒等成分。②油性皮肤应选择粉型、溶液型、凝胶型软膏，内含祛脂清凉成分。③中性皮肤在夏季时，其选择同油性皮肤；冬季时，其选择同干性皮肤。④敏感性皮肤在使用化妆品时必须谨慎。在使用一种新的化妆品前，应做斑贴试验，结果为阴性者方可使用。优质的化妆品应质地细腻，色泽鲜艳，气味纯正。不能使用过期、有异味、色泽污暗的劣质化妆品。

2）依据年龄和性别选择：儿童皮肤幼嫩，皮脂分泌少，须用儿童专用的化妆品；老年人皮肤萎缩，又干又薄，应选用含油分、保湿因子及维生素 E 等成分的化妆品；男性宜选用男士专用的化妆品，女士则选用女士专用的化妆品。

3）依据肤色选择：口号、眼影、指甲油、粉底和隔离等化妆品的选择必须与个人的肤色深浅相协调，否则，肤色太黑的人，如果选用特别显白的化妆品就会显得色差太明显。

（3）环境因素：不同的季节，由于皮肤的状态不同，应选择不同的化妆品。例如，在夏季，宜选用防晒补水类强的化妆品；在冬季，则最好选用具有保湿滋润作用的化妆品。

化妆品的品种很多，所以一定要选择一款适合自己的化妆品。一般的建议是，购买化妆品时仔细阅读说明书，了解化妆品的成分及功效，并非越贵的化妆品越好，选择化妆品的原则是要选择对自己面部皮肤有较好作用的化妆品，如保湿、美白、祛斑、防晒等，在使用的过程中，如感觉舒适，皮肤问题有所改善，就可以继续使用，不必频繁更换，还可以选择同一品牌的系列化妆品，如洗面奶、爽肤水、面霜、晚霜、眼霜等；如使用过程中发生过敏或化妆品有变质的情况，应立即停用，若发生皮疹或红斑应到医院及时就诊，尽快处理，切忌重复使用。

2. 化妆品的安全使用 化妆品是与人体肌肤直接接触的，若化妆品使用不当，就会导致皮肤出现各种不良反应，甚至损害皮肤。因此，正确选择了化妆品后，还要科学、安全地使用化妆品。

（1）定时清洗化妆工具：首先，如果化妆工具不干净的话，再好的化妆品也是浪费，不干净的化妆工具会让肌肤变得敏感，所以，要定时清洗化妆工具，保持干净。例如，补妆时脸上的油脂会被粉扑吸走，吸满油脂的粉扑与空气接触，是细菌最好的繁殖地，如果粉扑不干净，会让肤质变得脆弱及长痘，故粉扑至少要一星期清洗一次，且应选择专用的清洁剂或清洁液进行清洗。

（2）皮肤干痒，不要用滋润乳霜等浓稠黏腻的保养品，这对敏感肌肤是一种负担。太油太滋润的保养品，容易刺激敏感肌肤，而且也不容易吸收，乳液比乳霜和精华液更适合敏感肌肤。

（3）不要试图用粉底遮饰红干的皮肤：当皮肤又红又干时，说明皮肤正处在发炎状态，此时的肌肤特别敏感，不适合使用化妆品，粉底盖在上面，不仅堵住毛孔，阻止毛孔呼吸，刺激痘痘的生长，还会使肤质越来越差。

（4）不要把洗面奶直接抹在脸上搓洗：正确的方法是先将洗面奶挤少许在手心，加清水搓揉发泡，再放到脸上搓洗，因为没搓起泡沫的洗面奶会紧紧地贴在皮肤表面，伤害皮脂膜，只有发泡后的洗面奶才能发挥清洁效果，而且泡沫状比未发泡的乳状温和。洁面时要先洗 T 形区，两颊轻轻带过就用温水洗掉。

（5）不要频繁更换化妆品：皮肤一旦过敏，就会变得特别娇气，频繁更换化妆品，会增加皮肤的过敏率，这是非常不安全的。

（6）孕妇应选择无刺激性、无香料的霜剂或乳液等，为了确保安全，不应使用口红、染发剂、烫发剂等类化妆品。

（7）合理保存化妆品，应做到防热防冻、防晒防潮、防污染、防过期。

（8）不宜带妆入睡。

二、药 妆 品

（一）药妆品的定义

药妆品是功能性化妆品、医药化妆品的简称。药妆品的作用介于化妆品和药品之间，是能产生治疗效果但不一定出现生理学效应的特殊化妆品。药妆品和外用药的不同之处在于，外用药能明确对活组织产生影响，但药妆品则不然。药妆品主要针对某些不足以明确诊断的皮肤亚健康状态或不明显的皮肤不适，但是，现在其使用范围大大超出了其概念。

传统的药妆品规定，药妆品配方必须完全公开，不含色素、香料、防腐剂甚至表面活性剂；功效成分含量较高，针对性较强；其安全性必须经过医学文献和皮肤科临床测试证明，同时不含目前公认的容易导致过敏的成分。但是现在药妆品越来越复杂，成分也越来越多，作用机制和作用强度也未能明确。

药妆品发挥作用的功效成分主要包括抗氧化剂、生长因子、抗炎物质、天然植物成分、褪色剂、脂多糖、多肽等诸多的功能性成分，其基质成分也有一定的护肤作用。但是，药妆品未必百分百安全，由药妆品引起的化妆品不良反应也在逐渐增多。

（二）药妆品的特性、特点和分类

1. 药妆品的特性 ①有药理活性，但能在正常或接近正常的皮肤上使用；②对一些轻微的皮肤异常（指化妆品的适应证）有一定的效果；③具有低风险性。

2. 药妆品的特点 ①配方必须完全公开，所有功效成分及安全性须经医学文献和皮肤科临床测试证明，且不含公认的致敏原；②配方精简；③功效成分的含量较高，针对性强，较一般保养品功效显著。

3. 药妆品的分类 根据功效分为如下几类。

（1）抗敏舒缓药妆品：明显拮抗组胺，具有一定的抗炎作用，对Ⅰ、Ⅱ和Ⅳ型过敏反应有一定的治疗效果，舒缓肌肤，具有明显的抗过敏作用。其功效成分有益母草、苦瓜提取液、玫瑰萃取物、薰衣草提取物、黄芩提取物、芍药苷提取物、竹叶提取物、金缕梅提取物、绿豆发酵液、葡萄籽提取物、洋甘菊提取物、温泉水等。

（2）控油祛痘药妆品：调节皮脂腺分泌，清除各类螨虫、痤疮棒状杆菌等，消除皮肤炎症，祛除青春痘；活化修复深层受损细胞，清除杂质，让肌肤平滑不留印痕。其功效成分为土茯苓、侧柏叶、藏红花、牡丹皮、忍冬、芦荟、黄连、黄芩、甘草、丹皮、金银花、丹参、连翘、翠竹、乌龙茶、冰片、苦参提取物等。

（3）美白祛斑药妆品：抑制酪氨酸酶活性，阻止黑色素的形成和不均匀分布，从而淡化色素，促进代谢。其功效成分为白术、白芍、白及、白茯苓、岩白菜、甘草、熊果苷精华、白果、白瓜子精油、人参、银杏、当归、睡莲、桑白皮、白丁香、川芎、沙棘、三七、灵芝等。

（4）祛除面部红血丝药妆品：降低毛细血管的通透性，并增强皮肤屏障及增强胶原蛋白和活性蛋白的活性，修复扩张的毛细血管，舒缓皮肤。其功效成分为槐花、七叶树、三七、积实提取物、假叶树提取物、小黄瓜提取物、红景天提取物、大豆异黄酮、金缕梅提取物、洋甘菊、大黄和芦丁。

（5）增强皮肤屏障药妆品：提高皮肤中的含水量，清除皮肤中过多的自由基，增强皮肤抵御外界刺激的能力，修复受损的皮肤。其功效成分有木槿花、百合花、刺五加、赤芍、柳枝、槐枝、桃枝、桑枝、金箔、白茯苓、金缕梅、旋覆花、沙棘、柠檬精油、天冬、地黄、人参、橄榄油、木瓜酵素等。

（6）延缓衰老药妆品：通过清除自由基，抑制非酶糖基化、促进细胞新陈代谢、补充胶原蛋白和抑制羧基酶化的途径，延缓衰老。其功效成分为红景天、紫芝、玉竹、夏枯草、银杏、灵芝、石榴、葡萄籽、仙人掌、红花、黄芪、杏仁等。

（三）药妆品作用

药妆品作用为修复皮肤屏障。皮肤屏障具有抵御外界有害物、刺激物、日光的作用，同时具有保湿及调节抗炎作用。它是内部皮肤和人体内部结构的第一道防线。只要皮肤屏障出现问题，皮肤内部就会出现很多问题。药妆品有一个很重要也是很基础的功能就是修复皮肤屏障。

1. 广义的皮肤屏障 即表皮屏障，实际上是生理和内稳态屏障功能的集合，其中大多数生理功能与角质层结构正常和功能完整性有关。广义的皮肤屏障包括：①渗透屏障，其控制水分通量和含量；②微生物屏障，包括几个广泛分布的抗菌肽，当细菌、病毒和真菌入侵时可提供及时防护；③抗氧化屏障，抵抗由各种外源性暴露因素（如紫外线、污染物）引起的活性氧簇影响；④免疫屏障，检验各种触发特异性免疫和（或）炎症反应的应答信号；⑤光防护屏障，可减轻由外源性光暴露因素（如紫外线）产生的细胞损伤。

2. 狭义的皮肤屏障 指角质层渗透性屏障，角质层渗透性障碍导致角质层含水量缺乏和不平衡；当角质层含水量过低时，将导致皮肤粗糙，可见成片脱落的角质细胞鳞屑；皮肤刚度增加，由于皮肤弹性和韧性的减少，引起裂纹，以及手脚的角化过度。

导致屏障受损的因素如下。①外源性因素：包括使用配方不佳的皮肤清洁剂（如皂基）、干燥的收敛剂、外用刺激物、某些特定的外用药（如类视黄醇、过氧化苯甲酰、糖皮质激素）和低湿度环境，都会损伤皮肤屏障。②内源性因素：包括皮肤老化，慢性光损伤，与表皮屏障和（或）角质层含水量减少的临床或亚临床改变密切相关的几种疾病状态，如遗传性干燥疾病、特异性皮炎、过敏性皮肤、寻常性鳞病和干性皮肤倾向相关的潜在疾病状态。当角质层渗透性屏障损伤超过自我修复能力，屏障修复和保湿不足时，如果不加控制，由于经皮水分丢失（TWL）的持续增加和皮肤水分含量的减少，皮肤将变得"敏感"。

3. 表皮屏障的自我修复 保持和修复表皮屏障功能的稳态信号是TWL，即使TWL仅增加1%，也能发出生理信号上调脂合成，启动屏障修复。表皮渗透屏障受到干扰，屏障功能修复启动。屏障功能修复过程的时间长短取决于损伤程度、患者年龄和患者整体健康状况。修复过程中，在损伤部位下方，细胞外脂质从角质形成细胞分泌到角质细胞间，并形成有序的板层膜结构。30分钟内即发生自我修复反应，板层小体在颗粒层外沉积，释放预先储存的脂质；随后的4小时内合成脂肪酸和胆固醇，并在接下来的6～9小时内增加神经酰胺的生成。

4. 皮肤屏障修复剂 精心设计的皮肤屏障修复配方，主要是处方产品，除了包含封闭剂、保湿剂和润肤剂这些基本成分外，还含有一些用于增强天然屏障修复性能的特定"生理性"成分，如脂质补充剂（神经酰胺、必需脂肪酸和甘油葡糖苷）；神经酰胺：脂肪酸：胆固醇以3∶1∶1的比例在人体皮肤显示出最优屏障修复效果；增强水通道蛋白-3（AQP3）的表达能够改善表皮水平衡，也可以提升角质层含水量和皮肤屏障功能。

皮肤科医生通常会推荐使用保湿剂和皮肤屏障修复剂，因为临床医生已经认可了其辅助护肤治疗的作用。

（四）药妆品的发展

药品意味着生命，化妆品意味着美丽，将药品和化妆品联系在一起的药妆品使生命和美丽紧紧融合在一起，使人们的生活品质得到真正意义上的提高。药妆品是皮肤病学的延伸，不仅对亚健康皮肤有效，也适用于健康的皮肤。此外，与药品不同的是，药妆品不需要医生开具处方就能买到，这给消费者带来了很大的方便。同时，消费者在药店购买药妆品时可以咨询药师，在药师的指导下，能够使消费者更有针对性地使用产品。

药妆品的开发是今后化妆品产业的发展方向，药妆品将成为化妆品行业的一个新兴产物，目前在这方面的研究也越来越多，据许多消费者反映使用效果良好，这也使得药妆品有了新的发展。然而，我国药妆产业仍然处于一个起步阶段，产品不够细分，许多产品亟须研发和开发，如去除面部红血丝、抗过敏等方面；药妆品的科学宣传也不够，消费者也需要较长的认知过程。生物药妆品和植物药妆品愈加流行，但我国在这方面研究开发的有效产品较少。建立一套科学的药妆品研发思路，不仅能够使研发有序进行，保证产品的功效性及安全性，而且完整的质量体系的制订，在使消费者买到安全放心的药妆品的同时，能够大大规范药妆市场，促进药妆产业健康发展，所以药妆品的研发及质量体系的建立与完善将是一个非常必要且漫长的过程，需要集中相关学科专业力量不断深入地研究。

三、药妆品与普通化妆品的区别

1. 药妆品是以医学理论为指导，其配方依据医学思想，尽量精简，不含或尽量少含色素、香料、防腐剂及表面活性剂，而有效成分的含量较高，相互协同作用、针对性较强，功效显著。

2. 化妆品是对皮肤的基础保护，具有保护和清洁皮肤等作用，而药妆品是针对皮肤问题和皮肤健康需求而设计，具有修复皮肤屏障、清除自由基、抑制酪氨酸激酶活性、降低刺激源等作用。

四、药妆品与药品的区别

1. 药妆品中有效成分含量低于药品，药品中功效成分含量最高，通常少量的药品就能治疗皮肤问题，而药妆品则需要长时间的涂抹才能达到这种效果。

2. 药妆品适用于敏感、受损、轻微皮肤问题，一般人皆可使用；药品是针对严重皮肤问题，是在专业的人员指导下使用，这种严重皮肤问题一般用药妆品很难治疗或长时间才能修复。

3. 药妆品介于药品和化妆品之间，具有修复、辅助药品的效果，刺激性小于药品，会稍微改变皮肤表面状况；药品是以治疗为目的，会直接改变患者皮肤状态。

4. 药品一般副作用大，易产生过敏反应，长时间使用会产生不良反应；而药妆品刺激性小，安全性高，产生过敏和刺激反应的概率比较低。

第四节　药典、药品、药政法规与化妆品法规

一、药　　典

药典是一个国家的药品规格标准的法典，一般由国家主持编纂，并由政府颁布施行。药典所收载的药品通常为疗效确切、副作用较小、质量较稳定的常用药物及其制剂，同时规定了质量标准、制法要求、鉴别、杂质检查与含量测定等。

药典是药品生产、供应、检验和使用的依据。一个国家的药典反映一个国家的药品发展水平。

不同的国家有不同的药典，且随着医药科学的不断发展和新药的相继出现，需每隔数年进行修订。国家药典是药品监督检验的重要技术法规，也是药品生产和临床用药水平的重要标志。

（一）《中华人民共和国药典》的发展历程

中华人民共和国成立后，制定的第一版《中华人民共和国药典》（以下简称《中国药典》）是1953年版。1953年版《中国药典》共收载药品531种，其中化学药215种，植物药与油脂类65种，动物药13种，抗生素2种，生物制品25种，各类制剂211种。1953年版《中国药典》出版后，于1957年出版《中国药典》1953年版第一增补本。1965年1月26日卫生部颁布1963年版《中国药典》，并发出通知和施行办法，1963年版《中国药典》共收载药品1310种，分一、二两部，各有凡例和有关的附录。一部收载中医常用的中药材446种和中药成方制剂197种；二部收载化学药品667种。此外，一部记载药品的"功能与主治"，二部增加了药品的"作用与用途"。1979年10月4日卫生部颁布1977年版《中国药典》，自1980年1月1日起执行。1977年版《中国药典》共收载药品1925种，一部收载中草药（包括少数民族药材）、中草药提取物、植物油脂及单味药制剂等882种，成方制剂（包括少数民族药成方）270种，共1152种；二部收载化学药品、生物制品等773种。1985年版《中国药典》于1985年9月出版，1986年4月1日起执行。该版《中国药典》共收载品种1489种，一部收载中药材、植物油脂及单味制剂506种，成方制剂207种，共713种；二部收载化学药品、生物制品等776种。1989年3月，各地起草的1990年版《中国药典》标准初稿基本完成，药典委员会常设机构开始组织审稿和编辑加工，同年12月在北京举行药典委员会主任委员、副主任委员和各专业组长扩大会议进行审议，报卫生部批准后付印，1990年12月3日卫生部颁布1990年版《中国药典》，自1991年7月1日起执行。该版《中国药典》分一、二两部，共收载品种1751，一部收载784种，其中中药材、植物油脂等509种，中药成方及单味制剂275种；二部收载化学药品、生物制品等967种。与1985年版《中国药典》收载品种相比，一部新增80种，二部新增213种（含1985年版《中国药典》一部移入5种）；删去25种（一部3种，二部22种）；根据实际情况对药品名称作了适当修订。《中国药典》二部品种项下规定的"作用与用途"和"用法与用量"，分别改为"类别"和"剂量"，另组织编著《临床用药须知》一书，以指导临床用药。有关品种的红外光吸收图谱，收入《药品红外光谱集》另行出版，该版《中国药典》附录内不再刊印。1994年7月各地基本完成1995年版《中国药典》标准的起草任务，由药典委员会各专业委员会分别组织审稿工作。1994年11月29日提交常务委员会扩大会议讨论审议，获得原则通过，报请卫生部审批付印。卫生部批准颁布1995年版《中国药典》，自1996年4月1日起执行。该版《中国药典》收载品种共计2375种。一部收载920种，其中中药材、植物油脂等522种，中药成方及单味制剂398种；二部收载1455种，包括化学药、抗生素、生化药、放射性药品、生物制品及辅料等。一部新增品种142种，二部新增品种499种。二部药品外文名称改用英文名，取消拉丁名；中文名称只收载药品法定通用名称，不再列副名。编制出版《药品红外光谱集》第一卷（1995年版）。《临床用药须知》一书经修订，随1995年版《中国药典》同时出版，经卫生部批准，其中的"适应证"和"剂量"部分作为药政和生产部门宣传使用和管理药品的依据。2000年版《中国药典》于1999年12月经第七届药典委员会常务委员会议审议通过，报请国家药品监督管理局批准颁布，于2000年1月出版发行，2000年7月1日起正式执行，2000年版《中国药典》共收载药品2691种，其中一部收载992种，二部收载1699种。一、二两部共新增品种399种，修订品种562种。该版《中国药典》的附录作了较大幅度的改进和提高，一部新增附录

10 个，修订附录 31 个；二部新增附录 27 个，修订附录 32 个。二部附录中首次收载了药品标准分析方法验证要求等六项指导原则，对统一、规范药品标准试验方法起指导作用。现代分析技术在该版《中国药典》中得到进一步扩大应用。2004 年 9 月，2005 年版《中国药典》经过第八届药典委员会执行委员会议审议通过，12 月报请国家食品药品监督管理局批准颁布，于 2005 年 1 月出版发行，2005 年 7 月 1 日起正式执行。该版《中国药典》收载的品种有较大幅度的增加，共收载 3217 种，其中新增 525 种。一部收载品种 1146 种，其中新增 154 种、修订 453 种；二部收载 1970 种，其中新增 327 种、修订 522 种；三部收载 101 种，其中新增 44 种、修订 57 种。2000 年版《中国药典》收载而 2005 年版《中国药典》未收载的品种共有 9 种；2000 年版《中国生物制品规程》及 2002 年增补本收载而未收载入 2005 年版《中国药典》的品种共有 123 种。该版《中国药典》收载的附录，一部为 98 个，其中新增 12 个、修订 48 个，删除 1 个；二部为 137 个，其中新增 13 个、修订 65 个，删除 1 个；三部为 134 个。一、二、三部共同采用的附录分别在各部中予以收载，并进行了协调统一。2010 年版《中国药典》分一部、二部和三部，收载品种总计 4567 种，其中新增 1386 种。一部收载药材和饮片、植物油脂和提取物、成方制剂和单味制剂等，品种共计 2165 种，其中新增 1019 种（包括 439 个饮片标准）、修订 634 种；二部收载化学药品、抗生素、生化药品、放射性药品及药用辅料等，品种共计 2271 种，其中新增 330 种、修订 1500 种；三部收载生物制品，品种共计 131 种，其中新增 37 种、修订 94 种，2010 年版《中国药典》收载的附录亦有变化，其中一部新增 14 个、修订 47 个；二部新增 15 个、修订 69 个；三部新增 18 个、修订 39 个。一、二、三部共同采用的附录分别在各部中予以收载，并尽可能做到统一协调、求同存异。2015 年版《中国药典》是中华人民共和国成立以来的第十版药典。2010 年 12 月第十届药典委员会成立，历时 5 年完成新版药典编制工作。2015 年版《中国药典》收载品种总数达到 5608 种。2020 年 7 月 2 日，国家药品监督管理局、国家卫生健康委员会发布公告，正式颁布 2020 年版《中国药典》。新版《中国药典》于 2020 年 12 月 30 日起正式实施，2020 年版《中国药典》是我国第十一版药典，共收载品种 5911 种，新增 319 种，修订 3177 种，不再收载 10 种，因品种合并减少 6 种。一部中药收载 2711 种，其中新增 117 种、修订 452 种。二部化学药收载 2712 种，其中新增 117 种、修订 2387 种。三部生物制品收载 153 种，其中新增 20 种、修订 126 种；新增生物制品通则 2 个、总论 4 个。四部收载通用技术要求 361 个，其中制剂通则 38 个（修订 35 个）、检测方法及其他通则 281 个（新增 35 个、修订 51 个）、指导原则 42 个（新增 12 个、修订 12 个）；药用辅料收载 335 种，其中新增 65 种、修订 212 种。

（二）药典的作用

《中国药典》是国家药品标准的重要组成部分，其颁布实施必将对保障药品质量、维护公众健康、促进医药产业发展产生积极而深远的影响。

1. 有利于提升公众用药安全水平　药品标准的制定直接影响公众用药安全和身体健康。《中国药典》持续完善了以凡例为基本要求、通则为总体规定、指导原则为技术引导、品种正文为具体要求的架构，不断健全以《中国药典》为核心的国家药品标准体系。新修订的《药品注册管理办法》明确规定，药品注册标准应当符合《中国药典》通用技术要求，不得低于《中国药典》的规定。因此，《中国药典》对已上市药品的生产和药品的研发上市都具有强制约束力。《中国药典》的颁布实施，必将促进我国药品质量的提高，药品安全性和有效性将得到进一步保障。

2. 有利于推动医药产业结构调整　《中国药典》在药品质量控制理念、品种收载、通用性技术要求的制定和完善，检验技术的应用、检验项目及其限度标准等方面的设置，对保证药品安全有效和质量可控具有较强的前瞻性和导向性作用。《中国药典》的颁布将促进医药产业结构调整、产品升级换代、生产工艺优化等。

3. 有利于促进我国医药产品走向国际 《中国药典》在充分借鉴国际先进药典管理经验和质控技术的同时，兼顾我国医药产业的实际现状，充分展现我国医药产业创新发展的最新成果。对标国际先进标准，不断提高我国药品标准的整体水平，提升我国医药产品的国际竞争力，推动医药产品"走出去"。

作为我国保证药品质量的法典，《中国药典》在保持科学性、先进性、规范性和权威性的基础上，着力解决制约药品质量与安全的突出问题，着力提高药品标准质量控制水平，充分借鉴了国际先进技术和经验，客观反映了中国当前医药工业、临床用药及检验技术的水平，必将在提高药品质量过程中起到积极而重要的作用，并将进一步扩大和提升我国药典在国际上的积极影响。《中国药典》的颁布实施必将推进药品生产企业技术改造和工艺升级，推动我国医药产业高质量发展。

二、药 品

根据《中华人民共和国药品管理法》（以下简称《药品管理法》）第二条关于药品的定义："本法所称药品，是指用于预防、治疗、诊断人的疾病，有目的地调节人的生理机能并规定有适应症或者功能主治、用法和用量的物质，包括中药、化学药和生物制品等。"

（一）药品特性

从使用对象看，药品是以人为使用对象，预防、治疗和诊断人的疾病，有目的地调节人体生理功能，有规定的适应证、用法和剂量要求；在使用方法上，除了外观外，患者无法辨认其内在品质，许多药品的使用需要在医生的指导下进行，而不能由患者自主选择。同时，药品的使用、数量、时间等因素在很大程度上决定了其使用效果，误用滥用不仅不能"治病"，而且会"致病"，甚至危及生命安全。因此，药品是一种特殊的商品，它具有以下特性。

1. 有效性 指在规定的适应证、用法和用量的条件下，能满足预防、治疗、诊断人的疾病，有目的地调节人的生理功能的要求。我国对药品的有效性分为"痊愈""显效""有效"。国际上有的采用"完全缓解""部分缓解""稳定"来区别。

2. 安全性 指按规定的适应证和用法、用量使用药品后，人体产生不良反应的程度。新药的审批中要求提供急性毒性、长期毒性、致畸、致癌、致突变等数据。

3. 稳定性 指在规定的条件下保持其有效性和安全性的能力。规定的条件是指在规定的效期内，以及生产、储存、运输和使用的条件。

4. 均一性 指药物制剂的每一单位产品都符合有效性、安全性的规定要求。

药品的种类复杂、品种繁多，全世界有 20 000 余种，我国中药制剂有 5000 多种，西药制剂有 4000 多种。药品不是一种独立的商品，它与医学紧密结合，相辅相成。患者只有通过医生的检查诊断，并在医生与执业药师的指导下合理用药，才能达到防治疾病、保护健康的目的。药品直接关系到人们的身体健康甚至生死存亡，因此，其质量不得有半点马虎，必须确保药品的安全、有效、均一、稳定。

除此之外，药品的质量还有显著的特点：其他商品有质量等级之分，如优等品、一等品、二等品、合格品等，都可以销售，而药品只有符合规定与不符合规定之分，只有符合规定的产品才能允许销售，否则不得销售。

（二）药品性状分类

1. 片剂 片剂是药物与辅料均匀混合后压制而成的片状或异形片状的固体制剂。片剂以口服普通片为主，也有含片、舌下片、口腔贴片、咀嚼片、分散片、泡腾片、阴道片、速释或缓释或控释片与肠溶片等。

2. 胶囊剂 系指药物或与适宜辅料充填于空心硬胶囊或密封于软质囊材中制成的固体制剂，可分为硬胶囊、软胶囊（胶丸）、缓释胶囊、控释胶囊和肠溶胶囊，主要供口服用。

3. 口服液体制剂 包括口服溶液剂、口服混悬剂、口服乳剂、口服胶浆剂、口服胶体溶液、酊剂、滴剂。

4. 口服丸剂 包括大丸剂、滴丸、蜜丸等。

5. 口服颗粒、粉、散剂 包括颗粒剂、干混悬剂、散剂、粉剂等。

6. 外用酊、膏、贴、散剂 包括软膏剂、霜剂、糊剂、油膏剂、硬膏剂、乳胶剂、凝胶剂、贴膏剂、膜剂、透皮贴剂、滴眼剂、滴耳剂、滴鼻剂、散剂等。

7. 外用涂剂、栓剂 包括肛门栓、阴道栓、涂膜剂、涂布剂等。

8. 注射剂 包括注射用溶液剂、注射用混悬剂、注射用无菌粉末、注射用乳剂等。

9. 兴奋剂 包括含罂粟、麝香药品及激素类药品，国家下发的兴奋剂药品，蛋白同化制剂药品。

10. 麻黄碱制剂 含复方麻黄碱制剂类药品。

三、药政法规

为了保证药品质量，增强药品疗效，最大限度地保障人体用药安全、有效，维护人民身体健康和用药的合法权益，促进药学事业发展，自中华人民共和国成立以来，我国政府先后颁布了一系列有关药事管理的法规和条例。

1.《药品管理法》 于 1984 年 9 月 20 日由第六届全国人民代表大会常务委员会第七次会议通过，并经中华人民共和国主席令第十八号予以公布，自 1985 年 7 月 1 日起施行，成为中华人民共和国成立以来我国第一部药品管理的法律。2015 年 4 月 24 日第十二届全国人民代表大会常务委员会第十四次会议修正。2018 年 10 月 22 日，药品管理法修正草案提交全国人大常委会审议，草案将全面加大对生产、销售假药、劣药的处罚力度。2019 年 8 月 26 日，新修订的《药品管理法》经第十三届全国人民代表大会常务委员会第十二次会议表决通过，于 2019 年 12 月 1 日起施行。《药品管理法》全文共十二章一百五十五条，包括总则、药品研制和注册、药品上市许可持有人、药品生产、药品经营、医疗机构药事管理、药品上市后管理、药品价格和广告、药品储备和供应、监督管理、法律责任及附则。《药品管理法》的颁布使我国药品监督管理工作有法可依、依法办事，进入法制新阶段。

2.《药品生产质量管理规范》《药品生产质量管理规范》是药品生产和质量管理的基本准则，适用于药品制剂生产的全过程和原料药生产中影响成品质量的关键工序。其简称 GMP（good manufacturing practice）。

从 20 世纪 60 年代中开始，世界卫生组织制定了 GMP，我国于 20 世纪 80 年代开始推行，1988 年 3 月 17 日由卫生部正式颁布中国的 GMP，自 1998 年 8 月 1 日起实施，并于 1992 年作了第一次修订。其内容共十四章三百一十三条，分别是总则、质量管理、机构与人员、厂房与设施、设备、物料与产品、确认与验证、文件管理、生产管理、质量控制与质量保证、委托生产与委托检验、产品发运与召回、自检、附则。国家药品监督管理局自1998年8月19日成立以来，十分重视药品GMP的修订工作，先后召开多次座谈会，听取各方面的意见，组织有关专家进行修订工作。GMP（1998年修订）已由国家药品监督管理局第9号局长令发布，并于1999年8月1日起施行。GMP（2010年修订）于2011年3月1日起施行，历经5年修订、两次公开征求意见。

药品是一种特殊的商品，与普通商品相比，其要求更高更严格，为了保证药品的安全、有效、均一和稳定，就必须在研制、生产、检验、销售、使用质量上努力，统一地贯彻和达到上述质量特性的共同要求，我国实施GMP是一项有效、科学、严格的药品生产质量管理制度，使药品生产企业能够在法律允许的范围内进行管理，为卫生行政部门监督检查药品生产质量提供了依据。

3.《药品卫生标准》《药品卫生标准》是药品的重要质量标准，它对中药、化学药、生化药的口服药和外用药卫生质量指标作了具体规定。1978年5月，卫生部下达《关于颁发药品卫生标准的通知》，1986年12月修订下达了新的《药品卫生标准》，1989年9月又下达《药品卫生标准补充规定和说明》。

1986年新的《药品卫生标准》对促进制药企业和医院制剂部门的综合管理及文明生产起到了积极作用，药品卫生质量普遍提高，能有效保证临床用药安全。

为了促进药品生产，提高药品质量与保证患者用药安全有效，卫生部（现为卫生健康委员会）又将历年来陆续颁发的药品标准汇编成《中华人民共和国卫生部药品标准》（简称《部颁药品标准》），正文中收载了《中国药典》未予收载的品种。《部颁药品标准》的性质与《中国药典》相同，亦具有法律的约束力，均属于国家药品标准。为进一步满足各地区对药品生产、供销、使用及管理上的需要，对未列入国家药品标准的药品，由有关省、自治区、直辖市卫生行政部门制定地区性行政标准，一般称为《地方药品标准》。这些都属于法定标准之列，大多数为内部发行，对本地区的药品生产等具有指导作用和约束力。凡药品必须符合国家药品标准或省、自治区、直辖市药品标准。

四、化妆品法规

改革开放以来，随着我国经济水平的快速提高，以及人民群众对生活质量要求的不断提高，化妆品行业发展迅速，无论是从行业规模上，还是从产品的数量和质量上都发生了很大的变化。化妆品是满足人们对美的需求的消费品，直接作用于人体，其质量关系人民群众健康，故其安全问题不容忽视，为加强化妆品质量管理，加大对化妆品安全的监管力度，国家从研发、生产、流通等环节制定了一系列法律法规，保障化妆品的安全。

（一）《化妆品监督管理条例》

《化妆品监督管理条例》于2020年1月3日国务院第77次常务会议通过，中华人民共和国国务院令第727号发布，自2021年1月1日起施行。

《化妆品监督管理条例》是为规范化妆品生产经营活动，加强化妆品监督管理，保证化妆品质量安全，保障消费者健康，促进化妆品产业健康发展制定，共六章八十条，包括总则、原料与产品、生产经营、监督管理、法律责任、附录（详见附录一）。

（二）《化妆品标签管理办法》

为加强化妆品标签监督管理，规范化妆品标签使用，保障消费者合法权益，依据《化妆品监督管理条例》，国家药品监督管理局组织起草了《化妆品标签管理办法》，自2022年5月1日起施行（详见附录二）。

第二章 常见剂型

美容药剂学中常见的剂型有散剂、液体制剂、醑剂和酊剂、软膏剂、糊剂、硬膏剂、火棉胶剂、涂膜剂、膜剂、凝胶剂等。

第一节 散 剂

一、散剂的概念与特点

散剂（powder）是指药物与适宜的辅料经粉碎、均匀混合制成的干燥粉末状制剂，可供内服或外用，供外用者又称粉剂或撒布剂。美容用粉剂有香粉、爽身粉、粉状香波（shampoo，意为洗发剂）、眼影粉、粉饼、胭脂等。

（一）散剂的作用特点

1. 散剂撒布于皮肤上能增大其蒸发面积，降低皮肤的温度，使小血管收缩，而呈现凉爽、消炎和干燥作用，尤其对多汗皮肤，特别是容易摩擦或皱褶部位效果更佳。此作用的大小随粉末的细度增大而增大。例如，爽身粉和痱子粉系人的体部护肤用品，浴后使用，具有吸汗、爽肤、杀菌、抑痱、除痱、芳肌、留香等性能。

2. 散剂具有吸收和吸附性，能吸收水分、油脂和分泌液，促进凝血，使细菌的活动受到一定的限制，从而加速患部干燥脱屑，使之痊愈。对无渗出液的皮肤使之少受或免受外在环境的干扰或刺激，因而又有保护与防止感染的作用。

3. 散剂主要选择收敛药和止汗祛臭药，并配以其他药物，而起一定的治疗作用。一般散剂多用于无渗出液或化脓性的急性、亚急性皮炎。

4. 散剂亦可用于美容。散剂的粉末能折射光线，能够保护皮肤免受光线的损伤，而起防晒作用；如果将粉末调为近于正常皮肤颜色，可起美容效果，如香粉（扑粉）系人的面部护肤品，具有抵御风沙扑打，减弱高温刺激及紫外线伤害，用于遮盖或弥补面部瑕疵，并具有芳肌、留香等作用。

在使用散剂时应注意：皮损表面有糜烂而渗出液又较多时不宜使用，因为散剂与渗出液易凝结成痂使细菌继发感染，散剂的颗粒对糜烂面又有刺激性。另外，皮肤过分干燥或有皲裂及毛发处不宜使用散剂。

（二）散剂的质量要求

1. 散剂应干燥、疏松、混合均匀、色泽一致。

2. 外用散剂应通过七号筛。

3. 用于深部组织创伤及溃疡面的外用散剂，应在清洁避菌环境下配制。

4. 均匀度检查：取适量散剂置光滑纸上，平铺约 $5cm^2$，将其表面压平，在亮处观察，应呈现均匀色泽，无花纹、色斑。

5. 水分检查：除另有规定外，不得超过 9.0%。

6. 美容用粉剂应有良好的滑爽性、黏附性、吸收性和遮盖力，并应符合轻工业部颁发的香粉类产品质量标准。

二、散剂的制备

散剂的制备流程如图 2-1 所示，包括粉碎、过筛、混合、分剂量、质量检查、包装与储存等过程。

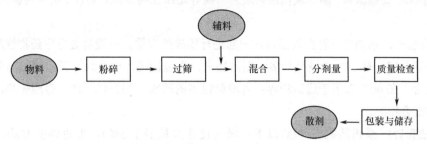

图 2-1 散剂的制备工艺流程图

（一）粉碎

粉碎系指借助机械力将大块固体物质碎成适用程度的操作过程。

1. 粉碎目的

（1）药物粉碎后，其表面积增大，有利于溶解和吸收，能提高药物的生物利用度。

（2）粉碎后的药物，有利于应用，可减小刺激性，如儿科用药和外用散剂。

（3）药物粉碎成粗细一致的粉末，便于混合均匀，有利于制成其他剂型和质量合格的制剂。

（4）中药材粉碎后，有利于有效成分的溶出。

（5）美容用粉剂只有制成极细粉末，涂敷于面部后才能黏附在皮肤上起美容作用。

2. 粉碎度 粉碎度是指固体物质粉碎的程度。常用粉碎前物质的平均直径（d）与粉碎后物质的平均直径（d_1）的比值（n）来表示，即

$$n = \frac{d}{d_1}$$

从上式可知，粉碎度与物质粉碎后粒子的直径成反比，即粒子越小，粉碎度越大。一般需根据制剂的实际情况、临床应用和药物性质确定粉碎度的大小。

3. 药物性质对粉碎的影响 固体物质是靠本身分子间内聚力而聚结。粉碎是借助外力适当地破坏物质分子间内聚力，而增大了物质的表面积。粉碎的难易与物质内聚力大小有关，物质内聚力又与其结构和性质有关。因此，应根据药物的结构性质进行处理，以利于粉碎。

（1）晶型药物：又分为极性晶型药物和非极性晶型药物。①极性晶型药物具有一定脆性，粉碎时沿着晶体结合面碎裂成小晶体，因此这类药物较易粉碎，如硼砂、生石膏等。②非极性晶型药物无脆性，当对其施加外力时，则易变形而阻碍粉碎，如冰片、樟脑等。通常需加入少量的挥发性液体，使其渗入晶体中，从而降低分子间内聚力，有利于粉碎。

（2）非晶型药物：该类药物分子呈不规则排列，并具有一定的弹性，粉碎产生变形、变软而影响粉碎，如树胶、树脂等。一般通过降低温度的方法，以提高非晶型药物的脆性，使粉碎易于进行。

（3）中药材：粉碎时应根据药材的种类而定。例如，花、叶、全草类较易粉碎；种子和木质多的则较难粉碎；角质结构的如羚羊角最难粉碎。一般来说，中药材须干燥，以降低韧性、提高脆性，再进行粉碎；含油脂多的可先脱脂后，再粉碎。

4. 粉碎方法与器械

（1）粉碎方法：粉碎方法有单独粉碎、混合粉碎、干法粉碎和湿法粉碎四种。一般应根据药

物的性质、使用要求和器械进行选择。

1）单独粉碎：系指一种药物独自粉碎的方法。氧化性药物和还原性药物必须单独粉碎，以免引起爆炸。例如，高锰酸钾、碘等氧化性物质忌与硫等还原性物质混合粉碎。贵重药物为减少损耗，须单独粉碎。

2）混合粉碎：系指将几种药物混合在一起进行粉碎的方法。一般将处方中药物性质及硬度相似的混合一起粉碎；药材中含糖分较多，则黏性大，吸湿性强，如熟地、天冬等需与处方中其他干燥药粉混合，在60℃以下干燥后粉碎；含油脂较多的药物，如杏仁、桃仁等应先捣成糊状，再与其他药物混合粉碎。

3）干法粉碎：系指药物在80℃以下干燥（使含水量低于5%），再粉碎的方法，如大部分中药材。某些有挥发性及遇热易起变化的药物，可用石灰干燥。

4）湿法粉碎：系指加入一定量的液体进行粉碎的方法。有加液研磨法和水飞法。此类方法粉碎度高，无粉尘飞扬，适用于毒剧药、贵重药、难溶于水的矿物药及易燃易爆性药物的粉碎。加液研磨法系指在药物中添加较易除去的适量液体（如水或乙醇）共同研磨的方法。所用液体应不与药物起反应，用量以湿润药物成糊状为宜。水飞法系将药物与水共同研磨，使细粉混悬于水中，将混悬剂倾出；余下的粗粒再加水反复操作，至全部药物研细；再将所有混悬剂合并，沉降，倾去上清液，湿粉干燥，即得细粉，用于矿物药粉碎。

（2）粉碎器械

1）研钵（又称乳钵）：常用瓷制和玻璃制乳钵。瓷制乳钵内壁较粗糙，吸附作用大，适宜于结晶性及脆性药物的粉碎。对于毒剧药和贵重药物的粉碎和混合宜选用玻璃制乳钵。使用乳钵时，所加药量以不超过乳钵容积的1/4为好，避免溅出损失或影响粉碎效能。

使用方法：研杵从乳钵中心按螺旋方式逐渐向外旋转，达到最外层后再逆向旋转至中心，如此反复至符合粉碎度要求为止。

2）球磨机：系由不锈钢或瓷制的圆柱筒，内装一定数量和大小的圆形钢球或瓷球构成（图2-2）。使用时电动机转动，筒内圆球在一定速度下滚动，药物则借圆球起落的撞击作用和圆球与筒壁及球与球之间的研磨作用而致粉碎。

球磨机密闭操作，粉尘少，常用于毒剧药、贵重药及吸湿性和刺激性强的药物的粉碎；易氧化药物或爆炸性药物，可在密闭条件下充惰性气体进行粉碎；如需无菌产品，将球磨机无菌处理后粉碎与混合药物。

3）万能粉碎机：系一种应用较广泛的粉碎机，适用于各类型干燥药物的粉碎，如结晶性药物、非组织性的块状脆性药物。万能粉碎机构造如图2-3所示。

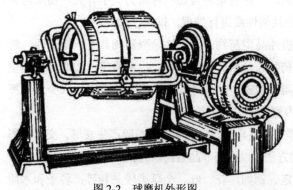

图 2-2 球磨机外形图

4）流能磨：系利用高速弹性流体（空气、蒸气或惰性气体），使药物的颗粒之间相互碰撞，而产生强烈的粉碎作用（图2-4）。流能磨主要适用于抗生素、酶、低熔点或对热敏感药物的粉碎。

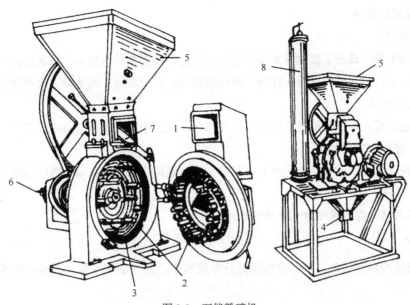

图 2-3　万能粉碎机

1. 入料口；2. 钢齿；3. 环状筛板；4. 出粉口；5. 加料斗；6. 水平轴；7. 抖动装置；8. 放气袋

（二）过筛

过筛系指将药物通过一种网孔工具使粗粉与细粉分离的操作，这种网孔工具称为筛。

1. 过筛目的

（1）将粉碎后的药物按细度大小进行分等，以利提高生产效率。

（2）过筛操作可使药粉混合均匀，但过筛后的粉末仍需加以搅拌，保证药粉的均匀。

2. 筛的分等　目前，药剂生产上常用的筛有药筛和工业筛两种。药筛又称标准筛，系指按《中国药典》规定，全国统一，用于药剂生产的筛。药筛以筛孔内径大小（μm）为根据，共规定了九种筛号，其中以一号筛的筛孔内径最大，依此减小，至九号筛的筛孔内径最小。工业筛系以每一英寸（1 英寸 =2.54 厘米）上的筛孔数目为标准，用"目"表示。例如，100 目筛，是指每一英寸的筛网上有 100 个孔。目数越大的筛，筛出的粉越细。药筛与工业筛的关系见表 2-1。

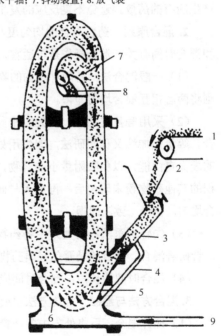

图 2-4　流能磨示意图

1. 输送带；2. 加料斗；3. 文杜里送料器；4. 支管；5. 粉碎室；6. 喷嘴；7. 分级器；8. 产品出口；9. 空气；箭头为空气运动方向

表 2-1　药筛与工业筛关系对应表

药筛	一号	二号	三号	四号	五号	六号	七号	八号	九号
工业筛	10 目	24 目	50 目	65 目	80 目	100 目	120 目	150 目	200 目

根据通过相应规格药筛的粉末百分量，又将粉末分为最粗粉、粗粉、中粉、细粉、最细粉、极细粉六等。

3. 过筛原则与器械

（1）过筛原则

1）粉末应干燥：疏松干燥的粉末较易过筛，反之，潮湿黏结的粉末不易通过筛网。

2）不断振动：过筛时使药粉在筛网上滑动或跳动，易于过筛。但运动速度要适当，过快或过慢都会影响过筛效率。

3）控制进料量：一次在筛网上堆积过厚的物料，因其相互挤压而不易通过筛网。过筛时加入适当的物料，能提高工作效率。

4）防止粉尘飞扬：过筛时要注意劳动保护，特别是筛选毒剧药和刺激性较强的药粉时，更应注意防止粉尘飞扬。

（2）过筛器械：有手摇筛和电动筛两类。

（三）混合

混合系指使两种或两种以上的药物均匀分布的操作。混合是制备复方散剂或其他剂型的重要工艺过程。

1. 混合目的 保证用药安全有效：混合能使药物处方中组成成分分布均匀，保证剂量准确，产生应有的药效，避免不良反应的发生。

2. 混合原则 药粉混合的均匀度与处方中各组分的比例量、相对密度、粉末细度、颗粒大小和混合时间有关。混合操作是否适宜，关系到混合效果，因此应遵循以下原则。

（1）一般混合法：若两种药物的物理状态和粉末粗细相近似，且用量相等，较容易混合均匀，则将两者相互混合均匀即得。

（2）采用等量递加法：若处方中药物组分相差悬殊时，不易混合均匀，须采用等量递加法混合。等量递加法又称配研法，即先用处方中量大的药物置乳钵中研磨后倾出，其目的是饱和乳钵的表面自由能，以免吸附量小的药物，影响其含量；再将量小的药物放入乳钵中研细，加入等容积的其他药物粉末研匀后，再加入与此等容积的剩余药物粉末研匀，如此倍量增加至全部药粉混合均匀，色泽一致，即得。

（3）先轻后重法：若处方中各药物组分的相对密度相差大时，一般将轻者先置乳钵中，再加重者研磨混合。其目的是避免轻质药物浮于上部或飞扬，而重质药物粉末沉于底部不易混匀。

（4）混合时间的长短：混合时间应以抽检均匀度合格即止。

3. 混合方法与器械 混合方法主要有搅拌、研磨、过筛三种。

（1）搅拌混合：系将处方中各药粉置适当容器中搅拌均匀即可。大量生产时常用混合机。

（2）研磨混合：系将处方中各药粉置乳钵中共同研磨的混合操作。此法仅适用于小量药物，尤其是结晶性药物的混合。

（3）过筛混合：系将处方中各药粉先初步混合在一起，再通过一次或几次药筛使之混匀，但由于较细较重的粉末先通过筛网，故在过筛后仍须加以适当的搅拌进行混合。

（四）分剂量

散剂混合均匀后，根据用药要求，采用适当方法分成等剂量。分剂量方法有如下几种。

1. 目测法 即称取总量散剂，以目测方式将其分成若干等份。此法简便，但有一定的误差，适于外用散剂分剂量。

2. 容量法 系用一定容量的器具进行分剂量的方法，常用的器具有药勺、散剂分量器等。

3. 重量法 系用天平逐包进行称量的方法。此法分得的剂量准确，适用于含毒剧药或细料药的散剂分剂量。

（五）质量检查

《中国药典》2020 年版四部通则 0115 收载了散剂的检查项目，主要有粒度、外观均匀度、干燥失重、水分、装量差异、装量、无菌、微生物限度。

（六）包装与储存

散剂的分散度大，较易吸湿与风化。散剂吸湿后可发生许多变化，如湿润、失去流动性、结块等物理变化；有的产生变色、分解或效价降低等化学变化；有的发生微生物污染等生物学变化。因此，散剂的包装材料与储藏条件也是保证其质量的重要措施。

1. 包装 常用的包装材料有纸类、塑料、玻璃等。

（1）纸类：有普通纸、玻璃纸和蜡纸等，可根据药物性质进行选用。

1）普通纸：因其透气透水，适用于包装对空气、水分较稳定的药物。外用散剂多用纸盒。

2）玻璃纸：透明、质软易折，不易透过油脂，但水蒸气及可溶于水的气体如二氧化碳、氨、硫化氢等则可透过，故适用于包装含挥发性成分及油脂类散剂；而不适用于包装易引湿、风化或易被气体分解的散剂。

3）蜡纸：蜡纸不透气、不透水，因而适用于包装易引湿、风化或受二氧化碳作用变质的散剂；但不适用于包装挥发性药物如冰片、樟脑、薄荷脑、麝香草酚等。因蜡纸可部分吸收这些挥发性药物，并在接触处与其形成低共熔物而产生黏结。

（2）塑料：可制成塑料袋和塑料盒，一般适用于包装性质较稳定的药物。

（3）玻璃：有玻璃瓶和玻璃管，由于玻璃密闭性好，性质稳定，不与药物起反应，故适用于包装芳香、挥发性散剂及吸湿性散剂。

2. 储存 散剂应密闭，储存在阴凉、避光、干燥处，以免药物吸湿而变质和结块，或受温度和光线影响而分解。

三、各种类型散剂的制备及举例

（一）一般性固体药物的散剂

一般性固体药物是指物理状态及粉末粗细相近似的药物，可按散剂的制备工艺进行配制，即能得到质量合格的散剂。

举例：

1. 洗头粉

【处方】 硼砂　　　　　　　　　　250g

　　　　碳酸氢钠　　　　　　　　750g

　　　　制成　　　　　　　　　　1000g

【制法】 取硼砂与碳酸氢钠，分别研细过筛，按等量递加法混合，分剂量包装，即得。

【作用与用途】 除屑去脂，清洁止痒。用于皮脂溢出症、脂溢性皮炎等。

【用法与用量】 每周用温水洗头部 1～2 次，每次用药量 20～40g。

【附注】 当有头皮破溃糜烂时应先湿敷。

2. 硼酸氧化锌粉

【处方】 硼酸   100g

         氧化锌   200g

         滑石粉   700g

         制成   1000g

【制法】 取硼酸与氧化锌分别研细过筛，然后按等量递加法将三者混匀，包装即得。

【作用与用途】 本品有收敛、吸湿、保护皮肤作用，用于治疗急性或亚急性皮炎、湿疹等。

【用法】 撒布患处。

（二）含液体药物的散剂

在复方散剂中，有时含有一些液体如挥发油、酊剂、流浸膏等，当含液体量较少时，可用处方中其他药物吸收后，研匀；如液体药物含量较大时，可另加适当的吸收剂如磷酸钙、淀粉等，使其吸收至不显潮湿为度；当液体药物成分（如酊剂、流浸膏剂）含量过大时，应与吸收剂稍加混合后，置水浴上蒸干（温度在 60～80℃），但不得将酊剂等单独蒸干，以免形成薄膜而难以混匀，所加的赋形剂可以增大表面积而提高溶剂的蒸发速度。

举例：

1. 复方十一烯酸锌散

【处方】 十一烯酸锌   20g

         十一烯酸   2g

         硼酸   10g

         桂皮油   0.2ml

         丁香油   0.2ml

         滑石粉   加至100g

【制法】 取十一烯酸、桂皮油、丁香油混合，用滑石粉逐步吸收后，混匀，再加研细的硼酸与十一烯酸锌混合均匀后，过筛即得。

【作用与用途】 抗真菌剂，适用于真菌性皮肤病及癣症。

【用法】 外用撒布。

2. 复方锌硼散

【处方】 氧化锌   140g

         硼酸   140g

         水杨酸   60g

         枯矾   30g

         樟脑   10g

         乙醇或乙醚   少量

         滑石粉   620g

         制成   1000g

【制法】 取樟脑用少量乙醇或乙醚溶解，加少量滑石粉研匀后，依次加入已研细的枯矾、水杨酸、硼酸、氧化锌粉末，混匀，再加剩余的滑石粉使成1000g，过筛，混匀，包装即得。

【作用与用途】 吸湿收敛、止痒，抑制真菌。用于手、足癣等。

【用法】 局部撒布。

（三）含共熔药物的散剂

1. 概念 共熔：当两种或两种以上的药物按一定比例量混合时，则产生湿润或液化的现象。这是由于各种药物本身具有一定的熔点，当某些药物以不同的比例混合时，所形成的混合物熔点均低于各自的熔点，此混合物最低的熔点称为低共熔点。若室温高于低共熔点，则共熔混合物呈湿润或液化状态。共熔混合物：能产生共熔现象的药物混合物。低共熔点：共熔混合物的最低熔点。

2. 机制 共熔现象的发生与药物的品种及所用比例量有关，产生共熔的药物混合研磨时，根据其重量百分组成（比例量）和当时的温度条件（室温），可能出现液化、湿润或仍然保持干燥等不同变化，如图 2-5 所示。

图中纵轴表示温度，横轴表示混合物的重量百分组成，图中 T_a、T_b 分别表示纯组分 A、B 的熔点。T_{ae} 是由于 B 的加入而引起 A 的熔点下降曲线，T_{be} 是由于 A 的加入而引起 B 的熔点下降曲线，E 是低共熔混合物的重量百分组成，T_e 是低共熔点。曲线 T_{ae}、T_{be} 以上是完全液化区，斜线部分是液相与固相同时存在区。当混合物的重量百分组成在 CD 之间，则出现液化现象，因为此区间混合物的熔点低于室温 T_k。例如，组成为 C_1 的混合物，当温度升

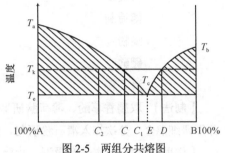

图 2-5 两组分共熔图
T_a. A 组分的熔点；T_b. B 组分的熔点；T_k. 室温；
T_e. 低共熔点；E. 低共熔混合物

至 T_e 时即出现液相，至低共熔混合物熔点（T_e）时即全部液化，故到 T_k 时自然都已完全成液态。若混合物的重量百分组成在 CD 之外，则仅有部分液化而混合物呈现湿润现象。例如，组成为 C_2 的混合物，当温度升至 T_e 时即出现液相，在室温 T_k 时仍在斜线区，混合物处于液相、固相同时存在的情况，即部分液化，表现出是湿润。若混合物组成距 CD 范围越远，出现的液相越少，湿润现象就越不明显或仍保持干燥状态。

易产生共熔现象的药物品种有酚类、醛类及酮类的药物，如樟脑与苯酚、薄荷脑、麝香草酚等。

3. 制备 含共熔药物的散剂是否采取共熔方法制备，一般根据药物共熔后对药理作用的影响及处方中其他成分的性质而定。

（1）若药物共熔后，药理作用较单独成分有所增强，则采用共熔的方法，使其混合。例如，氯霉素与尿素的共熔混合物比其单独成分吸收快，疗效高。

（2）药物共熔后，药理作用没有什么变化，但处方中固体成分较多，可将能共熔的药物先共熔，再用固体组分使其吸收，混合均匀即得。

（3）若处方中含有溶解共熔混合物的液体（如挥发油等）时，则采用共熔后，再用液体组分使其溶解，然后以喷雾的方法或其他的方法混合于固体成分中。

举例：

1. 脚气粉

【处方】	樟脑	2g
	薄荷脑	1g
	水杨酸	5g
	硼酸	10g
	氧化锌	10g

| 滑石粉 | 加至 100g |

【制法】 将樟脑与薄荷脑研磨共熔后，加少量滑石粉吸收研匀，再分次将已过筛的水杨酸、硼酸及氧化锌加入研合均匀，最后等量递加滑石粉至100g，混合均匀即得。

【作用与用途】 具有止痒、吸湿、收敛与抑制真菌的作用。

【用法】 外用撒布。

2. 痱子粉

【处方】	氧化锌	60g
	麝香草酚	6g
	薄荷油	6ml
	薄荷脑	6g
	淀粉	100g
	硼酸	5g
	滑石粉	加至 1000g

【制法】 取麝香草酚、薄荷脑研磨共熔液化后，加入薄荷油溶解；另取硼酸、氧化锌、淀粉分别研细混合，分次加入滑石粉研匀，最后按等量递加法与共熔物混匀，即得。

【作用与用途】 本品有吸湿、止痒及收敛作用，用于痱子、汗疹等。

【用法】 洗净患处，撒布用。

【附注】

（1）本品应防止潮湿，置干燥处保存。

（2）氧化锌、滑石粉要经过150℃ 2小时干热灭菌后使用。

（3）本品小儿不宜使用。

（四）中药散剂

中药散剂多为复方药物，其制备方法与上述各类型散剂的制法基本相同，只是在粉碎时应考虑药物的性质以确定粉碎方法。处方中药物的色泽不同时，原则是先加色泽深的药物或组分，再加色泽浅的药物或组分，按等量递加法混合至色泽均匀一致，即得。

举例：

九一散

| 【处方】 | 石膏 | 450g |
| | 红粉 | 50g |

【制法】 取红粉置乳钵中，加入等量的石膏研匀后，再按等量递加法直至加完全部石膏粉，混合均匀，过100目筛即得。

【作用与用途】 拔毒、排脓、生肌。用于疮疡破溃等症。

【用法】 取本品适量均匀地撒于患处。

【附注】 本品为疮口用散剂，应粉碎成极细粉，以减少对疮口刺激，并用适当方法进行灭菌，避免伤口感染。

（五）美容用粉剂和粉饼制备简介

美容用粉剂等可根据原料性质，按散剂的生产工艺，结合上述制法进行制备。

粉饼是将粉剂等加入羊毛脂、液状石蜡、胶体溶液等混合均匀后，经压制而成。胭脂即是由颜料、粉剂、胶合剂和香料等混合后经压制而成的一种粉饼。

第二节 液体制剂

一、液体制剂的概念与特点

液体制剂（liquid preparation）系指药物与溶剂制成液体形态的各种剂型，可供内服或外用。但皮肤病用药物多制成外用剂型，如洗剂、搽剂、涂剂等。液体型化妆品也较多。

液体制剂是临床常用剂型，因其给药途径广泛，既可以内服，又可以用于皮肤、黏膜；液体状态的药物分散度较大，因此吸收快，可迅速发挥药效。但液体制剂仍有稳定性差，易发霉需加稳定剂，需选择适宜的包装，不易携带和运输等问题。

液体制剂有两种分类方法：一种是按给药途径和应用方法分类；另一种是按分散系统分类。

1. 按给药途径和应用方法分类 一般分为内服液体制剂和外用液体制剂。外用液体制剂包括皮肤用液体制剂、五官用液体制剂、口腔用液体制剂和腔道用液体制剂。这种分类方法目的是结合临床医疗，明确用法与用途。此处只介绍皮肤用液体制剂。

（1）洗剂：系指供涂、敷于皮肤的外用液体制剂。应用时轻涂或用纱布吸收湿敷于皮肤上。洗剂有消毒、消炎、止痒、收敛、保护等局部作用。

（2）搽剂：系指供揉擦皮肤或涂于敷料后贴于患处的外用液体制剂。搽剂有镇痛、收敛、消炎、防腐、抗刺激及保护作用。搽剂内含油、皂及乙醇等能使皮肤润滑，清除皮脂、鳞屑，疏松表皮，有利于药物渗透吸收，但不能用于破溃的伤口或黏膜。

（3）涂剂：系指供涂于局部患处的外用液体制剂。涂剂内含药物多具有抑制真菌、腐蚀或软化角质等作用，常用于赘疣、灰指甲、癣症、脱色、除臭等。应用方法：用棉签或软毛刷蘸取少许药液，涂于患处。涂剂中所含药物刺激性较强，使用时应注意勿沾污正常皮肤或黏膜。

2. 按分散系统分类 将一种或几种物质的质点分散在另外一种物质的质点中所形成的体系称分散系统。被分散的物质称为分散相，容纳分散相的物质称为分散介质。一般根据分散相（药物）质点的大小与在分散介质（溶剂）中的不同形态分成四种。

（1）溶液剂：系指由分散相和分散介质组成的均匀的液态分散系统。其分散相质点为分子或离子，直径小于 1nm。

（2）胶体溶液剂：亦为均匀的液态分散系统。其分散相质点为高分子化合物或固体微粒，直径为 1 ~ 100nm。

（3）混悬溶液剂：系指固体分散相和液体分散介质组成的不均匀的分散系统。其分散相质点是不溶性的固体微粒，直径为 0.1 ~ 100μm。

（4）乳剂：系指液体分散相和液体分散介质组成的不均匀的分散系统。其分散相质点是不溶性的液滴，直径为 0.1 ~ 50μm。

因相同大小的质点具有类似的分散特性，这种分类方法便于说明制备方法及稳定性的一般规律。本节的分类方法是以按分散系统分类。

二、溶液剂

溶液剂一般为药物的澄明溶液。溶剂通常为水、乙醇、油或二甲基亚砜等。洗剂多以水为溶剂，也可加乙醇或甘油，用于增强冷却作用和药物的穿透性及药物滞留于皮肤的作用。搽剂多以乙醇、油和二甲基亚砜为溶剂。涂剂一般以乙醇、丙酮、丙二醇、二甲基亚砜等为溶剂。溶液型化妆品有润肤化妆水、收敛性美容水、防晒油等。

（一）溶液浓度表示法

1. 百分浓度　用 % 符号表示，系指 100ml 溶液中含有溶质若干克或毫升，如 0.9% 氯化钠溶液系指在 100ml 溶液中含氯化钠 0.9g。

2. 比例浓度　《中国药典》规定：①溶液后记示的"（1 → 10）"等符号，系指固体溶质 1.0g 或液体溶质 1.0ml 加溶剂使成 10ml 的溶液。未指明用何溶剂时，溶液均指水溶液。②两种或两种以上液体的混合物，品名间用半字线"－"隔开，其后括号内"："符号，系指各液体混合时的容量比例。③规格项下的"："符号，如 1ml：10mg，系指 1ml 中含有药品 10mg。

（二）增加药物溶解度的方法与影响溶解速度的因素

1. 增加药物溶解度的方法　溶解度系指在一定温度（25℃ ±2℃）时，溶质在溶剂中的最大溶解限度。一般用 1 份溶质（1g 或 1ml）溶于若干溶剂中表示。例如，碘在水中的溶解度为 1：2950，即 1g 的碘在 2950ml 水中溶解。

液体药剂中多以水为溶剂，各种药物在一定温度下都有一定的溶解度，而大多数药物的有效浓度在其本身的溶解度范围内，但也有一些药物的溶解度较小，其饱和溶液也达不到医疗有效浓度。例如，碘在水中的溶解度为 1 ： 2950，而临床治疗需 5% 复方碘溶液。又如，氯霉素在水中溶解度为 0.25%，而有效浓度为 12.5%。因此，需要增加这类药物的溶解度，药剂中通常采用增加药物在水中溶解度的方法如下所示。

（1）将酸性或碱性药物制成盐类：某些不溶或难溶的有机药物，分子中有酸性或碱性基团者，可分别用碱或酸将其制成盐类，以增大在水中的溶解度。其机制：有机碱和有机酸或者有酸性或碱性基团的有机药物，因其分子量较大而极性不大，在水中的溶解度较小或根本不溶；当制成盐类后，则成为离子型的极性化合物，所以增大了在极性溶剂——水中的溶解度。例如，磺胺类药物在水中的溶解度较小，但分子呈弱酸性，与氢氧化钠成盐后，溶解度可增大，如磺胺噻唑为 1 ： 1700，而磺胺噻唑钠为 1 ： 2.5。

另要注意，有些酸性或碱性有机药物，可与许多不同的碱或酸生成不同的盐类，而这些同一药物所形成的不同的盐类，其溶解度、稳定性、刺激性、毒性、疗效等均不相同，须根据实际情况进行选择。例如，奎宁可制成磷酸盐、二硫酸盐、盐酸盐及二盐酸盐，其中以二盐酸奎宁的溶解度最大；在奎尼丁的盐类中，硫酸盐的刺激性较大，葡萄糖酸盐则较小；在苯海拉明的各种盐中，其琥珀酸盐的毒性最小。

（2）选择适宜溶剂或用复合溶剂：在不影响药物疗效的前提下，根据药物性质选择适宜溶剂，即"相似者相溶"的原则，使其溶解成溶液。例如，樟脑不溶于水，而溶于乙醇和脂肪油，因此须将樟脑制成醑剂或搽剂。

水与乙醇、甘油和丙二醇等组成复合溶剂，可增大某些难溶于水的有机药物的溶解度。例如，用水 - 乙醇 - 甘油（20 ： 25 ： 55）组成的复合溶剂，可将氯霉素溶解度由 0.25% 增加到 12.5%。

选择溶剂时还应注意毒性、副作用、刺激性、吸收及疗效等问题。例如，5% 苯酚水溶液对机体组织有腐蚀性，只能用于衣物消毒，而 2% 苯酚甘油溶液可用于黏膜，治疗中耳炎。再如，碘以水为溶剂制成复方碘溶液，可内服用于调节甲状腺功能；以乙醇为溶剂制成碘酊则用于皮肤感染和消毒；以甘油为溶剂制成碘甘油则用于口腔黏膜及齿龈感染。

（3）添加增溶剂或助溶剂：通过添加增溶剂或助溶剂可增大药物溶解度。

增溶是指利用加入表面活性剂的方法来增加药物在水中溶解度的过程，这种起增溶作用的表面活性剂称为增溶剂。

增溶机制：在水溶液中，当表面活性剂的浓度超过其临界胶束浓度（critical micelle concentration，CMC）时，表面活性剂形成胶团。因亲水基团朝向胶团的外部、亲油基团朝向胶团的内部，故胶团外部为亲水区、胶团内部为疏水区。极性药物可吸附在增溶剂胶团的外部栅状层中而被增溶；非极性药物可完全进入胶团的中心区而被增溶；半极性药物则其非极性部分插入胶团的中心区，极性部分伸入胶团的栅状层中而被增溶。难溶性药物一般是被增溶剂胶团包藏或吸附，使其溶解量增大。

助溶系指药物由于配合剂的作用而增大其溶解度的过程。用于助溶的配合剂称为助溶剂。例如，茶碱在水中的溶解度为 1∶120，当用乙二胺作助溶剂制成氨茶碱则溶解度增大到 1∶5。

助溶机制：根据助溶剂与药物的性质不同而异，多数是助溶剂与难溶性药物形成了可溶性配合物或复盐。例如，复方碘溶液处方中的碘化钾即为助溶剂，与极微溶于水的碘形成可溶性复盐（$KI \cdot I_2$），而制成 5% 的碘溶液。又如，水杨酸对咖啡因的助溶，是因二者氢键配合形成了可溶性配合物。

常用的助溶剂有三类：①无机化合物如碘化钾、氧化钠等；②有机酸及其钠盐如苯甲酸钠、水杨酸钠、柠檬酸钠、对羟基苯甲酸钠等；③酰胺类化合物如烟酰胺、脲等。

2. 影响溶解速度的因素

（1）温度：一般情况是温度越高，药物溶解越快。但遇热不稳定的药物，溶解时不宜加热。

（2）搅拌：搅拌可以加速溶质饱和层的扩散，使溶解速度加快。在药物溶解时应不断搅拌。

（3）粒度：药物的粒度系指固体药物粒子的大小，通常用粒径表示。药物的粒度越小，颗粒越细，溶解也越快。一般来说，在溶解前需将药物粉碎，以加快溶解速度。

（三）溶液剂的制备

溶液剂的制备方法有溶解法、稀释法和化学反应法三种。根据药物性状和原料情况选择应用。

1. 溶解法 溶解法是制备溶液剂的主要方法，适于固体药物的制备。其操作步骤为称量、溶解、滤过、检查与包装等过程。制备时应注意以下几点。

（1）一般先用处方量 1/2 ～ 4/5 的溶剂，溶解药物。

（2）处方中如有附加剂或溶解度较小的药物，应将其先溶解，再加其他药物。

（3）处方中所用溶剂是非水溶剂如乙醇、油等，制备时所用器材均应干燥，以免制品中混入水而出现浑浊。

（4）当处方中有甘油等黏稠液体时，量取后，加少量水稀释，搅匀后再倾出。

（5）包装容器应灭菌。

2. 稀释法 当原料是浓溶液或易溶性药物的浓储备液时，需用稀释法制备。例如，苯扎溴铵原液浓度为 5%，而创面消毒所需浓度为 0.01%，黏膜消毒所需浓度为 0.01% ～ 0.05%，皮肤、器械消毒和真菌感染所需浓度为 0.1%，因此需稀释后使用。

制备方法：取一定量的浓溶液加规定溶剂，稀释至所需浓度，即可。采用稀释法制备时应注意以下几点。

（1）确定原料浓度和所需稀溶液的浓度，计算时注意浓度单位应统一。

（2）浓溶液如为腐蚀性或有挥发性的药物，操作要迅速，配制完成后立即密塞。

3.化学反应法 化学反应法适用于原料药物缺乏等情况。采用此法应考虑其他产物对药剂的影响。

制备方法：将药物分别溶解于适量的溶剂中，然后将其中一种药物溶液缓慢加到另一种药物溶液中，搅拌使反应完全，即可。

举例：

1.依沙吖啶溶液

【处方】 依沙吖啶 1g

硫代硫酸钠 0.1g

蒸馏水 加至 1000ml

【制法】 取依沙吖啶及硫代硫酸钠溶于 900ml 热蒸馏水中，滤过，自滤器上添加蒸馏水使成 1000ml，搅匀，即得。

【作用与用途】 消毒杀菌，用于外科创伤，皮肤黏膜感染等消毒，并可用于化脓性皮肤病的湿敷，也可用于漱口。

【附注】 如用于伤口患处，原料需灭菌处理。

2.克霉唑癣药水

【处方】 克霉唑 20g

二甲基亚砜 400ml

乙醇 加至 1000ml

【制法】 取克霉唑加入二甲基亚砜使其溶解，再加乙醇使成 1000ml，搅匀，即得。

【作用与用途】 用于表皮癣菌病，如手足癣、体股癣、花斑癣等。

【用法与用量】 涂抹患处，每日 2 次。

【附注】

（1）本方为复合溶剂。

（2）二甲基亚砜既利于克霉唑溶解，又有抑菌、消炎、消肿、止痒等作用，并对皮肤有渗透性。亦可用氮酮代替，常用浓度为 1%～3%。

3.樟脑搽剂

【处方】 樟脑 20g

花生油 80g

【制法】 取花生油置干燥容器中，在水浴上加热至 60℃后，加樟脑粉末密塞，振摇至樟脑溶解，即得。

【作用与用途】 局部刺激剂。适用于神经痛、肌肉痛或关节痛。

【用法】 外用，局部涂抹。

4.过氧化氢溶液

【处方】 30% 过氧化氢溶液 适量

蒸馏水 适量

制成 3% 的溶液

【制法】 取 30% 过氧化氢溶液加蒸馏水稀释成 3% 的溶液，即得。

【作用与用途】 用于清洗化脓性疮口。

【附注】 市售过氧化氢溶液浓度为30%（g/ml），而《中国药典》规定的常用浓度为2.5%～3.5%（g/ml）。根据用量进行计算。

5. 甲醛水杨酸涂剂

【处方】
甲醛溶液	50ml
水杨酸	15g
樟脑	15g
乙醇	500ml
蒸馏水	适量
制成	1000ml

【制法】 取水杨酸、樟脑加乙醇溶解，缓缓加甲醛溶液，混匀，滤过，加蒸馏水使成1000ml，搅匀，即得。

【作用与用途】 本品具有减少汗腺分泌、止痒、抑菌作用。适用于多汗症、汗疱疹、腋臭症等。

【用法】 外用，涂于患处。

【附注】

（1）微溶于水的水杨酸（1：460）和樟脑（1：800），均易溶于乙醇。当二者乙醇溶液与水性液体混合时，应在不断搅拌下缓缓加入，否则易析出较大粒子。

（2）本品易密闭，避光保存。

6. 甲癣涂剂

【处方】
水杨酸	50g
丙酮	50ml
冰醋酸	300ml
碘	45g
碘化钾	27g
蒸馏水	27ml
乙醇	适量
制成	1000ml

【制法】 取水杨酸溶于适量乙醇后，加丙酮、冰醋酸混匀；另取碘化钾溶于27ml蒸馏水中，加碘使之全部溶解后，加适量乙醇混匀，再与前液混合，最后加乙醇使成1000ml，搅匀，即得。

【作用与用途】 本品有溶解角质、抑制真菌作用。用于手、足甲癣。

【用法】 外用，刮薄病甲甲板后，涂于患处。

【附注】

（1）水杨酸与碘能结合成不溶物，故配制时不宜用碘酊直接溶解水杨酸。

（2）本品腐蚀性强，应用时只涂于病甲，注意不要涂在周围健康皮肤上。

（3）置非金属容器中，密封，于阴凉处保存。

7. 润肤化妆水

【处方】
甘油	10ml
聚乙二醇1500	2g
聚氧乙烯（15EO）油醇醚	2g

乙醇	20ml
香精、防腐剂	适量
色素	适量
精制水	加至 100ml

【制法】 将甘油、聚乙二醇 1500 溶于精制水中，将聚氧乙烯（15EO）油醇醚、香精、防腐剂、色素溶于乙醇中，再将水液缓慢加到醇液中，滤过即得。

【用途】 具有去垢和柔软作用。

【附注】 润肤化妆水含表面活性剂而具去垢作用；加入甘油、丙二醇、聚乙二醇 1500 为保湿剂，能吸收空气中水分使皮肤柔软。

8. 收敛性美容水

【处方】 硼酸	4g
苯酚磺酸锌	1g
甘油	10ml
乙醇	13.5ml
聚山梨酯 -20	3g
香精	0.5g
精制水	68ml

【制法】 将硼酸、苯酚磺酸锌溶于甘油；香精、乙醇、聚山梨酯 -20 混合后再加入精制水中，将甘油液与水液混匀，滤过即得。

【用途】 收缩毛孔，使皮肤显得细腻，并能减少油质，防止粉刺形成。

三、胶体溶液剂

（一）概述

胶体溶液剂系指具有胶体微粒的固体药物或高分子化合物分散在溶剂中的液体药剂。胶体溶液剂的溶剂通常为水，因此又将以固体微粒（多分子聚集体）形式分散的胶体溶液称为疏水胶体溶液，以高分子化合物（单分子）形式分散的胶体溶液称为亲水胶体溶液。此外，胶体溶液剂还分为以下几种。

1. 保护胶体 系指用以增加疏水胶体溶液稳定性所加的亲水胶体。因疏水胶体与水的亲和力小，不能形成水化层，故不稳定。当向疏水胶体溶液中加入一定量的亲水胶体溶液时，疏水胶粒表面吸附了亲水胶体，产生了亲水性，并形成了水化膜，阻碍了疏水胶粒的凝聚，从而使其稳定性增加。例如，氧化银是疏水胶体，加入亲水胶体明胶后，变成了有亲水性的胶体蛋白银，所加的明胶即称氧化银的保护胶体。

2. 凝胶 系指形成的不流动半固体状物。某些亲水胶体溶液如明胶水溶液等，在温热条件下为黏稠液体（溶胶），当温度降低时，呈链状分散的高分子化合物形成网状结构，水被包围在网状结构中，失去流动性。凝胶失去网状结构的水分，即变为干胶。

3. 触变胶 系指具有触变性的胶体。某些胶体溶液，在一定温度下静置时，逐渐变为凝胶，当搅拌或振摇时，又复变为溶胶，胶体溶液这种可逆的变化性质称为触变性。

胶体溶液剂在医学临床上有广泛的应用，其作用与用途有以下几方面。

1. 胶体溶液因有黏性，能覆盖在皮肤或黏膜表面，减少药物对皮损部位的刺激。

2. 掩盖药物的臭味。

3. 降低药物的扩散作用，滞缓药物的吸收，故有延效作用。

4. 可作混悬剂的稳定剂。

5. 临床用于腔道润滑剂、心电图导电胶，并常用于口腔、阴道黏膜疾病和疣状物的治疗。

6. 化妆品中有柔软化妆水，能给予皮肤适度的水分和油质，使皮肤柔软，保持光滑湿润。主要成分是保湿剂和胶体物质。

（二）胶体溶液的稳定性

胶体溶液久置因陈化现象而聚结、沉淀。其稳定性主要取决于胶粒的水化作用和胶粒的电荷。

1. 胶粒的电荷　胶粒带电荷的主要原因：①胶粒表面分子的解离，而使之带电。例如，蛋白质为两性亲水胶体，在酸性溶液中带正电荷，在碱性溶液中带负电荷。②胶粒吸附溶液中的电解质离子而带电。例如，$AgNO_3$ 溶液与 KI 溶液混合后生成 AgI 溶胶，若 $AgNO_3$ 过量，则 Ag^+ 被吸附，胶粒带正电；若 KI 过量而 I^- 被吸附，胶粒带负电。

根据胶粒带的电荷不同，又分为正胶体（带正电荷）和负胶体（带负电荷）。常用的正胶体有金属氢氧化物、碱性染料（甲紫、亚甲蓝）、汞溴红、酸性溶液中的蛋白质及血红素等。负胶体有金属及金属硫化物、酸性染料、碱性溶液中的蛋白质、硫、碳、白陶土、淀粉、西黄芪胶、碘、纤维素衍生物等。

胶粒电荷的作用：同一胶体粒子带有相同的电荷，因为同电荷相斥作用，防止胶粒合并与聚结，使胶体溶液稳定。

2. 胶粒的水化作用　亲水胶体分子中含亲水基团，水在胶粒周围形成水化层，起到阻碍胶粒合并与聚结的作用。水化层越厚，稳定性越高。与水的亲和力越强，所形成的水化层就越厚，如高分子化合物。

3. 影响胶体溶液稳定性的因素　凡是能破坏胶粒的水化层和电荷的因素，均能使胶体溶液不稳定。

（1）脱水剂如乙醇、丙酮等的大量加入，可使胶粒失去水化层而沉淀。

（2）加入大量电解质如盐类及其浓溶液，不仅能中和胶粒的电荷，也能脱去水化层，使胶粒凝聚与沉淀，这种现象称为盐析。

（3）两种带反电荷的胶体溶液混合时，因电荷中和而凝结、沉淀。

（4）其他因素有长期储存、光、热、空气、pH、射线等。

（三）胶体溶液剂的制备

胶体溶液剂的制备方法有溶解法、分散法、加热法三种。一般根据药物的状态和性质进行选择。

1. 溶解法　将胶体药物粉末撒在水面上，令其充分吸水膨胀，最后略加振摇或搅拌，即可均匀溶解。

2. 分散法　将胶体药物粉末置干燥容器内，加少量乙醇或甘油研磨分散，均匀湿润后，再加水搅拌，使之溶解即可。

3. 加热法　将片状或块状药物原料加工成细粒，加少量水放置，令其充分吸水膨胀，然后加足热水，并加热使之溶解，如明胶、琼脂等。

制备胶体溶液剂时须注意：不能将水直接加到胶体粉末中，也不能在药物撒入水后就立即搅拌。这样易使胶粒表面遇水膨胀而黏结成团，使水很难进入团块中心，很长时间不能溶解成均匀的溶液。因为制备高分子化合物的胶体溶液，要经过溶胀过程，即水分子钻到胶粒分子间的空隙中，与其亲水基团发生水化作用，而降低了胶体分子间的吸引力，使之不断溶胀，最后胶体分子完全分散在水中，形成均匀的胶体溶液。

举例：

1. 汞溴红溶液（红药水）

【处方】 汞溴红　　　　　　　　　　　　　2g

蒸馏水　　　　　　　　　　　　　适量

共制　　　　　　　　　　　　　　100ml

【制法】 取汞溴红缓缓撒入约80ml蒸馏水中，振摇或搅拌使之溶解后，再加蒸馏水至100ml即得。

【作用与用途】 外科消毒药。

【附注】 本品也可采用分散法，加5%甘油使其湿润，再加蒸馏水则较易溶解。

2. 甲酚皂溶液（来苏儿、煤酚皂溶液）

【处方】 甲酚　　　　　　　　　　　　　　500ml

植物油　　　　　　　　　　　　　173g

氢氧化钠　　　　　　　　　　　　27g

蒸馏水　　　　　　　　　　　　　适量

制成　　　　　　　　　　　　　　1000ml

【制法】 取氢氧化钠加蒸馏水100ml溶解后，放冷至室温，不断搅拌下加入植物油中使均匀乳化，放置30分钟后慢慢加热（水浴或蒸汽夹层），当皂体颜色加深呈透明状时搅拌，检查皂化完全后，趁热加甲酚搅拌至全溶，放冷，再加蒸馏水至1000ml即得。

【作用与用途】 消毒防腐药。用于手、器械和排泄物的消毒。

【用法与用量】 消毒手用1%～2%水溶液，消毒器械和处理排泄物用5%～10%水溶液。

【附注】 本品对皮肤、黏膜有刺激性。

3. 壬二酸胶浆

【处方】 壬二酸　　　　　　　　　　　　　15g

月桂氮草酮　　　　　　　　　　　20ml

甘油　　　　　　　　　　　　　　200ml

羧甲基纤维素钠　　　　　　　　　6g

羟苯乙酯醇液（10%）　　　　　　10ml

蒸馏水　　　　　　　　　　加至1000ml

【制法】 ①取壬二酸与约180ml甘油、月桂氮草酮及适量蒸馏水湿润，放置24小时。②另取羧甲基纤维素钠与剩余甘油迅速研匀，加适量蒸馏水研磨，充分膨胀，放置24小时。③次日分别将放置24小时的①、②研匀，混合，加羟苯乙酯醇液（10%），加蒸馏水使其成1000ml，搅匀，即得。

【作用与用途】 皮肤脱色剂。用于局部治疗黄褐斑，早期恶性雀斑、酒渣鼻、痤疮、黑变病等。

【用法与用量】 薄涂患处，每日2次。

【附注】

（1）本品在大量制备时可用胶体磨循环研磨数次，可得到细腻的制品。

（2）羧甲基纤维素钠应选用中等黏度规格，即300～600mPa·s。

四、混悬溶液剂

（一）概述

混悬溶液剂系指含不溶性固体药物粉末的液体药剂，简称"混悬剂"。常见的外用剂型有洗剂与搽剂。一般制成混悬剂的情况如下：①不溶性固体药物制成液体制剂；②两种溶液混合后发生化学反应产生沉淀；③改变溶剂性质而析出沉淀。

混悬溶液中的分散相由于颗粒较大，受重力作用易下沉，而影响使用，为保证混悬剂在一定时间内维持其分散体系均匀性，确保用药安全，易于使用，混悬剂必须符合以下几项质量要求：①混悬微粒应分散均匀，下沉缓慢。②微粒下沉后，不结块，经振摇仍能均匀分散。③外用混悬剂易涂展，不流失，干后能形成保护膜。④混悬剂标签应注明"用前摇匀"。毒剧药不应制成口服混悬剂。⑤黏稠度适宜，便于倾倒且不粘瓶壁。

混悬剂中药物为极细粉末，在医疗应用上具有一定的特点：能均匀覆盖于皮肤上，对创面起保护治疗作用；可延长药物的作用时间。混悬剂在临床皮肤病治疗上主要用于急性湿疹、皮炎类红斑、丘疹、小水疱性损害和某些瘙痒症、多汗症等，尤其适用于亚急性、泛发性和非擦烂性炎症等皮肤病。一般不用于破损的创面及毛发部位，以免不溶性粉末与组织渗出液混合，结成痂皮而引起继发性病变。

（二）混悬剂的沉降与稳定剂

1. 混悬剂的沉降　混悬剂放置一定时间后，其药物微粒下沉。沉降速度一般可按斯托克斯（Stokes）定律计算，即

$$V = \frac{2r^2(d_1 - d_2)g}{9\eta}$$

式中，V 为混悬微粒的沉降速度；r 为混悬微粒的半径；d_1 为混悬微粒的密度；d_2 为溶剂的密度；η 为溶剂的黏度；g 为重力加速度。

斯托克斯定律系表示混悬微粒在理想体系中沉降的速度，即在混悬微粒为均匀的球体，粒子间无电效应干扰，沉降时不发生湍流，也各不相扰且不受器壁影响等条件下的沉降速度。药剂中混悬剂大部分不具备上述条件，因此该定律仅做参考。

从斯托克斯定律看出：混悬微粒的沉降速度主要与混悬微粒的半径平方及混悬微粒与溶剂的密度差成正比，与溶剂的黏度成反比。所以，要延缓混悬剂的沉降，应采取减小混悬微粒的半径，或减少微粒与溶剂之间的密度差，或增大溶剂的黏度等方法。其中以减小微粒的半径为佳，不仅下沉慢，而且疗效好，应用时易在黏膜或皮肤上均匀地分散，利于吸收。药物颗粒越细，分散得越均匀，越利于分剂量，外观状态越好。

2. 混悬剂的稳定剂　在制备混悬剂时虽然采取了减小粒径等方法，但为增加混悬剂的稳定性，还可适当加入延缓微粒下沉的稳定剂。常用的稳定剂有助悬剂、润湿剂、絮凝剂和反絮凝剂。

（1）助悬剂：助悬剂的作用如下所示。①增加分散介质的黏度，使药物微粒沉降速度减慢。②被吸附在微粒表面形成保护膜，阻止混悬微粒的凝聚。③有的具有触变性，可使混悬微粒均匀分散。

助悬剂多为高分子化合物。①树胶类：有阿拉伯胶、西黄芪胶、桃胶等。②纤维素类：有甲基纤维素、羧甲基纤维素钠、羟乙基纤维素钠等。③黏液质及多糖类：有琼脂、海藻酸钠、白及胶、淀粉浆等。另外，低分子的甘油与糖浆也可作为助悬剂。

助悬剂的应用：一般由药物亲水性的强弱及助悬剂的性质而定。例如，疏水性强的药物应多

加助悬剂，而疏水性弱的药物应少加助悬剂，亲水性药物可不加或少加助悬剂。若助悬剂的作用强，使用时可用低浓度或减少用量。助悬剂的常用浓度如西黄芪胶为 0.4% ~ 1%，琼脂为 0.2% ~ 0.5%，羧甲基纤维素钠为 1% ~ 2%。

（2）润湿剂：润湿剂能降低药物微粒与溶剂之间的表面张力，增加疏水性药物的亲水性，利于疏水性药物的润湿与分散。

润湿剂的种类：多为表面活性剂。另外，甘油、乙醇等也有一定的润湿作用。离子型表面活性剂对混悬剂中的沉淀物状态（疏松或结块）有一定影响。

（3）絮凝剂和反絮凝剂：混悬剂中的微粒与胶粒相似，也由于混悬微粒表面游离基团的存在或吸附溶液中的离子而带电荷。微粒间的同电荷相斥，可阻止微粒的合并。

微粒吸附溶液中的一种离子形成吸附层，异性离子靠近其表面形成扩散层，吸附层与扩散层之间构成双电层。因两层带有相反的电荷，所以双电层之间存在着电位差，称为 ζ- 电位。ζ- 电位的高低可反映微粒带电的多少，亦可间接反映微粒间斥力的强弱，又影响混悬微粒的状态。

混悬剂中微粒的沉降物有两种状态，即疏松、结块。当混悬微粒间斥力过大，则微粒以单个粒子存在，虽然沉降速度慢，但下沉后，其沉积物致密而不易分散，导致结块。若微粒引力过大，微粒很快聚结成大粒子，产生沉降，也形成饼块不易分散。而微粒间斥力和引力保持一定平衡，或斥力稍稍大于引力，则形成疏松絮状物而沉降，被称为絮凝。此絮凝的混悬剂沉积体积大，不结块，一经振摇即可重新分散。

一般来说，在混悬剂中加适量的电解质，调节其 ζ- 电位的大小，可使微粒间斥力和引力发生变化。根据是否产生絮凝，将所加的电解质分为絮凝剂或反絮凝剂。当加入电解质使混悬微粒的 ζ- 电位降低，以致微粒产生絮凝，起这种作用的电解质称为絮凝剂。有些临床特殊要求的混悬剂，其混悬粒子应细腻无絮凝，以免影响诊断的准确性。当加入适量的电解质使混悬微粒的电位增加，加大微粒间斥力，防止絮凝，并能增加其流动性，使之便于倾倒，起这种作用的电解质称为反絮凝剂。同一电解质可因用量不同，可以是絮凝剂，也可以是反絮凝剂。

常用作絮凝剂与反絮凝剂的电解质有柠檬酸盐（酸式盐或正盐）、酒石酸盐（酸式盐或正盐）、磷酸盐及一些氯化物（如氯化铝）。

（三）混悬剂的制备

混悬剂的制备方法有两种：分散法和凝聚法。

1. 分散法 分散法主要适用于：不溶性药物或虽能溶解但其临床用浓度超过溶解度的药物制成混悬剂。由于药物的亲水性不同，分散法可分类如下。

（1）不加助悬剂的分散法：某些亲水性药物粉末，如氧化锌、炉甘石等，由于能被水润湿，故可采用加液研磨法制备。

在加液研磨时，药物能被水润湿，水能渗入药物颗粒的间隙中，饱和颗粒的表面自由能使药物易于粉碎，从而得到较细的微粒。加液研磨法可使微粒大小达 0.1 ~ 5μm。若用干法粉碎只能得到 5 ~ 50μm 的微粒。

加液研磨法操作时须注意：控制粉末与液体量的比例。液体量太少，混悬物过于黏稠而影响研磨；反之，液体量太多，混悬物则又过于稀薄，得不到较好的分散，不能制得均匀的混悬剂。一般情况是 1 份药物需加液体 0.4 ~ 0.6 份。还可根据药物的相对密度大小酌情加减，以加液后能与粉末研成糊状为宜。

加液研磨法中的液体可以是处方中易溶性药物的溶液，也可以是处方中的甘油或其他黏稠性液体。有些混悬剂的溶剂不是水，而是动、植物油或矿物油（鱼肝油、麻油、液状石蜡）等，因其本身具有一定黏度，也可采用加液研磨法。

（2）加助悬剂的分散法：某些疏水性药物，如樟脑、薄荷脑、硫等，不易被水湿润，只有加助悬剂才能制成稳定的混悬剂。另外，有些亲水性药物在大量制备时，为了控制其沉降速度，也常加入一定量的助悬剂。

加助悬剂的制备方法可有以下几种：①将固体药物与助悬剂混合后，加少量液体研磨均匀，再逐渐加入余量溶剂；②将助悬剂制成溶液，再递加到固体药物中研匀；③疏水性药物如樟脑、薄荷脑、硫等可用乙醇、甘油或润湿剂研磨，使其湿润后，再加处方中的其他药物使之制成混悬剂；④处方中有共熔物时，先共熔，再制成混悬剂。

2. 凝聚法 凝聚法主要适用于：由于溶剂性质改变而形成混悬剂和由两种药物溶液经化学反应生成不溶性药物而形成混悬剂。

（1）由于溶剂性质改变而形成混悬剂：某些醇性药剂如酊剂和醑剂等与水混合时，由于乙醇浓度改变，使原来醇溶性成分析出而形成混悬剂。配制时一般将醇性药剂以细流缓慢加入水中（或滴加），边加边搅拌。注意，不宜把水加到醇性药液中，以免析出的不溶性粒子较大，而影响混悬剂的质量。

微晶结晶法：系将药物制成（热）饱和溶液，在不断搅拌下加到另一种不同性质的冷溶剂中，使之快速结晶的方法。所得结晶的粒径 80% ～ 90% 在 10μm 以下，故名微晶结晶法。

（2）用化学反应法制备混悬剂：一般是将两种药物的稀溶液，在尽量低的温度下相互混合，使化学反应生成细微的沉淀混悬于水中。例如，白色洗剂中的氢氧化钾与升华硫作用生成含硫钾，含硫钾与硫酸锌反应生成硫化锌沉淀及胶体硫。

举例：

1. 炉甘石洗剂

【处方】 炉甘石 150g
氧化锌 50g
甘油 50ml
羧甲基纤维素钠 2.5g
蒸馏水 加至 1000ml

【制法】 取炉甘石、氧化锌、甘油共研成糊状，另取羧甲基纤维素钠加蒸馏水溶胀后，分次加入上述糊状液中，边加边搅拌，再加蒸馏水使成 1000ml，搅匀，即得。

【作用与用途】 保护皮肤，收敛、消炎。用于皮肤炎症，如丘疹、亚急性皮炎、湿疹和荨麻疹等。

【用法与用量】 用前摇匀，外搽，每日数次。

【附注】

（1）炉甘石系含 0.5% ～ 1% 氧化铁（本品带微红色）的碱式碳酸锌或氧化锌。作用与氧化锌相似，有收敛、中和皮肤酸性分泌物的作用。

（2）氧化锌有重质和轻质两种，以选用轻质为好，为使成品的颗粒微细，炉甘石与氧化锌应混合过筛。

（3）炉甘石与氧化锌为不溶于水的亲水性药物，能被水润湿。故先加甘油研成糊状，再与羧甲基纤维素钠水溶液混合，振摇时易悬浮。

（4）本品也可用海藻酸钠、软皂（0.5%）、皂土（3%）及吐温、琥珀磺酸二辛钠等作助悬剂。

2. 炉甘石硫黄洗剂

【处方】
炉甘石	100g
升华硫	50g
氧化锌	50g
樟脑	10g
苯酚	10g
甘油	50ml
平平加 -O	3.2g
蒸馏水	加至 1000ml

【制法】 取炉甘石、升华硫、氧化锌等细粉，混匀，加甘油、平平加 -O 与适量蒸馏水研成糊状。另取樟脑、苯酚共熔后缓缓加入上述糊状物中，边加边搅拌，加蒸馏水使成 1000ml，搅匀，即得。

【作用与用途】 消炎、止痒、收敛。用于急性无渗出性皮肤病。

【用法与用量】 用前摇匀，外用、局部涂抹，每日数次。

【附注】 平平加 -O 为非离子型表面活性剂，能使硫黄等疏水性药物湿润，均匀分散，易于摇匀，并能增强药物的渗透性。

3. 紫草油

【处方】
紫草油	100g
氧化锌	65g

【制法】 取氧化锌研细，过筛，分次加至紫草油中，研匀即得。

【作用与用途】 用于湿疹、皮炎、烫伤等症。

【用法与用量】 涂于患处，每日 1 ～ 2 次。

【附注】 紫草油系取植物油适量，置锅内加热至沸离火，将紫草 8g、当归 6g（二味中药装于布袋内）浸于油中，放置过夜，次日压榨布袋，再将油浸液用纱布滤过，共制 1000g。

五、乳　　剂

（一）概述

乳剂系指由两种互不混溶或微溶的液体所组成的液体药剂。外用乳剂有洗剂、搽剂。化妆品中有乳液、蜜类、洗面奶、洗发香波、护发素等。

乳剂中的两种互不相溶或微溶的液体，是性质相反的物质，即一种是水或水溶液，另一种是油或油类物质。这两种液体任何一种都可作分散相，另一种作分散介质。

乳剂根据其分散相的不同可分为两种类型。

1. 水包油型乳剂 常简写成油 / 水或 O/W 型乳剂，其中分散相是油，分散介质为水。此类型乳剂外观多为乳白色，加水稀释后不分层，并可用水溶性染料如亚甲蓝着色。

2. 油包水型乳剂 常简写成水 / 油或 W/O 型乳剂，其中分散相是水，分散介质为油。此类型乳剂外观多为淡黄色半透明蜡状，可用油稀释，但不能用水稀释，加水稀释后则分层，但能被油溶性染料如苏丹红着色。

为了使油、水组成的分散体系稳定，还必须加入降低油、水之间界面张力的物质，这种物质称为乳化剂，所采用的分散方法称为乳化。乳剂是由分散相（又称内相、不连续相）、分散介质（又称外相、连续相）及乳化剂三者组成，乳剂形成哪种类型，主要取决于乳化剂的种类和性质。

乳剂在皮肤病治疗和化妆品中应用非常广泛，主要特点如下。乳剂中因含有乳化剂可改善药物对皮肤、黏膜的渗透性，其分散相（液滴）分散较细，使药物能很快地被吸收而发挥药效。油类物质制成乳剂后，易于应用。两种类型的乳剂又各有不同，O/W 型乳剂由于易被水稀释，所以易清洗，不污染衣物，无油腻感，因有美容作用，易被人们接受。O/W 型乳剂适用于油性皮肤、有少量渗出的皮损、表皮不完整的皮损。本类型乳剂能使药物与组织液混合而发挥治疗作用。缺点是易干燥，霉变，故需加入保湿剂和防腐剂。W/O 型乳剂不能完全进入皮肤，但润滑性优于O/W 型乳剂，有油腻感，适用于干性皮肤、角化过度及鳞屑脱落较多的皮损，其缺点是不易洗除，易污染衣物，易酸败，故需加抗氧化剂。

乳剂在化妆品中用于润肤、洁面、洗发和护发、美发等。

（二）乳剂形成机制及影响乳化的因素

1. 乳剂形成的机制 乳剂的形成与稳定主要靠乳化剂，因此，乳剂的形成机制也就是乳化剂的作用机制。乳化剂是既有亲水性又有亲油性的两亲性物质。当乳化剂与油、水混合时，乳化剂分子定向排列在油 – 水界面上，其亲水基团朝向水层，亲油基团朝向油层，形成一层坚固的吸附薄膜，降低了油、水之间的界面张力。由于乳化剂的亲和性不同，可形成不同类型的乳剂。其规律是与乳化剂亲和力较大，即界面张力较小的一相构成外相。例如，亲水性的一价肥皂（钠皂、钾皂）能形成 O/W 型乳剂；而亲油性的二价肥皂（钙皂）则形成 W/O 型乳剂。

2. 影响乳化的因素 乳化包括分散过程和稳定过程。①分散过程是借助外力，把分散相以小液滴的形式均匀地分布于分散介质中。②稳定过程是乳化剂在被分散的液滴周围形成坚固的薄膜，阻止了分散相液滴的合并，使乳剂稳定。乳化过程的难易受很多因素的影响，主要有以下几方面。

（1）乳化剂的种类：乳化时如油、水两相的界面张力越小，则所需做的乳化功也就越小。乳化剂是降低油、水间界面张力的物质，其乳化作用的强弱亦能影响乳剂是否易于形成。选用乳化作用强的（能显著降低界面张力）乳化剂，制备乳剂时所需的外力小，乳剂也易形成。例如，以降低界面张力强的表面活性剂肥皂作乳化剂制备石灰搽剂时，只要把油、水两相放在瓶中稍加振摇（产生新生钙皂），即可制成分散均匀的乳剂。而用降低界面张力弱的阿拉伯胶作乳化剂制备鱼肝油乳时，就需做很大的功，费很大的力（或需乳匀机操作）才能制得均匀的乳剂。

（2）乳化剂的用量：一般来说，乳化剂用量越多，乳剂越易形成并且稳定。但用量过多，乳剂过于黏稠而不易倾倒。故乳化剂用量为乳剂的 0.5% ～ 10%，但需通过试制来确定。

（3）黏度与温度：乳剂的黏度越大越稳定，但乳化所需的功亦大。黏度与界面张力均随温度的升高而降低，因此，提高温度易于乳化。实践证明，最适宜的乳化温度为 70℃左右。

（4）乳化时间：乳化所需的时间，一般与下列情况有关。①乳化剂的乳化能力强弱；②制备乳剂量的多少；③制备乳剂的均匀度及分散度的要求；④乳化时所用的器械。

（5）其他：制备乳剂的方法。

（三）乳剂的稳定性

1. 影响乳剂稳定性的主要因素 乳剂属于不稳定体系，其分散相有趋于合并而改变均匀状态的性质。影响乳剂稳定性的主要因素如下。①乳化剂的种类，即在两相界面上形成吸附薄膜的坚韧程度。②分散相与分散介质的相对密度差距。③分散相的浓度及其液滴大小。④分散相黏度。⑤温度（过冷、过热）。⑥外加物质的影响，如电解质、反型乳化剂、pH 调节剂、脱水剂等。

⑦其他，如离心力与微生物污染等。

2. 乳剂的不稳定现象

（1）乳析（又称分层现象）：即乳剂在储存过程中，其分散相互相凝聚而与分散介质分离的现象。出现乳析的乳剂尚未完全破坏，经振摇还可恢复均匀的状态。主要原因是分散相与分散介质的相对密度差较大。

（2）破裂（又称分裂作用）：即分散相经乳析后又逐渐合并与分散介质分离成明显的两层，而破坏了原来油与水的乳化状态，并且经振摇也不能恢复原来的状态。主要原因：①温度过高、过低使乳化剂分解、凝聚，黏度下降，失去乳化作用；②加入了相反类型的乳化剂；③添加两相均能溶解的溶剂（如丙酮）；④添加电解质；⑤离心力的作用；⑥微生物的增殖，油的酸败等。

（3）转相：系指乳剂由一种类型（O/W 型）转变成另一种类型（W/O 型）的现象，主要原因如下。①乳化剂的亲水亲油平衡值（HLB）改变，如加入了相反类型的乳化剂或原混合乳化剂的比例发生变化。②分散相浓度（或为相体积比）不适当。实践证明，分散相的浓度为 50% 左右时，乳剂最稳定。25% 以下和 70% 以上稳定性均不好。

（4）败坏：系指受光线、高热、空气、微生物等影响，使乳剂中成分发生变性，而引起乳剂发霉、酸败等变质现象，如油的酸败，水的发霉，乳化剂及某些药物的水解、氧化等。根据实际情况可添加适当的抗氧化剂、防腐剂等以增加乳剂的稳定性，并采用适宜的包装及储存方法，以防止乳剂的败坏。

（四）乳化剂

1. 乳化剂的选用原则 乳化剂种类较多，在选用时应注意以下几点。

（1）乳化能力：选用乳化能力强的乳化剂，不仅能乳化多种药物，制成的乳剂分散度也较大。

（2）乳化剂的类型：即亲水性和亲油性，如制备 O/W 型乳剂，应该选用亲水性乳化剂。

（3）稳定性：乳化剂本身应稳定，并且对酸、碱及电解质药物稳定，对热稳定，不受微生物的分解。

（4）其他：乳化剂对人体无害，来源广、价廉。

为了使制得的乳剂稳定，可将两种或两种以上乳化剂混合使用（比单独使用一种效果好），要根据油脂所需的 HLB 进行配比，即进行混合乳化剂的 HLB 的计算。合并使用时应无物理和化学上的配伍禁忌。最好合并使用同一类型的乳化剂。

2. 乳化剂的种类 乳化剂根据来源不同，分为以下几种。

（1）天然乳化剂：多为高分子化合物，属于 O/W 型乳化剂。此类乳化剂的特点是乳化能力弱，但亲水性较强，在水中的黏度也较大。除阿拉伯胶、杏树胶等外，一般均作增稠剂，起辅助乳化剂作用。天然乳化剂易被微生物污染而变质，故应新鲜配制或添加适当的防腐剂。

天然乳化剂包括：①来源于植物的天然乳化剂，如阿拉伯胶、杏树胶、皂苷、西黄芪胶、白及胶、琼脂、海藻酸钠等。②来源于动物的天然乳化剂，如卵磷脂、明胶、酪蛋白等。

（2）合成乳化剂：合成乳化剂主要是表面活性剂，其乳化能力强，而且非离子型表面活性剂又较稳定，配伍广泛。常用的有阴离子型表面活性剂和非离子型表面活性剂。

（3）其他乳化剂：主要是纤维素衍生物，如甲基纤维素（MC）、羧甲基纤维素钠（CMC-Na）。二者均有不同黏度的制品，具有乳化、增稠、稳定作用。此类为亲水性物质，可制成 O/W 型乳剂。

（五）乳剂的制备

1. 研合法 研合法主要以阿拉伯胶为乳化剂，是少量制备乳剂的一种方法，又称胶乳剂制法，具体方法为：先制成初乳，然后再加水稀释至需要量，研匀即得。初乳的制法又分为干胶法和湿胶法，两种方法制备初乳时所用的油 - 胶 - 水的比例量均为 4：1：2（其中油为脂肪油；若乳化挥发油，则油 - 胶 - 水的比例量应为 2：1：2；若乳化液状石蜡，则油 - 胶 - 水的比例量应为 3：1：2）。

（1）干胶法：将油和胶粉全量置干燥乳钵中，研匀，然后加水，迅速沿同一方向旋转研磨，至稠厚的乳白色的初乳生成为止（此时可听见噼啪声）。本法所用的乳化剂必须是细粉。

（2）湿胶法：将 1 份胶与 2 份水置乳钵中，研匀，制成均匀的胶浆，然后将油缓慢加入，边加边研磨，至油全部加入后迅速沿同一方向旋转研磨，至初乳生成为止。湿胶法所用的乳化剂可以是细粉，也可以是胶粒。

2. 振摇法　振摇法是将油、水、乳化剂三者同置容器中，剧烈振摇或搅拌，至乳剂生成为止。本法适用于乳化剂的乳化能力强，而且油类较易乳化或对液滴的分散度要求不高的乳剂。

3. 机械法　机械法是采用高速搅拌机或乳匀机制备，适于大量生产乳剂。

4. 乳剂中药物的加入方法

（1）水溶性药物，加少量水溶解后，再加到已制好的初乳中。

（2）油溶性药物，将其溶于油中，乳化时需适当补充乳化剂的用量。

（3）油、水均不溶的药物，研成细粉，混悬在乳剂中。

（4）大量生产时，将药物分别溶于油和水中，然后将油水两相混合至乳化。

举例：

1. 石灰搽剂

【处方】　氢氧化钙溶液　　　　　　　　　50ml

　　　　　花生油　　　　　　　　　　　　50ml

【制法】　将氢氧化钙溶液与花生油混合，用力振摇，使成乳剂。

【作用与用途】　用于烫伤。

【附注】

（1）本品的乳化剂是氢氧化钙溶液中 Ca^{2+} 与油中游离脂肪酸反应生成的钙皂，因此石灰搽剂为 W/O 型乳剂。

（2）钙能促使毛细血管收缩，并能促进上皮细胞迅速生成。

（3）花生油也可用麻油或其他植物油代替，用前需采用干热灭菌法灭菌。

（4）本品的制法为新生皂法，系利用植物油中所含的游离脂肪酸，与碱如氢氧化钠、氢氧化钙、三乙醇胺等的水溶液，经振摇或搅拌，可发生皂化反应生成肥皂，即称新生皂（系乳化剂），所制得的乳剂又称新生皂乳。

2. 尿囊素乳

【处方】　尿囊素　　　　　　　　　　　10g

　　　　　甲基硅油　　　　　　　　　　20ml

　　　　　硬脂酸　　　　　　　　　　　20g

　　　　　液状石蜡　　　　　　　　　　30ml

　　　　　三乙醇胺　　　　　　　　　　10ml

　　　　　甘油　　　　　　　　　　　　50ml

| 羟苯乙酯 | 1g |
| 蒸馏水 | 加至 1000ml |

【制法】 取尿囊素、甘油、三乙醇胺、蒸馏水一起加热至 70℃（水相）；另取甲基硅油、硬脂酸、羟苯乙酯、液状石蜡加热使熔化，至约 70℃（油相）。将油相缓缓加入水相中，边加边搅拌，使其成乳剂。

【作用与用途】 本品具有滋润止痒功效，用于皮肤干燥皲裂、皮肤瘙痒和脱屑性皮肤病。

【用法与用量】 涂抹患处，3～4 次/日。

【附注】

（1）尿囊素溶于热水及碱性溶液，略溶于冷水及醇，故放在水相中加热溶解。

（2）本品即为新生皂乳。乳化剂是硬脂酸三乙醇胺皂，为亲水性乳化剂，故所制乳剂为 O/W 型乳剂。

3. 丙酸倍氯米松乳

【处方】 丙酸倍氯米松	0.5g
鲸蜡醇	20g
液状石蜡	60ml
十二烷基硫酸钠	5g
蒸馏水	加至 1000ml

【制法】 取鲸蜡醇、液状石蜡置水浴加热至 70～80℃（油相）；另取十二烷基硫酸钠溶于水中，并加热至 70～80℃（水相）。于两相温度相同时，将油相缓缓加入水相中，边加边搅拌，于 60℃左右加入丙酸倍氯米松，继续搅拌至冷凝，即得。

【作用与用途】 用于接触性皮炎，湿疹，银屑病等。

【用法与用量】 涂抹患处，2～3 次/日。

【附注】

（1）本品乳化剂为十二烷基硫酸钠，属于 O/W 型乳剂。

（2）本品可加入月桂氮草酮（1%～5%），以提高药物的透皮吸收作用。

4. 松节油搽剂

【处方】 松节油	65ml
樟脑	5g
软皂	7.5g
蒸馏水	加至 100ml

【制法】 先将软皂与樟脑共研至均匀，缓缓加入松节油，继续研磨均匀，分数次注入储有 25ml 蒸馏水的玻璃瓶中，随加随用力振摇，待乳化完全，添加适量水至 100ml，即得。

【作用与用途】 刺激皮肤，使局部充血、发红。用于扭伤，肌肉痛，关节痛，神经痛等症。

【用法】 局部涂抹。

【附注】

（1）处方中软皂系钾肥皂，为乳化剂，樟脑与松节油为皮肤发红药。

（2）本品也可将油、水相分别溶解，混合，振摇，使之乳化。

（3）松节油相对密度小（0.852～0.870），流动性大，故乳剂易分层。本方油相总量应为

63 ～ 70ml，是乳剂的又一不稳定因素。

5. 乳剂型洗面奶

【处方】
硬脂酸	1.5g
凡士林	6g
鲸蜡醇	1.5g
黄瓜提取液	1.6ml
芹菜籽油	0.3ml
三乙醇胺	0.5ml
液状石蜡	12ml
丙二醇	3ml
香精、防腐剂	适量
精制水	加至100ml

【制法】 将硬脂酸、凡士林、鲸蜡醇、液状石蜡、芹菜籽油混合（油相）加热至70℃；再将黄瓜提取液、三乙醇胺、丙二醇溶于精制水中（水相）加热至70℃；然后将油相加入水相中，不断搅拌至乳化，待冷到45℃时加入香精、防腐剂混匀即得。

【作用与用途】 本品能除去面部和头颈的污垢、油腻、粉底及皮屑，还可用于卸妆，除去胭脂、唇膏和眉笔迹等。同时，还有柔软、润滑皮肤的作用。本品稳定性强。

6. 乳剂型护发素

【处方】
烷基三甲基氯化铵	2g
鲸蜡醇	3g
丙二醇	5g
香精、色素	适量
精制水	加至100ml

【制法】 将鲸蜡醇、香精、色素、烷基三甲基氯化铵混合均匀后，加入丙二醇和精制水迅速沿同一方向研磨至乳液生成，即得。

【用途】 保护头发，并使其柔软、光滑，抗静电易于梳理。

【附注】

（1）一般认为，头发带负电荷，用香波（主要是阴离子型洗涤剂）洗发后，会使头发带有更多的负电荷，从而产生静电，致使梳理不便。护发素的主要成分是阳离子（季铵盐），在使用过程中，它中和头发表面的阴离子所带负电荷，并留下了一层均匀的单分子膜，不仅能保护头发，而且能使由于机械损伤、烫发、染发所带来的损伤得到一定程度的修复。

（2）护发素有两种：透明型和乳液型。目前流行是乳液型护发素。

第三节 醑剂与酊剂

一、醑　剂

（一）概述

醑剂（spiritus）系指挥发性药物的乙醇溶液。挥发性药物多为易挥发药物和挥发油等有机药物，这类药物在乙醇中较易溶解，因此，醑剂中所含药物浓度一般在5%～10%，亦有20%者。化妆品中有香水、古龙水和花露水等。

1. 质量要求

（1）醑剂应澄清，气味与原药物相同。

（2）醑剂中所含乙醇量一般在 60% ～ 90%。在制备醑剂时应使用处方规定的乙醇浓度，并且在制备过程中和制成成品后要防止乙醇挥发损失，要按《中国药典》规定检测乙醇含量。

（3）醑剂与水性溶液混合时或在制备时与水接触，均能发生浑浊，应注意避免。

（4）醑剂应储存于密闭容器中置冷暗处。因挥发油易发生氧化、酯化、聚合反应，而使制剂变成黄色或黄棕色，甚至出现黏性树脂沉淀，故不宜长期储存。

（5）化妆用品应符合中国轻工部颁发的香水和花露水产品质量标准。

2. 醑剂的应用

（1）醑剂具有止痒、止痛作用。多用于皮肤瘙痒、昆虫咬伤、挫伤及肌肉痛、关节痛、神经痛等症。

（2）醑剂可用于制剂矫味。

（3）香水是化妆的必需品，具有芳香浓郁持久的香气，喷洒于衣襟、手帕及发饰使散发悦人香气；古龙香水含橙花油、香柠檬油、薰衣草油等挥发油类物质，一般用于手帕、床巾、毛巾、浴室、理发室等，可使其散发令人清爽愉快的香气。

（4）花露水是祛除汗臭及公共场所中的一些秽气的夏令卫生用品；具有消毒杀菌作用，涂于蚊叮咬、虫咬之处有止痒消肿作用，涂抹在患痱子的皮肤上，既能止痒又有凉爽舒适之感。

（二）醑剂的制备

醑剂的制备方法有两种，即溶解法和蒸馏法。一般需根据药物原料选择制法。

1. 溶解法　溶解法系将挥发性药物直接溶于乙醇中，滤过，即得。

2. 蒸馏法　蒸馏法系将挥发性药物（包括含挥发性成分的药材）置蒸馏器中，加适量的水，然后通入水蒸气蒸馏，至馏液达到规定量（如为药材总重的 6 ～ 10 倍），滤过，即得。

水蒸气蒸馏法的原理：两种互不相溶的液体混合后，其混合液沸点较任一纯组分的沸点均低。因为多数挥发油的沸点较高（一般在 2000℃），在接近其沸点时容易变质。当用水蒸气蒸馏时，挥发油和水的混合液沸点低于 100℃，可避免挥发性药物受热破坏。

醑剂在制备时应注意：所用器皿要干燥，滤纸和滤器用乙醇湿润，以防止成品浑浊。

举例：

樟脑醑

【处方】 樟脑　　　　　　　　　100g

　　　　　乙醇　　　　加至 1000ml

【制法】 取樟脑加乙醇约 800ml 溶解后，滤过，再自滤器上添加乙醇使成 1000ml，即得。

【作用与用途】 外用皮肤刺激药。适用于肌肉痛，关节痛，神经痛及未破冻疮等。

【用法】 外用局部涂抹。

【附注】

（1）本品含醇量应为 80% ～ 87%。

（2）本品遇水析出结晶。

（三）香水类的组成

1. 香水 香水由各种动物、植物、合成香料的香精溶于乙醇所得澄明溶液，再加入适量定香剂（减慢香料的挥发）、色素等制成。香水含香精量通常在10%～25%。香水用乙醇须经过精制后使用。

2. 古龙水 古龙水是由乙醇、精制水、香精和微量色素组成。香精用量一般在3%～8%，通常为香柠檬油、柠檬油、橙叶油、薰衣草油等。香气不如香水。古龙水的乙醇含量在75%～90%。如香精用量为2%～5%，乙醇含量则为75%～80%；传统的香型是柑橘型，香精含量为1%～3%，乙醇含量为65%～75%。

3. 花露水 花露水以乙醇、香精、蒸馏水为主，辅以配合剂（柠檬酸钠）、抗氧化剂（0.02%二叔丁基对甲酚）、耐晒的水（醇）溶性染料。香精用量一般在2%～5%，乙醇含量为70%～75%，颜色以淡湖蓝、绿、黄为宜，给人以清凉的感觉。价格较香水低廉。

二、酊 剂

（一）概述

酊剂（tincture）系指药物用规定浓度的乙醇浸出或溶解而制成的澄清液体制剂，亦可用流浸膏稀释制备，多供内服或外用。

1. 质量要求

（1）酊剂的浓度：一般根据药物的性质而定。以药材为原料制备的酊剂，除另有规定外，含毒剧成分的酊剂浓度是每100ml酊剂相当于原药材10g；一般药材是每100ml酊剂相当于原药材20g。

（2）乙醇的浓度：酊剂中乙醇的含量对有效成分的溶解（浸出）、成品的性质稳定及治疗效果等都有一定影响。因此，应根据药物的性质用规定浓度乙醇溶解（浸出），并按正规方法操作，按要求储藏，以保证质量。

（3）酊剂应为澄清溶液。若久储产生沉淀时，在乙醇和有效浓度含量符合该品种项下规定的情况下，可将沉淀滤过除去。

（4）酊剂在储存过程中易发生一些变化，如溶剂浓度的改变、颜色和效价的变化、产生沉淀等。因此，酊剂应置遮光容器中密封，在阴凉处储藏。

2. 酊剂的应用 酊剂因含乙醇，外用时具有杀菌、消毒、止痒、溶解角质和促进药物吸收等作用。临床主要适用于以下几种情况。

（1）各种止痒、溶解角质或抑制皮脂分泌等药物制成酊剂后，可以治疗皮肤瘙痒症、神经性皮炎或脂溢性皮肤病。

（2）各种抗感染的药物制成酊剂后，可治疗细菌和真菌感染性皮肤病。

酊剂使用有如下注意事项。

（1）该类制剂刺激性较强，皮损表面糜烂有渗出液时及急性皮炎应禁用。

（2）皮损面积较大时，应选用低浓度的酊剂，并注意药物吸收后的毒性反应。

（3）皮肤皱褶部位或黏膜表面不宜使用。

（二）酊剂的制备

酊剂的制备方法有四种：溶解法、稀释法、浸渍法和渗滤法。根据药物原料的性状不同进行选择。

1. 溶解法 溶解法是将药物直接溶解于规定浓度的乙醇中而制成。本法主要适用于化学药物或中药有效成分纯品的制备。

2. 稀释法 稀释法系以流浸膏为原料，加入规定浓度的乙醇稀释至需要量，静置，分离上清液，残液滤过，上清液与滤液合并，即得。

稀释法所用乙醇浓度一般要求与制备流浸膏时所用的乙醇浓度相同或相似，以避免或减少因乙醇浓度的改变而出现沉淀，如产生沉淀，多为无效物质，因此，《中国药典》规定：稀释后放置一定时间，使其沉淀完全后，滤过即可。

3. 浸渍法 浸渍法系取适当粉碎的药材，置有盖容器内，加入规定量和规定浓度的乙醇密盖，在常温或温热（40～60℃）的条件下，应时时搅拌或振摇，浸渍规定时间后，倾取上清液，压榨药渣，收集压出液，与上清液合并，静置24小时滤过，即得。

浸渍法适用于黏性药材、无组织结构的药材、新鲜及易于膨胀的药材制备。

4. 渗滤法 渗滤法是将药材适当粉碎后，加规定的溶剂，密闭放置一定时间，使药材均匀湿润，再均匀地装入渗滤器中，然后自药粉上添加溶剂，使其渗过药粉在下部流出滤液（排气），关闭出口，浸渍24～48小时后，再以一定速度进行渗滤，收集滤液达酊剂所需要量的3/4时停止渗滤，压榨药渣，收集压出液，与滤液合并，添加适量溶剂至所需量，静置，滤过，即得。

由于渗滤法能较好地浸出药材中的有效成分，因此，适用于含毒剧成分的药材、贵重药材及不易引起渗滤障碍的药材制备。

举例：

1. 碘酊（碘酒）

【处方】

碘	20g
碘化钾	15g
乙醇	500ml
蒸馏水	适量
制成	1000ml

【制法】 取碘化钾加蒸馏水20ml溶解后，加入碘搅拌使完全溶解，再加乙醇稀释，最后加蒸馏水使成1000ml，搅匀，即得。

【作用与用途】 消毒防腐药，用于毛囊炎、头癣、皮肤感染和消毒。

【用法】 外用涂抹，1～3次/日。

【附注】

（1）本品为红棕色的澄清液体；有碘和乙醇的特臭。

（2）碘在水中的溶解度很小，加入碘化钾与碘形成可溶性配合物，该配合反应是可逆性的，当与皮肤接触后，可放出游离碘起杀菌作用。实验证明：碘化钾溶液的浓度越高，越有利于配合物的生成。故溶解碘化钾时应尽量少加水，即先配成饱和或近饱和溶液（碘化钾在水中的溶解度为1：0.7）。

（3）碘与碘化钾形成配合物后，还能有效地防止或延缓碘与水、乙醇发生化学反应，使碘在溶液中更稳定，而且不易挥发损失。碘的化学反应受光线的催化，故碘酊应置带玻璃塞的棕色瓶中，于冷暗处储藏。

（4）碘酊忌与升汞溶液同用，以免生成碘化汞钾，增加毒性，对碘有过敏反应的忌用本品。

2. 土槿皮酊

【处方】

土槿皮	200g
75%乙醇溶液	适量

共制 　　　　　　　　　　　　　　　1000ml

【制法】　取土槿皮粗粉，加 900ml 75% 乙醇溶液，浸渍 3～5 日，滤过，压榨药渣，滤液与压榨液合并，静置 24 小时，滤过，自滤器上添加 75% 乙醇溶液使成 1000ml，搅匀，即得。

【作用与用途】　具有杀菌，治疗癣症的作用。常用于配制复方土槿皮酊。

【用法与用量】　涂抹患处，一日 1～2 次。

第四节　软膏剂与糊剂

一、概　　述

（一）软膏剂与糊剂的含义及特点

软膏剂（ointment）系指药物与适宜基质制成具有适当稠度的膏状外用制剂。用乳剂型基质制成的软膏剂称为乳膏剂。

糊剂系一种含大量粉末成分的软膏剂，含粉末量在 25% 以上。糊剂所含的粉末有淀粉、氧化锌、白陶土、滑石粉、碳酸钙、碳酸镁等。

软膏剂与糊剂作用特点：软膏剂与糊剂是皮肤病治疗和皮肤美容最常用的剂型。软膏剂在皮肤病治疗中主要起局部作用，用于皮肤和黏膜，具有滋润皮肤，防止干燥、皲裂，防止细菌侵入等局部保护作用；又可对创伤或病变皮肤起防腐、杀菌、消炎、收敛及促进肉芽生长和伤口愈合等局部治疗作用。由于皮肤病灶深浅的不同，要求软膏剂中的药物透过皮肤发挥不同程度的作用，但不需要产生全身吸收作用。应用软膏剂须注意：某些含有化学药品、有毒气体或有毒液体的软膏剂使用后，有时能透皮吸收而产生局部或全身毒性反应。

糊剂因其含大量粉末而具有较大的稠度和吸收性，并且不影响皮肤的正常排泄，还可吸收分泌液而使皮肤干燥，利于皮损的愈合，适用于亚急性皮炎或湿疹等慢性皮肤病，对结痂成疮、有轻度渗出性病变均适用。

（二）软膏剂的质量要求

1. 供制备软膏剂用的固体药物，除能在某一组分中溶解或能共熔者外，应预先用适宜的方法制成 80～100 目的细粉。

2. 软膏剂应均匀、细腻，涂于皮肤上应无刺激，并具有适当的黏稠性，易涂于皮肤或黏膜上。

3. 软膏剂应无酸败、异臭、变色、变硬、油水分离等变质现象。

4. 软膏剂必要时可加入透皮吸收促进剂、表面活性剂、乳化剂、保湿剂、防腐剂或抗氧化剂等。

5. 软膏剂应用于大面积烧伤时，应预先进行灭菌。

6. 软膏剂所用的内包装材料，不应与药物或基质发生理化作用。

7. 除另有规定外，软膏剂应置遮光容器中，密闭储存。

8. 化妆品应符合中国轻工业部颁发的膏霜类产品质量标准。

二、软膏剂的制备

软膏剂是由药物与基质两部分组成。常用的基质有油脂性基质、乳剂型基质、水溶性基质。由于基质性质不同，因此软膏剂的制法也有不同。

（一）基质的处理

一般将油脂性基质加热熔化后，用细布或 120 目铜筛趁热滤过，然后加热至 150℃约 1 小时，使其灭菌并除去水分，即可。

（二）药物的加入方法

1. 不溶性固体药物应先研成细粉，过 100 目筛；再用少量基质研匀或用处方中液体成分如液状石蜡、植物油、甘油等研成糊状，然后与剩余基质研匀。

2. 可溶性药物，制成溶液型软膏，即溶于水的药物用少量水溶解后，以羊毛脂吸收，再与其余基质混合。油溶性药物与油或油性基质研匀。但遇水不稳定的药物如抗生素，不宜用水溶解，也不宜用水溶性基质或 O/W 型乳剂基质。

3. 乳膏剂，药物可根据其性质分别溶于水相或油相；两相均不溶或不稳定者最后混悬在基质中，搅拌使其分散均匀。

4. 挥发性药物或受热易被破坏的药物，需将基质冷却至 40℃以下后加入。含共熔成分时，应先共熔再与基质混合或溶于 40℃的熔融油脂性基质中。

5. 煎剂、流浸膏剂等先浓缩至糖浆状，浸膏剂加少量稀醇液使之软化或研成糊状，再与基质混合。

（三）制备方法

1. 研合法 药物先加等量基质，充分研匀后，再按等量递加法加入剩余基质，每次加入均应研匀。根据情况，操作可在乳钵中或软膏板上进行，大量调制可用机械研磨法。本法主要适用于半固体或液体基质及不耐热的药物制备软膏剂。

2. 熔合法 将基质置水浴上加热熔融，先加高熔点物质，再加低熔点物质，最后加入液体成分（以避免低熔点物质受高温破坏），不断搅拌至冷凝为止。本法适用于软膏中含有不同熔点基质，在常温下不能均匀混合者。

3. 乳化法 本法系乳膏剂的制备方法。将油溶性物质在一起加热熔融，温度控制在 70～80℃；另将水溶性物质溶于水，并加热至 70～80℃，于两相温度接近时（同温或水相略高 1～2℃，以防止油相中的组分过早析出或凝结），再将水相溶液逐渐加入油相中，边加边搅拌，待乳化完全后，搅拌至冷凝。

4. 中药软膏剂的制法

（1）将中药用植物油加热浸取一定时间，滤取药油后，再与基质混合。

（2）将中药粉碎成细粉，以递加法与基质混合。

（3）将中药制成浸出制剂后，以适宜方法，再与基质混合。

中药软膏剂由于处理过程易污染，因此应酌加一定量的防腐剂。

举例：

1. 氧化锌软膏

【处方】 氧化锌　　　　　　　　150g

　　　　 凡士林　　　　　　　　加至 1000g

【制法】 取氧化锌细粉，分次加入熔化的凡士林，充分研匀，直至冷凝，即得。

【作用与用途】 具有缓和、收敛、保护作用，常用于皮炎、湿疹等症。

【附注】

（1）配制本品时第一次加入熔化的凡士林量不宜太多，一般以研成糊状即可。

（2）用热熔法配制时，熔化的凡士林的温度不宜过高（约60℃），否则易引起氧化锌颗粒的聚结。

（3）氧化锌露置空气中能吸收水分，经研磨后会出现小块，不易分散均匀，应烘干后再用。

2. 新霉素硫黄乳膏

【处方】

硫酸新霉素	10g
硫黄细粉	30g
白凡士林	150g
硬脂酸	150g
单硬脂酸甘油酯	60g
聚山梨酯 -80	30g
甘油	75ml
山梨酸	2g
蒸馏水	493ml
制成	1000g

【制法】 将白凡士林、硬脂酸、单硬脂酸甘油酯置水浴上加热至70～80℃（油相）；另取聚山梨酯 -80 溶于蒸馏水中并加热至70～80℃（水相）。于两相同温度时，将油相缓缓加入水相中，搅拌至乳化完全；硫黄细粉、山梨酸用甘油研磨，于60℃以下加入上述基质中，并加入用少量蒸馏水溶解的硫酸新霉素，搅拌至冷凝，即得。

【作用与用途】 抗菌消炎药。用于寻常痤疮、酒渣鼻、脂溢性皮炎等皮肤病。

【用法与用量】 涂抹患处，2次/日。

【附注】

（1）本品为 W/O 型乳膏基质，聚山梨酯 -80 为乳化剂，因此应选用山梨酸作防腐剂，常用浓度为0.15%～0.2%。

（2）本制剂有效期以硫酸新霉素有效期为准。

（3）本制剂局部外用可有过敏反应者。

3. 冷霜

【处方】

液状石蜡	430g
白蜡	70g
鲸蜡醇	80g
白凡士林	180g
司盘 -80	30g
羊毛脂	20g
硼砂	7g
香精	适量
蒸馏水	220ml

【制法】 取白凡士林、鲸蜡醇、白蜡、液状石蜡、司盘 -80、羊毛脂置水浴上加热熔化，控制温度在70～80℃（油相）；另取硼砂、蒸馏水加热至70～80℃（水相），将水相缓缓加入油相中，

边加边搅拌，待温度降至 40℃左右，加入适量香精，搅至冷凝，即得。

【作用与用途】 具有润滑、保护皮肤作用。多用于皲裂、干燥性皮肤病。

【用法与用量】 涂抹患处，2 次 / 日。

【附注】

（1）硼砂在水中与白蜡中的游离脂肪酸发生皂化反应生成一价钠皂，起乳化剂作用。

（2）本制剂中有两类乳化剂，一类是鲸蜡醇和司盘 -80 作 W/O 型乳化剂，另一类则是钠皂，为 O/W 型乳化剂，但处方中水相与油相的比例约为 20 ∶ 80，故最后形成 W/O 型乳膏。

（3）冷霜是因将其敷在皮肤上水分蒸发而致冷故得其名。冷霜有 O/W 型和 W/O 型两种，以蜂蜡 - 硼砂为主体，用蜂蜡 - 硼砂制成的 W/O 型乳剂是典型的冷霜。

4. 紫草膏

【处方】

紫草	150g
当归	45g
防风	45g
地黄	45g
白芷	45g
乳香	45g
没药	45g
麻油	1800g
蜂蜡	适量

【制法】 先将当归、防风、地黄、白芷四味切片；紫草用清水湿润；乳香、没药粉碎成细粉，混合均匀，过 80 ～ 100 目筛。另取麻油 1800g 同当归等四味共入锅内，加热炸至白芷变黄色时，捞出残渣，将紫草加入，继续加热，用微火缓缓炸至油呈紫红色为度，捞出残渣，滤过。另取蜂蜡（每 30g 麻油加蜂蜡 6 ～ 12g，夏季多加，冬季少加）置油内加热熔化，搅拌均匀。待降至温热，最后加入乳香、没药的细粉，充分搅匀，即成软膏。

【作用与用途】 化腐生肌止痛。用于疮疡已烂，疼痛不止，久不收敛。

【用法与用量】 将膏摊在消毒纱布上，贴于患处，每隔一二日换药一次。

【附注】 忌辛辣食物。

5. 甲紫糊

【处方】

甲紫	10g
甘油	100g
氧化锌	167g
淀粉	167g
羊毛脂	200g
白凡士林	356g
制成	1000g

【制法】 取甲紫加入甘油浸泡数日使其溶解备用，另取羊毛脂、白凡士林置水浴加热熔化，搅拌待温度降至 60℃以下，再加入已过筛的氧化锌、淀粉，边加边搅拌，待成糊状再加甲紫甘油溶液，不断搅拌至细腻，冷凝，即得。

【作用与用途】 消炎、收敛、止痒保护作用。主要用于足癣的继发感染，湿疹，脓疱疮等。

【用法与用量】 涂抹患处，2 次 / 日。

【附注】

（1）甲紫应预先用甘油浸泡数日，充分溶胀，再水浴加热使之全部溶解。

（2）加入淀粉时温度不宜太高，以免淀粉糊化。

（3）甲紫甘油溶液宜在基质 50℃ 以下时加入。

6. 氧化锌糊

【处方】

氧化锌	250g
淀粉	250g
凡士林	500g
制成	1000g

【制法】 取氧化锌、淀粉混合过筛，搅匀，再分次加入已熔化的凡士林，研匀，即得。

【作用与用途】 防腐、收敛。用于湿疹性皮炎或作其他糊剂的基质。

【附注】

（1）为防止淀粉糊化，须将熔化的凡士林稍冷后加入。

（2）本品含粉量为 50%，不易搅拌，故需加熔化的凡士林，若冬季可加 10% ～ 20% 液状石蜡和 5% 的羊毛脂以减少凡士林用量，减低硬度。

7. 雪花膏

【处方】

鲸蜡醇	15g
甘油	6ml
橄榄油	5ml
硬脂酸	16g
单硬脂酸甘油酯	2g
羊毛脂	5g
三乙醇胺	0.5ml
防腐剂	0.1g
香精	0.4g
精制水	加至 100g

【制法】 将油相（鲸蜡醇、甘油、橄榄油、硬脂酸、单硬脂酸甘油酯、羊毛脂）和水相（三乙醇胺、精制水）分别混合，加热至 75℃，将水相缓缓加到油相中，搅拌至乳化，待冷至 40℃ 时加入香精、防腐剂混匀即得。

【用途】 本品具有保湿性，使皮肤柔软光滑，留香持久。

【附注】 本品膏体稳定，且对皮肤无刺激性。

三、软膏剂的应用

由于主药性质、浓度和基质种类的不同，而且皮肤病症、深浅、部位的不同，因此，软膏剂的应用范围亦不同。

（一）疏水性软膏

疏水性软膏即以油脂类物质为基质制成的软膏。此类软膏能在皮肤上形成油脂膜，具有使皮肤柔润、防止干裂、润滑、清除鳞痂、促进创面肉芽组织生长和上皮组织康复，以及保护皮肤免受外界物理、化学性刺激作用。另外疏水性软膏作用较持久，无刺激性。其缺点是释放药物的性能差，油腻性大，易污染衣物等。

此类软膏一般适用于浸润肥厚、苔藓样变、角化过度、皲裂和干燥性慢性皮损，但忌用于急性糜烂性渗出较多的皮损。不可长期连续应用，以防皮肤被浸润引起继发感染。皮损泛发者，主药浓度不宜过高，以防吸收中毒。

（二）乳膏剂

乳膏剂即以乳剂型基质制成的软膏。此类软膏中的药物较易透皮吸收，这和基质具有一定的表面活性有关，可使软膏与皮肤表面密切接触，不论药物是在油相还是在水相中，其透过皮肤角质层或进入毛囊及皮脂腺的概率都较高，吸收也会加快。并且乳膏剂能与创面上的渗出液或分泌液混合，其中 O/W 型软膏此作用要比 W/O 型软膏为好。

乳膏剂适用于主药需透入皮肤深部发挥作用，如痤疮、酒渣鼻等皮肤病症。

（三）亲水性软膏

亲水性软膏是以亲水性基质制成的软膏。此种类型的软膏具有润滑保护作用，尚能吸收创面的分泌物，加快发挥药物作用和产生冷却作用，但作用较表浅、短暂。

亲水性软膏适用于急性、亚急性皮损，如非渗液性斑、丘疹、小疱等皮损。应注意不宜大面积用于破溃创面，以防吸收中毒。渗出液较多者应先湿敷，待无渗液后方可应用。有显著增生肥厚的皮损，宜先用其他剂型或外加封包。

（四）美容化妆品

软膏类美容化妆品多为乳剂类型，用于保护皮肤使柔软光滑，抵御风寒、烈日、紫外线辐射，防止皮肤开裂，如雪花膏、冷霜、防晒霜、防裂油膏等；用于营养皮肤和毛发，使细胞组织活力增强，保持表皮角质层的含水量，减少皮肤细小皱纹及护发生肌，如润肤营养霜、护发素等；清洁皮肤污物的清洁霜等。另外，美容化妆品还有唇膏和睫毛膏。睫毛膏中最为流行的是膏霜型，以硬脂酸三乙醇胺和蜡为主要成分，加上颜料。唇膏以油、蜡、脂为基料，加上颜料和香料等。

糊剂类美容化妆品有粉霜，兼有雪花膏和香粉两者的使用效果，不仅有护肤作用，同时有较高遮盖力，能掩盖面部皮肤表面的某种缺陷。粉霜有两类：一种是以雪花膏为基体粉霜，含有部分甘油，适用于中性和油性皮肤；另一种是以润肤霜为基体的粉霜，含有较多油脂和其他护肤成分，适用于中性和干性皮肤。

第五节　硬　膏　剂

一、概　述

（一）硬膏剂的含义与特点

硬膏剂是将药物溶解或混合于黏性基质中，摊涂于裱褙材料上，供贴敷于皮肤上的外用制剂。中医学上称为膏药，是中医药学的重用组成部分。到目前为止，膏药仍然是一种有良好疗效的治疗措施，是医药学不容忽视的重要内容。

一般言之，硬膏剂质地较致密、稠厚而坚韧。将其贴敷于皮肤上，受体温作用，则软化而富黏着性，可紧密粘贴在皮肤和病变部位。硬膏剂粘贴在皮肤上，还起包封作用，使皮脂及汗液蒸发减少，而溶解皮脂，软化角质，并阻碍散热，增加了局部血液循环，有利于药物透过皮肤和到达深部，更好地发挥药物的治疗作用；另外，硬膏剂能使药物的作用持久。

（二）硬膏剂的应用

1.硬膏剂的应用范围 硬膏剂的应用范围比较广泛。在医学临床上有三个方面主要作用。

（1）辅助作用：硬膏剂可用在皮肤上，起固定敷料、保护创伤的作用。

（2）全身治疗作用：硬膏剂的全身治疗作用主要是通络止痛、祛风散寒，多用于治疗跌打损伤、风湿痹痛等。目前，硬膏剂亦用于治疗某些内科疾病，如慢性气管炎、高血压、冠心病及心绞痛等。

（3）局部治疗作用：硬膏剂贴敷于皮肤上，则可产生局部或深部的治疗作用，在中医药学上，则起消炎、消肿、拔毒、止痛、生肌、遮护疮口等作用，用于治疗疮、痈、疽、疔等症。

硬膏剂在皮肤病治疗学上，主要用于：①慢性局限性、浸润肥厚性、干燥肥厚、苔藓样变，如神经性皮炎、慢性湿疹、结节性痒疹、局限性银屑病、扁平苔藓等病症；②局限性、孤立性、角化性皮肤病，如鸡眼、疣、胼胝等。

2.硬膏剂应用注意事项

（1）禁用于湿润、糜烂、水疱、结痂和溃疡性病变。

（2）多毛部位不宜使用。

3.硬膏剂的用法 使用硬膏剂前一般先以洗涤剂或稀乙醇轻拭皮肤，然后采用如下方法。

（1）贴敷法：按病变范围和形状，剪取硬膏剂，微温软化，直接贴敷于病变部位。一般每2～3日更换一次。疥、疮需视炎症消减和排脓情况而定。

（2）热滴法：病变周围贴以橡胶膏，露出病变部位，取硬膏剂加热熔化，趁热滴于病变上，稍凉后，再加敷橡胶膏。

二、硬膏剂的分类

硬膏剂有多种类型，即按组成和用途的不同，类型亦异。

（一）按组成分类

1.黑膏药 系用药物、植物油、铅丹在高温作用下，生成高级脂肪酸铅盐的黏性团块，呈黑褐色，故名黑膏药。

2.橡胶硬膏 以橡胶混合物为基质制成的硬膏剂，如橡胶膏（胶布）。

3.树脂硬膏 以天然树脂、松香或其他黏性物质熔合而成的硬膏剂。

4.胶质膏药 以动物胶为基质制成的硬膏剂。

（二）按用途分类

1.表皮性硬膏剂 用于保护皮肤，免受损伤；牵拉伤口，黏合皮肤缺损；固定敷料，绷带等，如橡胶膏。

2.皮内性硬膏剂 含有药物的硬膏剂，用于病变部位有收敛、消炎、促进吸收或"拔毒"排脓，或软化角质等作用，如鸡眼膏。

3.透皮性硬膏剂 此硬膏剂中的药物经透皮吸收，对深层组织和全身起治疗作用，如祛风止痛膏。

三、硬膏剂的制备

（一）黑膏药的制备

黑膏药大多为中药膏药，系药物、植物油与铅丹经高温炼制而成的外用制剂。一般为黑褐色的坚韧固体，用前须烘热，软化后贴于皮肤上。

黑膏药生产工艺包括药料提取、炼油、下丹、去火毒、摊涂等。

1. 药料提取　药料可分为一般药料和细料药。一般药料是指不具挥发性的动植物药材，如根、茎、皮、叶、花类及动物骨、皮、爪、角等。细料药是指芳香挥发性药物、贵重药物等，如冰片、没药、麝香等。两种药料需分别处理，一般药料用于提取，细料药粉碎成细粉备用。

药料提取是将一般药料切碎，用植物油浸泡一定时间，加热，控制温度在200℃左右，炸至药料表面深褐色、内为焦黄为度，捞去药渣，即得药油。

提取药料所用的植物油以麻油为最好，麻油具清凉作用，制成的膏药色黑有光泽，性黏；炼制时泡沫少，便于操作。亦可用棉籽油、花生油、菜籽油、大豆油等。

2. 炼油　将药油继续加热熬炼（温度可达320～360℃），直到老嫩适宜为止，此操作过程称为炼油。主要目的是使油在高温条件下氧化、聚合、增稠，以适合制膏的要求。

判断炼油老嫩适宜程度的标准：一是看油烟，开始为浅青色，逐渐转黑而浓，进而变为白色浓烟；二是看油花，沸腾时，油花多在锅壁周边，当油花向锅中央集聚时，即可；三是看滴水成珠，蘸取药油少许滴于水中，待油滴散开又集聚时为度。

3. 下丹　下丹系指将铅丹加到炼好的药油中，经化学反应而产生高级脂肪酸铅盐的过程。铅丹还可促进油脂氧化、聚合、增稠成膏。

下丹的方法：趁热将铅丹粉末徐徐投入油中，不断向一个方向搅拌（以防丹粉沉聚锅底），使油和铅丹充分化合，成为具有光泽的黑褐色稠膏。

4. 去火毒　火毒即为对皮肤产生刺激性的物质，可引起皮肤红斑、瘙痒，重则发疱溃疡。去火毒的方法：将膏药徐徐倾入冷水中，不断搅拌使成带状，反复换水至冷，然后浸于冷水中24小时或数日，仍须换水至火毒去净。

5. 摊涂　摊涂是将已去火毒的膏药加热熔化，加入细料药粉，搅拌均匀，按规定量摊涂在裱褙材料上，使成一定大小和一定形状即可。

（二）橡胶硬膏的制备

橡胶硬膏是用橡胶、松香、油脂性物质及填充剂等混合而成的基质，或再与药物混合后，均匀涂布于裱褙材料上，制成的一种外用剂型。橡胶硬膏有两种：一种是含药的橡胶硬膏，如伤湿止痛膏；另一种是不含药的橡胶硬膏，如胶布。橡胶硬膏可直接贴于皮肤上应用，不需预热软化。

橡胶硬膏生产工艺包括提取药材、制备膏浆、涂膏成型等。

1. 提取药材　根据药材中有效成分的性质，选用不同浓度的乙醇，采用浸渍、回流、渗滤等方法，提取出有效成分，回收乙醇，然后再低温浓缩制成软浸膏。

2. 制备膏浆　将橡胶压成网状胶片，浸至汽油中18～24小时，成凝胶状，搅拌3～4小时，加入基质中的其他物质、软浸膏与其他细料药，继续搅拌4小时，使成均匀膏浆，用80～100目的筛滤过。

3. 涂膏成型　将膏浆均匀地涂在白布上，除去汽油，切成长条，衬上薄膜，包装即可。

举例：

伤湿止痛膏

【处方】

伤湿止痛用流浸膏	50g
水杨酸苄酯	15g
颠茄流浸膏	30g
芸香浸膏	12.5g
薄荷脑	10g
冰片	10g
樟脑	20g
基质	适量

【制法】 以上 7 味，加 3.7～4.0 倍基质，制成涂料。进行涂膏，切段。盖衬，切成小块，即得。

【功能与主治】 祛风湿，活血止痛。用于风湿、关节、肌肉痛，扭伤等。

【附注】

（1）伤湿止痛用流浸膏系取生草乌、生川乌、乳香、没药、生马钱子、丁香各 1 份，肉桂、荆芥、防风、老鹤草、香加皮、积雪草、骨碎补各 2 份，白芷、山奈、干姜各 3 份，粉碎成粗粉，用 90% 乙醇溶液制成相对密度约为 1.05 的流浸膏。

（2）基质处方：生橡胶、松香各 16kg，羊毛脂 4kg，凡士林 1.5kg，液状石蜡 1kg，氧化锌 20kg，汽油 45kg。

第六节 火棉胶剂与涂膜剂

一、火棉胶剂

（一）概述

火棉胶剂系指含药或不含药的黏稠性火棉醇醚溶液，涂于皮肤表面可形成一层薄膜，起保护和治疗作用。

1. 火棉胶剂的应用 火棉胶剂不仅有保护和治疗作用，而且还具有一定黏着力，使所含药物与患处紧密接触，有延长药效的作用。

火棉胶剂在临床应用时，常配以杀菌、消除浸润和溶解角质的药物，用于寄生性、慢性浸润性和角质增生性等局限性皮肤病，如鸡眼、癣、冻疮，还可用作皮肤小疮口的保护膜。

火棉胶剂用于美容化妆品有修饰美化指甲的指甲油。

2. 火棉胶剂使用注意事项

（1）皮肤表面湿润者不能使用。

（2）患处周围的健康皮肤如被刺激有痛感，可暂时停止涂布。

（3）使用后，包装的瓶塞要封紧，防止干燥成块。

（4）火棉胶剂是特级危险品，极易燃烧，使用时应远离火源。

（二）火棉胶剂的制备

火棉胶剂的制备过程：将棉花（即纤维素）制成火棉后，将其溶于醇醚溶液中，使成火棉胶；然后再制成弹性火棉胶；需要时可加入药物。

火棉的制法：在浓硫酸的作用下，硝酸与脱脂棉（即纤维素）反应生成四硝酸纤维素即火棉。

举例：

1. 火棉胶

【处方】 火棉　　　　　　　　40g

　　　　乙醚　　　　　　　　750ml

　　　　乙醇　　　　　　　　250ml

【制法】 取火棉置干燥瓶内，加乙醇振摇后，加乙醚振摇，使火棉溶解，密塞，置凉处静置，俟溶液沉淀后，将上层的澄清溶液迅速移至干燥瓶内，密塞即得。

【作用与用途】 用于保护皮肤伤口。供配制其他火棉胶剂用。

【附注】

（1）新制的火棉胶溶液有时浑浊，因其中含有不溶性的硝基纤维素或未被硝化的棉花。这些物质在放置时可下沉于底部。

（2）火棉胶遇水易析出火棉，配制时用具均应干燥。

（3）火棉胶剂易燃、易挥发，必须避火，储于密闭容器内。

2. 弹性火棉胶

【处方】 蓖麻油　　　　　　　30g

　　　　透明松香（碎块）　　20g

　　　　火棉胶　　　　　　　950g

　　　　制成　　　　　　　　1000g

【制法】 取蓖麻油、透明松香与火棉胶，置干燥的具塞玻璃瓶内，密塞，振摇至透明松香完全溶解，即得。

【作用与用途】 与火棉胶同。本品涂在皮肤上可形成薄膜，因含蓖麻油及透明松香，具有弹性，不易破裂，尤适用于关节活动处。

3. 复方水杨酸火棉胶

【处方】 水杨酸　　　　　　　20g

　　　　碘　　　　　　　　　1g

　　　　乙醚　　　　　　　　25ml

　　　　弹性火棉胶　　　加至100ml

【制法】 取水杨酸、碘置有刻度的干燥瓶内，加入乙醚湿润，再加弹性火棉胶至全量，密塞振摇，俟溶解即得。

【作用与用途】 溶解角质。用于鸡眼、疣、胼胝。

【附注】

（1）乙醚可增加水杨酸的溶解度，但易挥发，应置密闭容器内与水杨酸、碘、弹性火棉胶充分振摇。乙醚亦可用丙酮或乙醚和乙醇混合液（3∶1）代替。

（2）本品含水杨酸、碘，敷于患处，缓缓释放药物，达到腐蚀鸡眼的作用。

4. 指甲油的组成 指甲油的配方组成：成膜剂、树脂、增塑剂、溶剂和色素等。成膜剂主要是纤维状的硝化纤维，现在有用聚乙烯 - 丁醛缩合的树脂代替，可避免燃烧的危险。

二、涂 膜 剂

（一）概述

1. 涂膜剂的含义与特点 涂膜剂系指药物溶解在含成膜材料（高分子化合物）的有机溶剂中所制成的外用液体制剂。

涂膜剂是在硬膏剂和火棉胶剂基础上发展起来的一种外用剂型，不仅用于治疗皮肤病，也用于医学美容和制备化妆品。特点：①制备工艺简单，不需特殊的机械设备；②成膜性能较火棉胶剂好；③不用裱褙材料，使用方便。

2. 涂膜剂的质量要求

（1）涂膜剂必须是细腻、均匀的胶体溶液。

（2）涂膜剂涂布于皮肤后干燥形成的薄膜应具有一定的撕拉强度；故应选用适宜的成膜材料。

（二）涂膜剂的应用

1. 涂膜剂的作用特点 涂膜剂涂抹后，溶剂挥发或蒸发，成膜材料和药物形成一层薄膜，附着在皮肤表面，使药物能较长时间与皮肤（病变）紧密接触，有助于药物透入皮肤，更好地发挥和延长其治疗作用。另外，涂膜剂在皮肤表面所形成的薄膜尚能减少摩擦、防止感染而起保护作用。

2. 涂膜剂的应用范围

（1）慢性局限性的炎症，如慢性湿疹、神经性皮炎、银屑病、结节性痒疹等。

（2）局限性角化、增生性疾病，如鸡眼、胼胝、跖疣、寻常疣、扁平疣等。

（3）角化过度型足癣、甲癣。

（4）美容化妆品，如护肤面膜（胶状）。面膜主要有四种作用：其一是清洁，湿润的膏体可黏附毛孔及皮肤表面的尘埃、油脂，膜干燥后被撕去，可达到清洁面部的效果；其二是减轻皱纹，膜干燥收缩时会产生张力，将部分皱纹拉平；其三是营养，面膜膏体内往往加入水解蛋白等营养物质，等其粘贴在皮肤上时，营养物质被表皮细胞慢慢吸收；其四能漂白皮肤和治疗粉刺等。此外，面膜制品还有乳剂状、液体状和粉状。

涂膜剂的用法是用软毛刷涂抹，一般为每天一次。但注意有毛部位不宜使用。

（三）涂膜剂的制备

涂膜剂由药物、成膜材料、溶剂、附加剂等组成。

1. 药物 涂膜剂中的药物大多具有抑制真菌、腐蚀或软化角质等作用。

2. 成膜材料 常用的成膜材料有聚乙烯醇、聚乙烯吡咯烷酮、聚乙烯醇缩甲醛、聚乙烯醇缩乙醛、玉米朊、火棉胶及弹性火棉胶、羧甲基纤维素钠等。

3. 溶剂 有蒸馏水、乙醇、乙醚、丙酮、二甲基亚砜等。

4. 附加剂 有增塑剂如甘油、丙二醇、邻苯二甲酸二丁酯、山梨酸、蓖麻油等，防腐剂，香料和调色剂等。

涂膜剂的一般制法：将可溶性药物用溶剂直接溶解；不溶性药物用少量溶剂研成糊状；再将成膜材料制成胶浆后与上述药液及附加剂等混合均匀，即可。

涂膜剂含有机溶剂，故配制时必须避热、避火，以免有机溶剂挥发或燃烧。制成品应分装在小瓶内，密封，在干燥阴凉处储藏。

举例:

1. 复方氢化可的松涂膜剂

【处方】
玉米朊	6g
邻苯二甲酸二丁酯	1g
氢化可的松	0.1g
甘油	10ml
樟脑	1g
乙醇	加至 100ml

【制法】 取玉米朊、邻苯二甲酸二丁酯、氢化可的松、樟脑,加适量乙醇溶解,加甘油,最后加乙醇至全量,搅匀即成。

【作用与用途】 治疗神经性皮炎等。

【用法】 外用涂布。

2. 营养面膜

【处方】
花粉提取物	0.5g
海藻酸钠	2g
聚乙烯醇	8g
75% 乙醇溶液	12ml
甘油	3ml
羟乙基纤维素	1g
防腐剂	0.01g
丁香香精	0.3g
精制水	加至 100ml

【制法】 将聚乙烯醇用 75% 乙醇溶液浸湿,加到由海藻酸钠、防腐剂、适量精制水制成的溶液中,保温加热至聚乙烯醇全部溶解,静置过夜。次日加入其他组分,充分搅匀即可。

【用途】 本品中的花粉含大量的蛋白质、氨基酸,可增强血管的韧性,并能延缓衰老和防皱,用于营养保护皮肤。

第七节 膜 剂

一、概 述

(一)膜剂的含义与特点

膜剂(film)又称薄膜剂,系指药物与适宜的成膜材料经加工制成的膜状制剂。一般膜剂的厚度不超 1mm,有透明和不透明着色两种,其面积视临床用途而异。

近年来,国内外对膜剂的研究和应用进展较快,各种各样的膜剂广泛应用于临床,并且收到了很好的效果。

膜剂的特点如下。

1. 工艺简单 膜剂的生产工艺简单、易于操作。小量制备可用玻璃板或其他模具,大量生产时可用涂膜机,而且可实现生产自动化和无菌制备。

2. 有利劳动保护 膜剂生产过程中，无粉尘飞扬，尤其适于毒性和刺激性药物的生产。

3. 作用多样 根据药物的临床应用，选择不同的成膜材料，制成速效或缓释膜剂。

4. 利于药物配伍 当药物间有配伍变化和对分析有干扰时，可制成多层复方膜剂。

5. 便于携带 膜剂体积小，重量较轻，因此利于携带、运输和储存。

膜剂仅适用于小剂量的药物制备。

（二）膜剂的分类

1. 按剂型特点分类

（1）单层膜剂：即药物与成膜材料加工后，制成的一层膜剂。

（2）夹心型膜剂：即在两层不溶性的高分子膜中间，夹有含药物的膜。此类膜剂又称"恒释膜"，其机制：药物须先渗出夹膜后，再到体液中，药物释放的速率不因膜中药物浓度的降低而减慢，始终保持恒定。

（3）多层复方膜剂：系由多层药膜叠合而成。

2. 按给药途径分类

（1）口服膜剂：即供口服、口含、舌下给药的膜剂，可替代口服片剂等剂型，能节约大量辅料。

（2）口腔用膜剂：即用于口腔黏膜和牙龈的膜剂。

（3）眼用膜剂：用于眼结膜内，以较少的药物使局部达到高浓度，维持较长时间的治疗作用。

（4）阴道用膜剂：即用于阴道黏膜的治疗和外用避孕的膜剂。

（5）皮肤、黏膜外用膜剂：外用于皮肤及黏膜创伤、烧伤或炎症的治疗，可覆盖其表面，既避免了外界的污染，又可节省纱布等敷料。

（6）植入膜：即埋入体内，缓慢释放药物，使其作用延长。

二、膜剂的制备

目前，膜剂的制备方法主要采用涂膜法。涂膜法的生产工艺包括溶浆、分散、涂膜、干燥、包装等过程。

1. 溶浆 将高分子成膜材料加入适当的溶剂中，浸泡一定时间后，加热使其溶解成均匀的溶液。

2. 分散 将药物和附加剂（着色剂、避光剂、增塑剂、表面活性剂）分散（溶解或混悬）在上述溶浆中，使之均匀即可。在此操作过程中，要轻轻搅拌，以免产生大量气泡。若气泡较多时，须保温放置一定时间，待气泡消失。

3. 涂膜 先在模具（玻璃板等）上涂抹少量的脱膜剂（液状石蜡或聚山梨酯-80），然后将混合均匀的药液涂布成薄厚均匀一致的涂层。

为利于揭膜需在模具上涂脱膜剂，或采用其他方法：在玻璃板上撒少许滑石粉，再用清洁的纱布拭去；将塑料薄膜紧密贴于玻璃板上，在薄膜上制膜，不但容易揭膜，塑料薄膜还可作为衬材，临用前揭膜即可。

4. 干燥 在80～100℃逐渐使之干燥即可。干燥时应注意：①开始干燥的温度应在溶剂的沸点以下，并且由低至高，以免浆液表面因高温而干燥结皮，影响下层浆液的继续干燥；②干燥温度不宜过高，以免起泡，也不能过于干燥，以防剥离困难。

5. 包装 将干燥好的药膜用聚乙烯薄膜或涂塑纸、涂塑铝箔、金属箔等包装材料烫封即得。

膜剂外观应完整光洁、厚度一致、色泽均匀、无明显气泡。除另有规定外，膜剂宜密封保存，防止受潮、发霉、变质。

举例:

维 A 酸膜

【处方】 维 A 酸   0.04g

    醋酸泼尼松   0.04g

    聚乙烯醇 17-88   10g

    甘油   1ml

    蒸馏水   35ml

    制成   1000 片（张）

【制法】 取聚乙烯醇 17 -88 加蒸馏水浸泡溶胀后，置水浴上保温加热至溶解，趁热滤过；另将维 A 酸、醋酸泼尼松加甘油研成细糊状，加入上述浆液中，轻轻搅匀，放置待气泡除尽，涂膜，干燥，分割，包装即得。

【作用与用途】 具有促进表皮细胞增生分化作用。用于口腔白斑及口腔部位的扁平苔藓。

【用法与用量】 贴敷患处，用量酌情而定，2 ～ 4 次 / 日。

第八节 气 雾 剂

一、概 述

（一）气雾剂的含义与特点

气雾剂系指药物与适宜的抛射剂装在具有特制阀门系统的耐压容器中制成的制剂；使用时，借助抛射剂的压力将内容物呈细雾状喷出。

气雾剂既可用于医药品，如表面气雾剂或成膜气雾剂，亦可用于化妆品，如整发、护发气雾剂。气雾剂因品种的不同，喷出的物质，有的形成雾状，在空气中悬浮较长时间如空气清洁气雾剂；有的直达表面而形成一层薄膜如发胶；还有的形成泡沫如护发摩丝。气雾剂的特点如下。

1. 减少给药时的刺激 以喷射代替涂布，简便清洁，对皮肤刺激性小，尤其适用于大面积烧伤，可减轻疼痛，掩盖受伤面，防止污染。

2. 起效迅速 气雾剂喷洒后，呈雾状，因此药物分布均匀，与患部接触面积大，对创面渗透性好，可迅速发挥药效。

3. 易于储存，稳定性高 因药物储存于密闭容器中，与空气及水分隔绝，不易氧化，不易受外界细菌的污染，减少了污染和变质的可能性。

4. 使用方便，剂量准确 药物喷出时可通过气雾剂的定量阀门控制剂量。

此外，气雾剂在制备上需特殊设备，包装需耐压容器和阀门系统，成本较高。气雾剂具有一定内压，应置凉暗处保存，并避免曝晒、受热、敲打、撞击，以免发生爆炸。气雾剂是借抛射剂产生的压力将内容物喷出，如抛射剂渗漏则不能使用。

（二）气雾剂的应用

1. 呼吸道吸入用气雾剂 用于上呼吸道炎症和支气管哮喘。此类型气雾剂不但能迅速起局部作用，也可迅速吸收起全身作用，其起效速度之快不亚于静脉注射。例如，平喘气雾剂，吸入后 1 ～ 2 分钟即可止喘。

2. 皮肤用气雾剂 主要起到保护皮肤、保护创面、清洁消毒、局部麻醉、创面止血、活血化瘀、消炎止痛、止痒、收敛等局部作用，甚至可透皮吸收发挥全身的作用，尤其适用于面积广泛的皮损、感染性皮肤病，过敏性皮肤病，慢性局限性病变，病变部位苔藓化等，如大面积灼伤、慢性湿疹、神经性皮炎、钱币状湿疹。

使用时先清洁病变或创面，保持干燥，并轻轻振摇容器，使药物混合均匀，喷头距病变部位约 16cm，喷雾即可。

3. 黏膜用气雾剂　主要用于治疗微生物、寄生虫等引起的阴道炎，也可用于节育。

4. 化妆整发、护发用气雾剂　如定型发胶、护发摩丝、喷射啫喱。

5. 空间气雾剂　主要用于杀虫、驱蚊及室内空气消毒或使空气清新。

二、气雾剂的组成

气雾剂由四部分组成，即耐压容器、阀门系统和推动钮、抛射剂、药物和附加剂。气雾剂是将抛射剂与药物一同封装在耐压容器中，当按下推动钮时，即将阀门打开，抛射剂急剧气化，将药物分散成雾粒抛离容器。雾粒的大小取决于抛射剂的类型、用量，阀门和推动钮的类型。

（一）耐压容器

耐压容器是储存药物、抛射剂和其他附加剂的部分。医用气雾剂的容器必须性质稳定（不与药物和抛射剂起反应）、耐压（能承受成品的压力）。

常用的容器有金属、玻璃和塑料等三种。玻璃容器需搪塑，以免碎裂。

（二）阀门系统和推动钮

1. 阀门系统　阀门是气雾剂的重要组成部分，其精密程度直接影响制剂的质量。较常用的有一般阀门和定量阀门。

（1）一般阀门：由下列部件组成。

1）封帽：其作用是把阀门封固在容器上。

2）阀杆：由内孔（出药孔）和膨胀室组成。①内孔：是阀门连通内外的极细小孔，其大小关系到气雾剂的质量。②膨胀室：其作用是使抛射剂在此气化，以增进喷出粒子的细度。因此，阀杆的作用是容器内物料通过内孔进入膨胀室，骤然膨胀，使物料立即挥发或雾化，由外孔喷出时呈气雾状。

3）橡胶封圈：其作用是封闭或打开内孔，即控制阀门的开或关。当阀门打开时，封圈受压，使内孔暴露，容器内的物料通过它进入膨胀室而被喷出；当阀门关闭时，内孔则被封圈封闭，故容器内的物料不能通过它外出（图 2-6）。

4）弹簧：其作用是托着阀杆，一是供给推动钮上下弹力，二是对通过的物料起搅拌作用，使部分物料进入膨胀室时更易挥发和雾化。

5）浸入管：其作用是将容器内的物料送至膨胀室内。

（2）定量阀门：定量阀门除以上部件外，还有一个定量室或称定量小杯。它的容量决定气雾剂的剂量。一般说来，定量阀门一次能给出 0.05 ～ 0.2ml 的液体物质，适用于剂量小、作用强的药物气雾剂。

从图 2-7 中可看到，阀门关闭时，定量室与内部药液相通，药液进入并灌满定量室。使用时按下推动钮，阀门开放，阀门杆的内

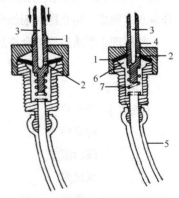

图 2-6　气雾剂一般阀门结构图

1. 橡胶封圈；2. 内孔；3. 膨胀室；4. 阀杆；
5. 浸入管；6. 膨胀室；7. 弹簧

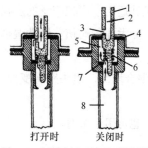

图 2-7 气雾剂定量阀门结构图
1.阀杆；2.膨胀室；3.内孔；4.出液橡胶封圈；5.定量室；6.弹簧；7.进液橡胶封圈；8.浸入管

孔进入定量室，内容物立即喷射出来；与此同时，定量室与内部药液的通路被关闭，仅仅喷出定量室内的药液，故起定量抛射作用。

2. 推动钮 在阀门杆顶端，用于开放和关闭气雾剂的按钮。

（三）抛射剂

抛射剂在室温和常压下为气体，但在降低温度和增加压力时，则很容易液化。抛射剂的蒸气具有足够的气压将药物自容器内压出。因此，抛射剂是气雾剂喷射药物的动力，同时也是气雾剂主药的溶剂和稀释剂，决定喷出物的性质和特点，故抛射剂是气雾剂的重要组成部分。

目前，常用的抛射剂是氟氯烷烃类，如三氯氟甲烷（F_{11}）、二氯四氟甲烷（F_{12}）、二氯四氟乙烷（F_{114}），尚有其他压缩气体，如 N_2、CO_2 等。根据气雾剂所需压力，可将两种或几种抛射剂以适宜的比例混合使用。

（四）药物与附加剂

1. 药物 供制备气雾剂的药物有三种状态，即液体、半固体及固体粉末。一般需根据药物的性质与抛射剂制成溶液型、混悬剂型、乳剂型等不同类型的气雾剂。

2. 附加剂 配制气雾剂时，可按药物的性质添加抗氧化剂、表面活性剂、成膜材料（如聚乙烯吡咯烷酮）等。

三、气雾剂的制备

气雾剂的制备可分为如下四部分：①容器和阀门系统的处理与装配；②药物的配制和分装；③充填抛射剂；④质量检查。这里主要介绍抛射剂的充填方法。

（一）压入法

容器和阀门附件均应洗净、烘干。将配制好的药液于室温下灌入容器内，装上阀门并轧紧。最后借压装剂压入定量的抛射剂。

（二）冷灌法

将配好的药液冷却至 –20℃左右；抛射剂冷却至沸点之下至少 5℃。将冷却的药液灌入容器内，并随即加入已冷却的抛射剂。药液与抛射剂亦可同时灌入。灌入后立即将阀门装上轧紧。此法操作须迅速完成，防止抛射剂损失和产品受水分污染。

气雾剂必须质量检查合格后方可应用。检查项目有泄漏率、喷射速率、喷出总量、粒度等。

举例：

1. 祛臭剂

【处方】
滑石粉	11.65g
薄荷脑	0.2g
硬脂酸	1g
氧化锌	0.8g
豆蔻酸异丙酯	0.5g
失水山梨醇酐倍半油酸酯	0.5g

六氯苯	0.25g
F_{11}	55.05ml
F_{12}	30.05ml

【制法】 将六氯苯溶于温热的豆蔻酸异丙酯中，待冷却后加入失水山梨醇酐倍半油酸酯和 F_{11} 恒速搅拌，再将薄荷脑、滑石粉、硬脂酸、氧化锌混合均匀后加入其中制成稀浆，冷冻后将 F_{12} 压入罐中，最后在容器上装喷头即可。

【用途】 用于祛臭，效果好，使用方便。

2. 发胶

【配方】

蓖麻油	0.8ml
漂白脱蜡虫胶	2g
貂油	1g
羊毛脂	0.1g
聚乙二醇二月桂酸酯	0.1g
香精	0.2g
无水乙醇	32.8ml
抛射剂	63ml

【制法】 将上述除抛射剂外成分配制并灌装后，再将抛射剂注入瓶中即得成品。

【用途】 本品能固定头发形状，并有润发和护发作用。

第九节 凝 胶 剂

一、凝胶剂的概念与特点

凝胶剂（gel）是指药物与能形成凝胶的辅料制成溶液、混悬液或乳剂型的稠厚液体或半固体制剂。乳剂型凝胶剂又称为乳胶剂。由高分子基质（如西黄芪胶）制成的凝胶剂也可称为胶浆剂。小分子无机药物（如氢氧化铝）的小粒子以网状结构存在于液体中形成的凝胶剂属两相分散系统，也称为混悬型凝胶剂。混悬型凝胶剂可具有触变性，静止时为半固体而搅拌或振摇时则成为液体。

凝胶剂的基质属于单分散系统，可分为水性凝胶基质与油性凝胶基质。水性凝胶基质一般由水、甘油或丙二醇与纤维素衍生物、卡波姆和海藻酸盐、西黄芪胶、明胶、淀粉及其衍生物等构成；油性凝胶基质由液状石蜡或脂肪油与胶体硅或铝皂、锌皂构成。

近年来，随着制剂新技术及凝胶材料的发展，出现了一些新型凝胶剂，如脂质体凝胶剂、微乳凝胶剂等复合凝胶剂，以及温度敏感凝胶剂、pH 敏感凝胶剂等环境敏感型凝胶剂，为近年来的研究热点。

凝胶剂应符合以下要求：①凝胶剂应均匀、细腻，常温时保持胶状，不干涸或液化；②混悬型凝胶剂中的胶粒应分散均匀，不应下沉结块；③根据需要，凝胶剂中可加入保湿剂、防腐剂、抗氧化剂、乳化剂、增稠剂、透皮吸收促进剂等；④凝胶剂基质不应与药物发生相互作用；⑤除另有规定外，凝胶剂应避光密封，置于 25℃ 以下储存，并应防冻。

二、水性凝胶基质

水性凝胶基质具有以下优点：①无油腻感，易于涂展，易于洗除；②能吸收组织渗出液，不妨碍皮肤正常功能；③稠度小，利于药物释放，特别是水溶性药物的释放。缺点是润滑性较差，容易失水和霉变，常需加入较大量的保湿剂和防腐剂。

水性凝胶基质可使用天然、半合成及合成高分子材料，常用的有海藻酸盐、明胶、果胶、纤维素衍生物、淀粉及其衍生物、聚维酮、聚乙烯醇、聚丙烯酸类（如卡波姆、聚丙烯酸等）。

举例：

1. 以卡波姆为基质水凝胶 卡波姆（carbomer），商品名为卡波普（carbopol），为丙烯酸键合烯丙基蔗糖或季戊四醇烯丙醚的高分子聚合物，按黏度不同分为卡波姆 934、卡波姆 940、卡波姆 941 等。其为白色疏松性粉末，引湿性强，可在水中迅速溶胀，但不溶解，水分散液呈酸性，黏度较低。当用碱中和时，在水中逐渐溶解，黏度迅速增大，浓度较大时形成具有一定强度和弹性的半透明状凝胶，在 pH 6 ~ 11 达到最大黏度或稠度。卡波姆是一类非常重要的流变调节剂，中和后的卡波姆是优秀的凝胶基质，有增稠、助悬等重要用途，工艺简单，稳定性好，广泛应用于乳液、膏霜、凝胶中。

【处方】　卡波姆 940　　　　　　　　　　　　　　10g
　　　　　甘油　　　　　　　　　　　　　　　　　50g
　　　　　聚山梨酯 -80　　　　　　　　　　　　　　2g
　　　　　氢氧化钠　　　　　　　　　　　　　　　　4g
　　　　　乙醇　　　　　　　　　　　　　　　　　50g
　　　　　羟苯乙酯　　　　　　　　　　　　　　　0.5g
　　　　　蒸馏水　　　　　　　　　　　　　加至 1000g

【制法】　取卡波姆 940、甘油、聚山梨酯 -80 与 300ml 蒸馏水混合，将氢氧化钠溶于 100ml 蒸馏水中后加入上述液体中搅拌，再将羟苯乙酯溶于乙醇后逐渐加入搅匀，即得透明凝胶。

【注解】　氢氧化钠为 pH 调节剂，使形成凝胶；甘油为保湿剂；羟苯乙酯为防腐剂。

2. 以纤维素衍生物为基质水凝胶 常用的纤维素衍生物有羧甲基纤维素钠（CMC-Na）、甲基纤维素（MC）、羟丙甲纤维素（HPMC）等，常用浓度为 2% ~ 6%。羧甲基纤维素钠易分散于水中形成透明胶状溶液，在乙醇等有机溶剂中不溶。羧甲基纤维素钠在 pH < 2 时产生沉淀，pH > 10 时黏度迅速下降。羧甲基纤维素钠遇强酸、多价金属离子和阳离子型药物均可形成沉淀，应予以避免。甲基纤维素溶于冷水，不溶于热水、无水乙醇、乙醚、丙酮等。甲基纤维素在冷水中膨胀形成澄明及乳白色的黏稠胶体溶液，在 pH 2 ~ 12 时稳定。甲基纤维素与氯甲酚、鞣酸及硝酸银有配伍禁忌。羟丙甲纤维素溶于冷水，不溶于热水、无水乙醇、乙醚等。羟丙甲纤维素溶于冷水成黏性溶液，在 pH 3.0 ~ 11.0 时稳定。该类基质黏附性较强，较易失水干燥而有不适感，常需加入保湿剂。

【处方】　羧甲基纤维素钠　　　　　　　　　　　50g
　　　　　甘油　　　　　　　　　　　　　　　150g
　　　　　三氯叔丁醇　　　　　　　　　　　　　5g
　　　　　蒸馏水　　　　　　　　　　　　加至 1000g

【制法】　取羧甲基纤维素钠与甘油研匀，加入适量热蒸馏水中，放置使溶胀形成凝胶，然后加入三氯叔丁醇与适量蒸馏水制成的溶液，并加蒸馏水至 1000g，搅匀，即得。

第三章 常用辅料及原料

第一节 表面活性剂

一、表面活性剂的概念与特点

表面活性剂（surfactant），是指加入少量能使溶液体系的界面状态发生明显变化的物质。表面活性剂分子一端为亲水基团，另一端为疏水基团，为双亲性物质。亲水基团常为极性基团，如羧酸基、磺酸基、硫酸基、氨基及其盐，羟基、酰胺基、醚键等也可作为极性亲水基团；而疏水基团常为非极性烃链，如 8 个碳原子以上烃链。表面活性剂分为离子型表面活性剂（包括阴离子型表面活性剂、阳离子型表面活性剂、两性离子型表面活性剂）、非离子型表面活性剂、复配表面活性剂、其他表面活性剂等。

二、表面活性剂的种类

表面活性剂可根据表面活性剂的来源、表面活性剂的分子组成特点和基团的解离性进行分类。根据来源，表面活性剂可分为天然表面活性剂和合成表面活性剂。根据分子组成特点及基团的解离性，表面活性剂可分为离子型表面活性剂和非离子型表面活性剂；离子型表面活性剂，还可以根据起表面活性作用的基团，分为阴离子型表面活性剂、阳离子型表面活性剂和两性离子型表面活性剂。

（一）离子型表面活性剂

1. 阴离子型表面活性剂 阴离子型表面活性剂在水中解离后，生成起表面活性作用的阴离子和带有相反电荷的阳离子。该类表面活性剂洗净、去污能力强，在化妆品中主要起清洁、润湿、乳化和发泡的作用。

常用的类型主要如下。

（1）高级脂肪酸盐，又称为肥皂类。通式为 $(RCOO^-)_nM^{n+}$，是脂肪酸的盐。R 是脂肪酸的烃链，一般为 $11 \sim 17$ 个碳的长链，以硬脂酸（C18）、油酸（C18）、月桂酸（C12）等较为常见。根据 M 的不同，通常又可分为碱金属皂、碱土金属皂和有机胺皂等。该类表面活性剂具有良好的乳化性能和分散油的能力，但易被酸及高价盐破坏，碱金属皂还可被钙、镁盐破坏，电解质亦可使之盐析。在美容制剂中，常作为清洁剂使用。碱金属皂是脂肪酸的碱金属盐类，为可溶性皂，常作 O/W 型乳化剂；多价金属皂，是多价金属的高级脂肪酸皂。常见的多价金属离子有 Ca^{2+}、Mg^{2+} 等。该类表面活性剂不溶于水，常作 W/O 型乳化剂的辅助乳化剂。有机胺皂为脂肪酸和有机胺反应形成的皂类，常作 O/W 型乳化剂，常见的有硬脂酸三乙醇胺等。

（2）硫酸酯盐，是由硫酸化油和高级脂肪醇形成的硫酸酯，其通式为 $R \cdot O \cdot SO_3^- M^+$。常用的高级硫酸酯盐表面活性剂主要有十二烷基硫酸钠、鲸蜡醇硫酸钠、硬脂醇硫酸钠等。该类表面活性剂具有较强的乳化能力，能耐酸和钙，因此，与肥皂类相比，化学性质较稳定，常用作外用软膏的乳化剂。

（3）磺酸盐，是脂肪酸或脂肪醇或不饱和脂肪油经磺酸化后，用碱中和所得的化合物。其通式为 $R \cdot SO_3^- M^+$。因磺酸盐非酯类，因此在酸性水溶液中较稳定。该类表面活性剂渗透力强，易起泡、消泡，去污力好，是优良洗涤剂，也可作乳化剂、增溶剂。例如，十二烷基苯磺酸钠，常用作配制各种类型的液体、粉状、粒状的洗涤剂、擦净剂和清洁剂等。

2. 阳离子型表面活性剂 阳离子型表面活性剂在水中解离后，生成起表面活性作用的阳离子和带有相反电荷的阴离子，又称阳性皂。阳离子型表面活性剂主要是含氮的有机胺衍生物，通式为（$R_1R_2N^+R_3R_4$）X^-。由上述通式可得，该类化合物分子中的氮原子含有孤对电子，可通过氢键与酸分子中的氢结合，使氨带正电。所以，这类表面活性剂在酸性介质中才具有良好的表面活性，但在碱性介质中因容易析出而导致表面活性功能丢失。目前，医药行业应用较多的是季铵型阳离子型表面活性剂。季铵型阳离子型表面活性剂水溶性大，在酸性、碱性下均较稳定，不仅具有良好的表面活性，还具有良好的杀菌性与抗静电性，因此，在医药行业中主要用于皮肤、黏膜、手术器械的消毒，有的品种也可作为眼用溶液的抑菌剂，如苯扎氯铵（洁尔灭）、苯扎溴铵（新洁尔灭）、度米芬（消毒宁）、消毒净等。十八烷基三甲基氯化铵、十二至十四烷基二甲基苄基氯化铵、双十八烷基二甲基氯化铵等，在化妆品中起柔软、抗静电、防水和固色的作用。

3. 两性离子型表面活性剂 两性离子型表面活性剂在水中解离后可生成阴离子或阳离子，其荷电性和解离性随溶液 pH 的变化而不同。两性离子型表面活性剂通常具有良好的洗涤、分散和乳化等性能，且比较温和，具有低毒性和对皮肤、眼睛的低刺激性，以及良好的生物降解性。两性离子型表面活性剂常与阴离子或阳离子型表面活性剂复配使用，有良好的配伍性，在一般情况下会产生协同增效效应。本品价格较昂贵，在化妆品中起去污、柔软、抗静电、乳化、分散和杀菌等作用，常用种类主要有卵磷脂、十二烷基双（氨乙基）- 甘氨酸的盐酸盐（Tego MHG）、椰油酰胺基丙基甜菜碱、咪唑啉等。

卵磷脂是天然的两性离子型表面活性剂，主要来源于大豆和蛋黄。卵磷脂是一种混合物，主要含有脑磷脂、磷脂酰胆碱、磷脂酰乙醇胺等。磷脂类表面活性剂具有较强的乳化能力，可作为乳化剂、保湿剂、增稠剂等使用。此外，磷脂类表面活性剂还具有良好的生物活性。在化妆品中，磷脂类表面活性剂不仅可以提高化妆品的分散性和起泡性，还能起到活化皮肤、保持皮肤湿润和防止皮肤干燥等作用，还可作为头发润滑剂，可使头发光亮、润泽和柔软。

（二）非离子型表面活性剂

非离子型表面活性剂在水中不发生解离，以分子形式存在。在分子结构上，其亲水基团主要是含氧基团（羟基或醚基），亲油基团是长链脂肪酸或长链脂肪醇及烷芳类。非离子型表面活性剂化学性质稳定，不易受溶液 pH 等因素的影响，毒性较小，溶血作用较低，能与大多数药物或辅料配伍。因此，在美容制剂中应用广泛，可作为增溶剂、分散剂及乳化剂等。除外用与口服外，有一些品种还可以用于注射给药。

在美容制剂中，非离子型表面活性剂常用的类型有聚氧乙烯型和多元醇型。

1. 聚氧乙烯型 聚氧乙烯型又称聚乙二醇型（简称 PEG 型），是以环氧乙烷与疏水原料进行加成而得的产物。根据疏水基团的不同，聚氧乙烯型非离子型表面活性剂分为聚氧乙烯醚、聚氧乙烯脂肪酸酯及聚氧乙烯聚氧丙烯共聚物等。

（1）聚氧乙烯醚，包括聚氧乙烯脂肪醇醚与聚氧乙烯烷基酚醚。由高级醇或烷基酚与环氧乙烷加成而得，具有醚的结构，遇酸或碱不发生水解。常用的品种有苄泽（Brij）类、乳化剂 OP、平平加 -O、聚氧乙烯蓖麻油、月桂醇聚氧乙烯醚等，主要作 O/W 型乳化剂。

（2）聚氧乙烯脂肪酸酯，是由聚氧乙烯与长链脂肪酸缩合而成的酯。常用品种有卖泽类（Myri）、聚乙二醇 -15- 羟基硬脂酸酯（Solutol HS15）等，主要作增溶剂和 O/W 型乳化剂。

（3）聚氧乙烯聚氧丙烯共聚物，又称为泊洛沙姆（poloxamer），商品名为普朗尼克（Pluronic），系由聚氧乙烯和聚氧丙烯加成而得。泊洛沙姆对皮肤、黏膜的刺激性小，常用作消泡剂、润湿剂与增溶剂。

2. 多元醇型　多元醇型表面活性剂是疏水性脂肪酸与亲水性多元醇（如甘油、失水山梨醇等）生成的酯。常用的有脂肪酸甘油酯、司盘及吐温等。

（1）脂肪酸甘油酯，由甘油和脂肪酸（包括饱和脂肪酸和不饱和脂肪酸）经酯化所生成的酯类，常见品种有硬脂酸甘油酯。其中，以单硬脂酸甘油酯应用最为广泛。单硬脂酸甘油酯又称单甘酯，由含有 C16～18 长链脂肪酸与甘油进行酯化反应而制得。单硬脂酸甘油酯，常温下为白色蜡状固体，受热熔化后为透明液体，不溶于水，易溶于植物油，能与水起乳化作用，可作为 W/O 型乳化剂，亦可与 O/W 型乳化剂合用，增加乳剂的稳定性与稠度。因此，单硬脂酸甘油酯可作为乳化剂及增稠剂，用于 W/O 型乳膏或 O/W 型乳膏的制备，也可与石蜡、液状石蜡、凡士林等同用，以增加其吸水性能。

（2）司盘（Span）类，是由山梨糖醇及其单酐和二酐与脂肪酸反应而成的酯类化合物，常见品种有司盘 20、司盘 40、司盘 60 和司盘 80 等。该类非离子型表面活性剂亲油性较强，为油溶性，因此，一般用作 W/O 型乳化剂，或 O/W 型辅助乳化剂，在搽剂和软膏中应用较多。

（3）吐温（Tween）类，是在司盘类的剩余羟基上结合聚氧乙烯得到的酯类化合物。亲水性的聚氧乙烯基的加入，使吐温的亲水性增强，常用作增溶剂和 O/W 型乳化剂。常见品种有吐温 20、吐温 40、吐温 80。

三、表面活性剂的性质

（一）对表面张力的影响

表面活性剂可在水溶液表面聚集，形成单分子层定向排列。此时，表面活性剂的亲水基团朝向内部，疏水基团朝向外部。溶液表面的水分子被表面活性剂中的疏水基团取代。由于水分子和疏水基团的作用力小于水分子间的作用力，所以溶液的表面收缩力降低。表面活性剂降低表面张力的能力，即为表面活性（surface activity）。由此可见，表面活性与溶液中表面活性剂的浓度有关。此外，表面活性剂的分子结构、碳链长短、不饱和程度及亲水亲油平衡程度等方面均可影响表面活性。

（二）形成胶束

低浓度时，表面活性剂在液体表面发生定向排列，形成疏水基团朝外、亲水基团朝内的单分子层。随着表面活性剂浓度的增加，溶液表面的表面活性剂分子达到饱和时，剩余的表面活性剂分子即开始转入溶液内部，自发形成亲水基向外、疏水基在内的聚合体，这种聚合体称作胶束（micelle）。表面活性剂在溶液中形成胶束的最低浓度，称为临界胶束浓度（critical micelle concentration，CMC）。当溶液达到 CMC 后，在一定范围内，胶束数量和表面活性剂的浓度几乎成正比。此时，溶液的物理性质，如电导率、表面张力、去污能力、增溶能力等均会发生突变。

（三）温度对溶解特性的影响

表面活性剂的溶解度与温度有关，如离子型表面活性剂的克拉夫特（Krafft）点、聚氧乙烯型非离子型表面活性剂的昙点等。

1. Krafft 点　低温时，离子型表面活性剂在水中的溶解度随着温度的升高而缓慢增加。但当温度上升至某一点时，溶解度迅速增加，该温度称为 Krafft 点，其对应的表面活性剂浓度是该温度的 CMC。Krafft 点是离子型表面活性剂的特征值，被认为是离子型表面活性剂使用温度的下限。

2. 昙点　聚氧乙烯型非离子型表面活性剂，由于分子中含有亲水基团聚氧乙烯基，在水中可与水通过氢键作用而呈溶解状态。但是当温度升高到某一点时，分子的热运动使氢键发生断裂，水分子脱离，表面活性剂溶解度下降，出现浑浊，甚至分层。这种现象称为"起昙"或"起浊"。此时的温度，称为昙点（cloud point）或浊点。当温度降低时，系统中的氢键重新形成，溶液从浑浊又变澄明。由此看见，起昙是一种可逆的现象。

（四）亲水亲油平衡值

表面活性剂为双亲性物质，同时具有水溶性和脂溶性，主要取决于分子结构中亲水基与亲油基的强弱，可用 HLB 表示。

1949 年格里芬提出了 HLB 的概念。他将非离子型表面活性剂亲水性最大的聚乙二醇 HLB 定为 20，疏水性最大的饱和烷烃基的 HLB 定为 0。HLB 越大，其亲水性越强；HLB 越小，其亲油性越强。

（五）毒性

不同类型的表面活性剂产生的毒性大小不同。一般来说，毒性大小顺序为阳离子型表面活性剂＞阴离子型表面活性剂＞非离子型表面活性剂；阳离子型表面活性剂＞两性离子型表面活性剂。离子型表面活性剂的溶血作用较强，非离子型表面活性剂的溶血作用较弱。

四、表面活性剂的应用

表面活性剂在化妆品中的应用十分广泛，其主要功能包括增溶、润湿、乳化、起泡和消泡、去污、消毒和杀菌等方面。

1. 增溶作用　增溶作用是表面活性剂浓度在溶液中达到 CMC 形成胶束后发生的行为。在水溶液中，当表面活性剂的浓度超过其 CMC 时，表面活性剂即形成胶束。由于胶束外部为亲水区、内部为疏水区，所以，极性药物吸附在增溶剂胶束的外部栅状层被增溶；非极性药物可进入胶束的中心区被增溶；半极性药物则可将其非极性部分插入胶束的中心区，极性部分伸入胶束的栅状层被增溶。难溶性药物可被胶束包裹或吸附而增溶。

在化妆品中，增溶剂主要用于化妆水、生发油、生发养发等制剂的制备。用作增溶剂的表面活性剂一般具有较高的亲水性，HLB ＞ 15，如聚氧乙烯蓖麻油、泊洛沙姆、司盘、吐温等。

2. 润湿作用　促进液体在固体表面铺展或渗透的作用称为润湿，能起润湿作用的表面活性剂称为润湿剂。润湿剂的 HLB 通常为 7～9。在化妆品行业中，是乳霜、乳液、洁面产品、卸妆产品等护肤品中不可缺少的成分。

3. 乳化作用　两种或两种以上不相混溶或部分混溶的液体组成的体系，由于第三种成分的加入，使其中一种液体以液滴形式分散在另一液体中，这一过程称乳化。具有乳化作用的物质称为乳化剂。乳化剂是乳剂的重要组成部分，在乳剂的形成、稳定性及药效等方面起重要作用。表面活性剂的 HLB 可决定乳剂的类型。通常选用 HLB 为 3.5～6 的表面活性剂作为 W/O 型乳化剂，选用 HLB 为 8～18 的表面活性剂作为 O/W 型乳化剂。

乳剂、乳膏是美容制剂的常用剂型，因此，表面活性剂作为乳化剂在制剂中的应用十分广泛。常见的粉质雪花膏和中性雪花膏都是 O/W 型乳膏或乳液，可用阴离子型乳化剂如脂肪酸皂乳化。对于含大量油相的冷霜，为 W/O 型乳膏或乳液，可选用吸水量大且黏性大的天然羊毛脂乳化。目前应用最广的是非离子型表面活性剂。此类表面活性剂安全性高、刺激性低，可形成稳定性好、亲肤性高的乳膏或乳液。

4. 起泡和消泡作用　由液体薄膜或固体薄膜隔离开的气泡聚集体称为泡沫。泡沫形成时，气 -

液界面的面积快速增加，界面吸附表面活性剂并形成吸附膜，能实现泡沫的稳定存在，即为表面活性剂的起泡或稳泡作用。能产生泡沫与实现泡沫稳定存在的表面活性剂称为起泡剂和稳泡剂。在泡沫中添加一些物质后，使泡沫破灭，这类物质称为消泡剂。表面活性剂是常用的消泡剂，HLB 一般为 $1 \sim 3$。

5. 去污作用 去污是表面活性剂通过吸附到固体基底与污垢表面，从而降低污垢与固体表面的黏附作用，在外力作用下（如水流的作用或机械力的作用），使污垢从固体表面分离并被乳化、分散及增溶的过程。这种表面活性剂称为去污剂或洗涤剂，HLB 一般为 $13 \sim 15$。洗面奶、沐浴露等洁肤用品，均需要加入此类表面活性剂。

作为清洁用的个人用品主要有香波、沐浴露和洗面奶等。除了要求具有清洁、发泡和润湿功能外，目前主要考虑的是对皮肤温和，这就要求表面活性剂不损伤表皮细胞，不与皮肤的蛋白质发生作用，不渗透或少渗透到皮肤中去，使皮肤油脂及皮肤本身保持正常状态。阴离子型表面活性剂用于清洗已有很久的历史。肥皂的去污能力是其他洗涤剂难以比拟的。十二烷基硫酸钠是清洗系列化妆品中常用的原料，它能使皮肤达到良好的清洁效果。两性离子型表面活性剂咪唑啉、椰油酰胺基丙基甜菜碱和氨基酸类均是温和的清洁用表面活性剂，而且是配制高档洗面产品、护发香波及婴儿香波等不可缺少的组分。

6. 消毒和杀菌作用 阳离子型表面活性剂在水中有较好的溶解度，可与细菌生物膜蛋白质发生强烈相互作用而使之变性或失去功能，起到消毒和杀菌作用，因此，常用于手术前皮肤消毒、伤口或黏膜消毒。

第二节 保 湿 剂

一、保湿剂的概念与特点

1. 保湿的重要性 皮肤是人体的天然屏障。健康的皮肤光滑、柔软，具有弹性，干燥的皮肤则表面粗糙，片层分裂，失去弹性，出现裂缝。通常，可根据皮肤角质层的含水量及皮脂分泌量，将皮肤分为中性皮肤、油性皮肤和干性皮肤三类。中性皮肤角质层含水量为 $10\% \sim 20\%$，皮脂分泌量适中，皮肤屏障功能正常，是理想的皮肤类型；油性皮肤角质层含水量约 20%，皮肤屏障功能正常，但由于皮脂分泌旺盛，油性皮肤外观油腻发亮，易于长痘；干性皮肤角质层含水量小于 10%，皮脂分泌量较少，因此，干性皮肤较为干燥，皮肤屏障功能较弱。角质层可防止皮肤发生机械损伤。研究表明，将人角质层撕开 2mm 宽需要 40N 的力，但角质层脱水后，仅需要 10N 的力即可将角质层撕开。因此，保湿对保护皮肤，保障角质层的屏障功能具有非常重要的作用。

2. 保湿剂的概念 保湿剂是一类可防止水分蒸发，具有保湿和修复皮脂膜功能的辅料。保湿剂具有特殊的分子结构，可以吸附并保留水分，所以在一定程度上能阻止美容制剂水分的蒸发，对制剂储存和使用的稳定性具有重要意义。另外，保湿剂可使皮肤、毛发保持适宜的水分，对维持皮肤、毛发的健康状态具有重要意义。

3. 保湿剂的特点

（1）具有良好的保湿性能且吸湿性不受外界环境湿度的影响。

（2）黏度适宜，易于皮肤涂布。其黏度不因湿度变化而产生明显的变化。

（3）性质稳定，无色、无味、无臭，与其他附加剂等无配伍禁忌，储存稳定。

（4）对皮肤或黏膜无毒、无刺激性，不影响皮肤的正常功能。

二、保湿剂的种类

保湿剂在美容制剂中应用广泛，常见品种主要分为小分子保湿剂、高分子保湿剂、封闭性油脂、新型高效保湿剂等四类。

1. 小分子保湿剂　小分子保湿剂，分子量小，渗透性强，易进入角质细胞间隙，通过吸收环境的水分发挥保湿作用，即时保湿作用较好。但由于其通过吸收环境水分发挥保湿作用，所以其保湿效果容易受环境湿度影响。当环境相对湿度较低时，小分子保湿剂保留水分的效果会下降，甚至吸收皮肤水分，不利于皮肤水分的维护。另外，小分子保湿剂不能通过降低皮肤的经皮水分丢失值（TEWL）改善皮肤水分，对皮肤自身屏障性能的提高效果相对较弱。

小分子保湿剂多为多元醇类和多糖类，常用的有甘油、丙二醇、山梨醇、木糖醇、尿素、赤藓糖醇、鼠李糖、甘露糖、海藻糖、棉籽糖、麦芽四糖、菊粉、艾素糖等。人体皮肤的角蛋白产生的细丝堆积成角蛋白纤维，最终在角质层生成氨基酸、吡咯烷酮羧酸和乳酸，这些组分构成具有保湿功能的"天然保湿因子"。因此，除上述多元醇及多糖类外，小分子保湿剂还有乳酸、乳酸钠、吡咯烷酮羧酸钠（PCA-Na）、酵母提取物中的小分子肽、甘油葡糖苷等成分。

2. 高分子保湿剂　高分子保湿剂分子量大，渗透性低，不容易进入角质细胞间隙。其水溶液由于分子结构的舒展及膨胀，在低浓度的情况下就有较高的黏度，可结合大量的水，因而具有优异的保湿性能，受环境外界湿度变化影响较小。高分子保湿剂多为多糖类，常用的有透明质酸、β- 葡聚糖、γ- 聚谷氨酸钠、普鲁兰多糖等。

3. 封闭性油脂　封闭性油脂不溶于水，属于水不溶性保湿剂。其可在皮肤表面形成致密的防水膜，阻止皮肤水分蒸发，从而起到皮肤保湿的作用。根据来源不同，封闭性油脂可分为矿物油脂、植物油脂和合成油脂三类。

矿物油脂，是由石油经常压和减压分馏、溶剂抽提和脱蜡，加氢精制而得，主要为饱和的环烷烃与链烷烃混合物，常见的有凡士林、白矿油等。

植物油脂，是由植物提取精制而得的油脂类混合物，常见的有玉米油、橄榄油、牛油果油、乳木果油、澳洲坚果油等。

合成油脂由天然油脂经加工合成及改性而得。与天然油脂相比较，在纯度、物理性状、化学稳定性、皮肤刺激性和经皮渗透等方面都有明显的改善和提高。常用的有角鲨烷、羊毛脂衍生物、聚硅氧烷等。

4. 新型高效保湿剂　新型高效保湿剂通过调节角质细胞的吸水性能及细胞间的脂质屏障结构来维持角质层的含水量，这种调节功能需要生物反应的参与。目前，神经酰胺的使用最广泛。神经酰胺可提高皮肤的保湿性和柔韧性，增强皮肤的抵抗力。对特异性皮炎有较好的改善作用，对敏感肌的修复有较好的疗效。

第三节　透皮吸收促进剂

一、透皮吸收促进剂的概念与特点

透皮吸收促进剂是增强药物经皮透过性的一类物质。透皮吸收促进剂是增加透皮系统药物生物利用度的关键，因此，透皮吸收促进剂在美容制剂中应用非常广泛。

优良的透皮吸收促进剂应具备以下特点：①能促进药物从系统（或制剂）中释放，并促进药物透皮吸收；②化学性质稳定，可与制剂中的药物或辅料配伍使用；③安全无毒，对皮肤无刺激性，无致敏性；④价格便宜易得。

药物的透皮吸收多为被动扩散，透皮吸收促进剂可溶解皮肤角质层或使皮肤蛋白质变性，从而增加药物的透皮扩散吸收。

二、透皮吸收促进剂的种类

常见的透皮吸收促进剂有二甲基亚砜、月桂氮酮、油酸、肉豆蔻酸异丙酯、N- 甲基吡咯烷酮、醇类、薄荷醇、表面活性剂等。

（1）月桂氮酮：为无色至微黄色的澄清的油状液体；无臭，几乎无味。能改变皮肤角质层脂质与蛋白结构，促进药物经皮肤吸收，对亲水性和疏水性的化合物都能增强其透皮作用，一般在低浓度（0.5% ~ 2%）即可起作用。对皮肤、黏膜无刺激性，在软膏、霜剂、搽剂中加入本品均能发挥透皮吸收作用，可用作软膏剂、霜剂、搽剂等外用药的辅料。

（2）二甲基亚砜：又称为"万能溶剂"，能使皮肤角质细胞内蛋白质变性；破坏角质层细胞间脂质的有序排列；脱去角质层脂质、脂蛋白，增强药物的渗透作用。但使用浓度加高时，皮肤会产生红斑、水疱或不可逆性损伤。

（3）醇类：低级醇类可增加药物的溶解度，改善其在组织中的溶解性，促进药物的透皮吸收，常用的有乙醇、丙二醇等。

（4）薄荷醇：具有清凉和止痛作用，具有起效快、不良反应小等优点。

（5）表面活性剂：表面活性剂具有较好的皮肤渗透作用，常用的有蔗糖脂肪酸酯类、司盘类和吐温类等。

（6）肉豆蔻酸异丙酯：刺激性小，具有很好的皮肤相容性，皮肤渗透性较好。在美容制剂中的应用较为广泛，包括浴油、化妆品、护发护甲产品、面霜、洗剂、护唇膏、剃须膏、润肤剂、除臭剂等。

第四节 香 料

一、香料的概念

香料是一种能使人们嗅觉或味觉感到愉快，并能记忆其特征的挥发性物质。香料可配制成用于日用化学产品和食品的香精。香料是化妆品的主要辅料。雪花膏、洗发香波、香粉、胭脂及香水等美容制剂均添加了香料。

二、香料的种类及制备方法

根据来源不同，香料可分为天然香料和合成香料两大类。天然香料又可细分为植物性香料和动物性香料；合成香料可分为单体香料和人工合成香料。

（一）天然香料

1. 植物性香料 植物性香料是从植物的花、果、种子、叶、茎、根、树皮及树脂等部位中提取而得的芳香物质。植物性香料主要为精油，即挥发油，如香叶油、玫瑰油、橙叶油、薰衣草油。此外，松科植物等溢出的树脂系由萜类化合物或芳香族化合物氧化聚合而构成的复杂的一系列非挥发性树脂状物（树胶、香脂、树脂等），也为植物性香料，如安息香树脂、苏合香树脂等。

2. 动物性香料 动物性香料主要有四种：麝香、灵猫香、海狸香和龙涎香。

（1）麝香：麝鹿雄性生殖腺囊的分泌物。麝鹿为保护动物，主要栖息于喜马拉雅山脉及其附近的尼泊尔、印度等地，以及我国西南部云南、四川、西藏等地区。其主要成分为麝香酮。麝香酮为无色黏性液体，在麝香中含量为 0.5% ～ 2.0%。麝香通常配成酊剂，在高级化妆品的调和香料中提供麝香香韵和用作保香剂。

（2）灵猫香：是雌、雄灵猫肛门附近囊状分泌腺所分泌的褐色黏液性物质，主要成分为灵猫酮。灵猫酮在灵猫香中含量为 2% ～ 3%。灵猫香是高级化妆品调和香料的重要保香剂。

（3）海狸香：是雌、雄海狸生殖腺附近的分泌腺囊，其主要成分为海狸香素，主要产于西伯利亚、加拿大、北美等地。海狸香溶于乙醇，制成酊剂，用作化妆品的调和香料，有良好的保香作用。本品对皮肤无刺激性、致敏性和光毒性。

（4）龙涎香：是抹香鲸肠结石的干燥物，呈琥珀样黄色、暗红色或暗褐色，蜡状块。龙涎香主要成分为龙涎香醇（为三萜烯类），用作高级化妆品的调和香料。

（二）合成香料

1. 单体香料　从植物香料中，通过蒸馏或分馏、冷冻或化学处理等，分离出其中一种或数种成分，称为单体香料，如从薄荷原油中提取的薄荷脑，香茅油中制的香叶醛，香叶油中制取的香叶醇等。

2. 人工合成香料　是采用化学或生物合成的方法制备而成的"单体"香料。世界上人工合成香料已达 5000 多种，常用的品种有 400 多种。人工合成香料工业已成为精细有机化工的重要组成部分。人工合成香料如按其化学结构或官能团来区分，可分为烃类、醇类、酸类、酯类、内酯类、醛类、酮类、酚类、醚类、缩醛类、缩酮类、大环类、多环类、杂环类（吡嗪、吡啶、呋喃、噻唑等）、硫化物类、卤化物类等，常见的如下所示。

（1）烯类：如柠檬烯、月桂烯、石竹烯等。

（2）醇类：如香叶醇、薰衣草醇、龙脑、苯乙醇、桂皮醇等。

（3）酚及其衍生物：如丁香酚、麝香草酚等。

（4）脂肪族醛：如庚醛、十一烷醛等。

（5）萜类：如柠檬醛、香茅醛、甜橙醛等。

（6）芳香族醛：如苯甲醛、桂皮醛、胡椒醛、香兰素（香兰醛）等。

（7）乙缩醛：如柠檬醛二甲基乙缩醛。

（三）香料的制备方法

香料的常见制备方法主要有水蒸气蒸馏法、压榨法、浸出法和超临界流体提取法。

1. 水蒸气蒸馏法　水蒸气蒸馏法系将含有挥发性成分的药材与水（或水蒸气）共同蒸馏，挥发性成分随水蒸气一并馏出，经冷凝后分离挥发性成分的方法。该法适用于具有挥发性、能随水蒸气一起蒸馏且不被破坏、不与水发生反应的成分的提取。香料多具有挥发性，因此，常采用水蒸气蒸馏法进行制备。

2. 压榨法　压榨法是用物理压榨方式，从油料中榨油的方法。它源于传统作坊的制油方法，现今的压榨法是工业化的作业方法。例如，柑橘类植物的果皮细胞内精油含量高，通过压榨法即可得到精油。

3. 浸出法　浸出法系用适当的溶剂在一定温度下浸泡药材，提取其有效成分的方法。花类精油多采用本法制得。

4. 超临界流体提取法　超临界流体提取法系以超临界流体为溶剂，从固体或液体中萃取出某些有效组分，并进行分离的一种方法。超临界流体（supercritical fluid，SF）是指某种气体或气体混合物在操作压力和温度均高于临界点时，使其密度接近液体，而其扩散系数和黏度均接近气体，其性质介于气体和液体的流体。

　　超临界流体提取法的特点在于充分利用超临界流体兼有气、液两重性的特点，在临界点附近，超临界流体对组分的溶解能力随体系的压力和温度发生连续变化，从而可方便地调节对组分的溶解度和溶剂的选择性。超临界流体提取法具有以下特点：物料无相变过程因而节能明显；工艺流程简单；萃取效率高；无有机溶剂残留；产品质量好；无环境污染。目前，该法在香料制备与研究中得到了广泛的应用。

三、香料的应用

　　香料广泛用于香皂、洗涤剂、各种化妆品（冷霜、雪花膏、发乳、发蜡、洗发香波、花露水和香水等）、护肤美容品、牙膏、空气清洁剂和杀菌剂等环境卫生用品。

第五节　着　色　剂

一、着色剂的概念

　　着色剂，即色料。任何可以使物质显现设计需要颜色的物质都称为着色剂。彩妆是美容制剂的一类品种。彩妆不仅需要具有良好的气味，还需要呈现绚丽的色彩。因此，需要使用着色剂进行调配。

二、着色剂的种类与应用

　　根据来源不同，着色剂可分为天然着色剂、合成着色剂；根据分子结构，着色剂可分为无机着色剂和有机着色剂；根据是否具有较高的折光指数，着色剂可分为珠光颜料和非珠光颜料。着色剂种类繁多，其分类具有一定交叉性。这里主要介绍天然着色剂、合成着色剂、无机着色剂及珠光颜料。

（一）天然着色剂

　　天然着色剂是从植物、动物和矿物等中提取或对其进行加工而成的着色剂。天然着色剂安全性高、色调鲜艳，具有天然感，在美容制剂中颇受青睐。但由于其产量小、原料不稳定、价格高、着色力差等问题，在美容制剂的应用中受到一定限制。常用的天然着色剂有叶绿素及其衍生物、β-胡萝卜素、靛蓝、胭脂虫红、紫草素、胡萝卜素、姜黄色素和叶绿素等。

（二）合成着色剂

　　合成着色剂通过化学合成方法制备而得，包括焦油类着色剂、荧光类着色剂和染发类着色剂。焦油类着色剂是美容制剂中着色剂的重要组成部分。按化学结构大致分为硝基着色剂、偶氮着色剂、亚硝基着色剂、三苯甲烷着色剂、蒽醌着色剂、喹啉着色剂、靛蓝着色剂等。我国允许使用的合成着色素有苋菜红、胭脂红、赤藓红、新红、柠檬黄、日落黄、亮蓝等。

（三）无机着色剂

　　无机着色剂指以天然矿物或无机化合物制成的着色剂，是有色金属的氧化物，或一些不溶性的金属盐，又分为天然无机着色剂和人造无机着色剂，天然无机着色剂是矿物着色剂，一般纯度较低，色泽较暗，但价格低廉。人造无机着色剂色谱齐全，色泽鲜艳、纯正，遮盖力强。不易引起皮肤过敏，所以在粉底、粉饼和眼部化妆品中应用广泛。

常用的无机着色剂有氧化锌、二氧化钛（白色）、三氧化二铁（红色）、氢氧化铁（黄色）、炭黑、四氧化三铁（黑色）等。

（四）珠光颜料

珠光颜料通常为较高折光指数的物质。与其他颜料相比，珠光颜料具有特殊的表面结构、高折光指数和良好的透明度，这些特性使其在透明的介质中，创造出与珍珠光泽相同的效果。美容制剂中常用的珠光颜料主要有天然鱼鳞、氧氯化铋、二氧化钛、云母等，被广泛用于唇膏、眼影、指甲油和香粉类等。

第六节　其他辅料

一、液体制剂常用溶剂

液体制剂是美容制剂的常见剂型。液体制剂的制备需要使用溶剂对物料进行溶解或分散。选择溶剂时，应该注意以下几点：①溶剂对物料应该具有较好的溶解性和分散性；②溶剂的化学性质稳定，不与配方中的其他物料发生反应；③不影响制剂美容效果的发挥；④对皮肤、黏膜无刺激性、毒性小，无不良气味。

根据介电常数大小，美容制剂的溶剂可分为极性溶剂、半极性溶剂和非极性溶剂，常用的有水、醇类、甘油及脂肪油等。

（一）极性溶剂

1. 水　水是最常用的溶剂。其安全、无毒、价廉易得，能与乙醇、甘油等溶剂以任意比例混合，可溶解大多数无机盐、糖类、蛋白质、色素等。但一些物料在水中不稳定，容易发生水解、霉变等问题。制备时，常需要加入防腐剂。

2. 甘油　甘油为无色、黏稠性液体，能与水、乙醇、丙二醇以任意比例混合。无水甘油有吸水性，对皮肤黏膜刺激性较大，当水含量大于10%时，刺激性显著减少。在美容制剂中，常用作保湿剂和防腐剂。

（二）半极性溶剂

1. 乙醇　乙醇为无色透明液体，具有挥发性，可与水、甘油等以任意比例混合，能溶解大部分有机物，如糖类、挥发油、树脂、生物碱及某些有机酸和色素等。20%以上的乙醇具有较好的防腐作用。

2. 丙二醇　丙二醇性质与甘油相近，黏度比甘油小，可与水、乙醇、甘油等以任意比例混合，与脂肪油不互溶，但能溶于三氯甲烷中。

3. 聚乙二醇　聚乙二醇分子量在1000以下的为液体。其中聚乙二醇400最为常用，能与水、乙醇等溶剂任意混合。

（三）非极性溶剂

1. 脂肪油　脂肪油多指植物油，常见的有豆油、麻油、花生油、棉籽油等。脂肪油能溶解脂溶性成分，如激素、挥发油等，不能与水、乙醇、甘油混合，多用于洗剂、搽剂等。

2. 液状石蜡　液状石蜡是从石油中分离所得的液状烃的混合物，分为轻质、重质两种。液状石蜡能溶解生物碱、挥发油等非极性物质，与水不能混溶，常作为软膏基质，与凡士林等混合使用。

二、软膏基质

软膏剂是美容制剂的常见剂型，由软膏基质及美容活性物质组成。理想的软膏基质必须满足以下条件：①均匀、细腻、具有适宜的稠度和涂展性；②对皮肤黏膜无刺激性，无致敏性，不影响皮肤正常生理功能；③性质稳定，不与美容活性物质发生反应；④容易清洗，不污染衣服和皮肤。

软膏基质分为油脂性基质、乳剂型基质、水溶性基质，可根据活性物质的理化性质、用药目的，选择适宜的软膏基质。

（一）油脂性基质

油脂性基质包括油脂类、烃类、类脂、合成或半合成油脂性基质等。油脂性基质性质稳定，对皮肤具有润滑、保护作用，与皮肤作用后能形成封闭性的油膜，促进皮肤水合作用，可有效防止皮肤干裂。但疏水性大，不易用水洗，与水溶液难以混合，因此不适用于有渗出液的创面、脂溢性皮炎等。

1. 油脂类 油脂类是指从动物或植物中提取而得的高级脂肪酸甘油酯及其混合物。此类基质化学性质不稳定，易受温度、氧气等因素影响发生分解、氧化和酸败等问题，需要加入抗氧化剂或防腐剂，常用的有棉籽油、花生油、橄榄油等。

橄榄油是由油橄榄果实直接冷榨而得的微黄色或微黄绿色液体，含有丰富的单不饱和脂肪酸、维生素 A、B 族维生素、维生素 D、维生素 E、维生素 K 及抗氧化物等，可有效消除皮肤皱纹，延缓肌肤衰老，外用涂抹皮肤还能抗击紫外线，降低患皮肤癌风险。橄榄油不仅可以作为软膏基质，还可以作为护肤活性物质使用。

2. 烃类 烃类是从石油中分离而得的各种烃的混合物，多为饱和烃，性质稳定，不易酸败。常用的有凡士林、液状石蜡、固体石蜡等。

（1）凡士林：凡士林是由分子量不同的烃类组成的半固体混合物，熔程为 36～38℃。化学性质稳定，不刺激皮肤和黏膜，有适宜的黏性和涂展性，对皮肤具有较强的软化、保护作用，但油腻性大，吸水性差。常与羊毛脂配伍使用以改善其吸水性。

（2）液状石蜡：液状石蜡是液体饱和烃混合物，在软膏基质中主要用于调节软膏稠度。

（3）固体石蜡：固体石蜡是各种固体饱和烃的混合物，熔程是 50～65℃，可与蜂蜡和鲸蜡等配伍使用，调节软膏硬度。

3. 类脂 类脂是高级脂肪酸与高级脂肪醇化合而成的酯类，具有一定的表面活性作用和吸收性，可与油脂类基质合用，也可用于增加乳膏基质的稳定性，常用的有羊毛脂、蜂蜡、鲸蜡等。

（1）羊毛脂：羊毛脂是指无水羊毛脂，为淡棕黄色黏稠状半固体，主要成分是胆固醇的棕榈酸酯及游离的胆固醇类，熔程为 36～42℃。羊毛脂具有良好的吸水性，可吸收其重量 2 倍的水，形成 W/O 型乳化剂。羊毛脂性质接近于皮脂，有利于美容活性物质进入皮肤，但其黏稠性较大，不宜单独用，常与凡士林配伍，改善凡士林的吸水性和渗透性。

（2）蜂蜡：蜂蜡可分为黄蜂蜡和白蜂蜡。白蜂蜡由黄蜂蜡精制而得，主要成分为棕榈酸蜂蜡醇酯，并含有少量的游离醇及游离酸。本品熔程为 62～67℃，为作用较弱的 W/O 型乳化剂，常用于 O/W 型乳膏，增加 O/W 乳膏基质的稳定性。

（3）鲸蜡：鲸蜡的主要成分为棕榈酸鲸蜡醇酯，并含有少量游离醇类，熔程是 42～50℃。与蜂蜡相似，鲸蜡一般用于增加基质稠度。鲸蜡也是作用较弱的 W/O 型乳化剂，常用于 O/W 型乳膏以增加基质的稳定性。

4. 合成或半合成油脂性基质 合成或半合成油脂性基质由各种油脂或原料合成，组成与油脂相似，而在稳定性、皮肤刺激性和透皮吸收方面都有显著的改善，常见的品种有硅酮、角鲨烷、羊毛脂衍生物、脂肪酸、脂肪醇和脂肪酸酯等，以下重点介绍前两种。

（1）硅酮：硅酮又称为硅油，是一系列不同分子量的聚二甲基硅氧烷的总称，常用的有二甲硅油和甲苯基硅油。硅酮化学性质稳定，对皮肤无刺激性、毒性小，具有良好的润滑性和涂展性，不妨碍皮肤正常生理功能。常与其他油脂性基质配伍制成防护性软膏。

（2）角鲨烷：角鲨烷是从深海鲨鱼肝脏中提取的角鲨烯，经氢化而制得的一种烃类油脂，故又名深海鲨鱼肝油。本品是由 6 个异戊二烯双键组成的碳氢化物，属于类萜结构，具有良好的皮肤渗透性、润滑性和安全性。

（二）乳剂型基质

乳剂型基质由油相、水相和乳化剂组成，常用的油相有硬脂酸、石蜡、蜂蜡、高级脂肪醇、凡士林、液状石蜡、植物油等。乳剂型基质不妨碍皮肤分泌物的分泌和水分蒸发，所以对皮肤的正常功能影响较小。

乳剂型基质可根据乳化剂的类型及油水两相的比例，分为 O/W 型与 W/O 型。其分类与乳剂一致。但由于乳膏剂为半固体，因此，其油相一般为半固体或固体。

1. O/W 型乳剂基质　O/W 型乳剂基质又称为雪花膏，含水量较高，能与水混合，油腻性小，易于涂布、清洗，透皮吸收快。由于该基质含水量高，在储存时，水分容易丢失导致乳膏变硬，或因微生物的污染，引起霉变。因此，O/W 型乳剂基质需加入保湿剂或防腐剂，以增加剂型的稳定性。

这类基质常用的乳化剂有硬脂酸钾、硬脂酸钠、硬脂酸三乙醇胺、十二烷基硫酸钠或聚山梨酯类等。用硬脂酸制成的 O/W 型乳剂基质用于皮肤不显油腻感，水分蒸发后留有一层硬脂酸薄膜，有保护作用。

最简单的 O/W 型乳膏，可由硬脂酸、碱、水和多元醇制备而得。硬脂酸除作为雪花膏的主要原料外，还是各种乳剂和洗发膏的原料，可作为乳化剂使用。硬脂酸镁、硬脂酸锌配制的香粉具有很好的黏附性，常用的碱有氢氧化钠、三乙醇胺、氢氧化钾等。多元醇常用的有鲸蜡醇(十六醇)、硬脂醇（十八醇）、甘油和丙二醇等，具体例子如下。

用硬脂酸三乙醇胺皂为乳化剂制成的基质（O/W 型）：

【处方】

硬脂酸	120g
单硬脂酸甘油酯	35g
液状石蜡	60g
凡士林	10g
羊毛脂	50g
三乙醇胺	4g
羟苯乙酯	1.5g
甘油	50g
蒸馏水	加至 1000g

【制法】　取硬脂酸、单硬脂酸甘油酯、液状石蜡、凡士林和羊毛脂，水浴加热至 85℃（油相），另取三乙醇胺、羟苯乙酯、甘油及蒸馏水适量，加热至 85℃（水相），缓慢加入油相中，搅拌至冷却，即得。

【处方分析】　本品为 O/W 型乳膏基质。硬脂酸、单硬脂酸甘油酯、液状石蜡、凡士林和羊毛脂为油相，三乙醇胺、羟苯乙酯、甘油及蒸馏水为水相。三乙醇胺与部分硬脂酸形成有机胺皂，可作为 O/W 型乳化剂。单硬脂酸甘油酯为弱 W/O 型乳化剂，与 O/W 型乳化剂合用，增加乳剂的稳定性和稠度，是辅助乳化剂。羟苯乙酯为防腐剂，甘油是保湿剂。

2. W/O 型乳剂基质 W/O 型乳剂基质，俗称为冷霜，易于涂布，油腻性比油性基质小，水分从皮肤表面蒸发时有和缓的冷却作用，常用的乳化剂有羊毛脂、胆固醇、司盘、钙皂等。

含钙皂的 W/O 型乳剂基质：

【处方】

硬脂酸	12.5g
蜂蜡	5.0g
单硬脂酸甘油酯	17.0g
地蜡	75.0g
白凡士林	67.0g
双硬脂酸铝	10.0g
液状石蜡	410ml
氢氧化钙	1.0g
羟苯乙酯	1.0g
蒸馏水	加至 1000g

【制法】 将硬脂酸、蜂蜡、地蜡、单硬脂酸甘油酯、白凡士林、液状石蜡和双硬脂酸铝水浴加热至 85℃（油相），另取氢氧化钙、羟苯乙酯溶于蒸馏水中，加热至 85℃（水相），缓慢加入油相中，搅拌至冷却，即得。

【处方分析】 本品为 W/O 型乳膏基质。硬脂酸、蜂蜡、地蜡、单硬脂酸甘油酯、白凡士林、液状石蜡为油相，氢氧化钙、羟苯乙酯及蒸馏水为水相。氢氧化钙与部分硬脂酸形成钙皂，与双硬脂酸铝同为 W/O 型乳化剂。单硬脂酸甘油酯为弱 W/O 型乳化剂，可增加乳剂的稳定性；液状石蜡用于调节基质稠度；羟苯乙酯为防腐剂。

（三）水溶性基质

水溶性基质多为天然或合成的高分子材料，该类基质可吸收组织渗出液，无油腻感，可用于湿润、糜烂创面。但其对皮肤润滑作用差，水分易蒸发，易霉变，需加入保湿剂及防腐剂。常用的水溶性基质有聚乙二醇、纤维素衍生物及卡波姆等。

1. 聚乙二醇 聚乙二醇为高分子聚合物，常用聚乙二醇 4000 和聚乙二醇 400 按一定比例混合制得适宜稠度的基质。聚乙二醇性质稳定，易溶于水、乙醇、三氯甲烷，不易霉败。部分含羟基、羧基的药物，如苯甲酸、水杨酸、苯酚等可与聚乙二醇发生络合，导致基质过度软化。聚乙二醇还会降低酚类、羟苯酯类防腐剂的抑菌能力。

2. 卡波姆 卡波姆是丙烯酸键合烯丙基蔗糖或季戊四醇烯丙醚的高分子聚合物，按黏度不同，可为 934、940、941 等规格。其商品名为卡波普（carbopol）。卡波姆易溶于水，可在水中迅速溶胀，但不溶解，水分散液呈酸性，黏度较低。加入碱调节其 pH 为 6～11，卡波姆逐渐溶解，黏度增大，可形成半透明状明胶。以卡波姆为基质的凝胶制剂，无油腻感，易于涂布，对皮肤具有较好的润滑性。因此，在美容制剂中使用较广。

3. 纤维素衍生物 纤维素衍生物是以纤维素高分子中的羟基与化学试剂发生酯化或醚化反应后的生成物。美容制剂中使用的多为纤维素醚类，主要包括甲基纤维素、羧甲基纤维素钠和羟丙甲纤维素等。

三、香粉类制剂的常用辅料

香粉类制剂是用于面部和身体的化妆品，常见的有香粉、爽身粉等。该类制剂为极细颗粒的粉末，将粉末涂布皮肤后可吸收皮肤表面的汗液，使皮肤具有滑爽感。另外，香粉类制剂还具有遮瑕等作用。该类制剂常用的固体辅料有滑石粉、高岭土、碳酸钙和氧化锌等。

（一）滑石粉

滑石粉是天然的硅酸镁化合物，由矿石经加工磨细而成。滑石粉是白色结晶状细粉末，不溶于水、冷酸或碱。优质的滑石粉具有润滑性，可黏附于皮肤表面，起吸收汗液、遮瑕、定妆等作用。因此，滑石粉常用于制备香粉、粉饼、胭脂、爽身粉等固体制剂。

（二）高岭土

高岭土是天然硅酸铝，由天然矿产经煅烧加工而成。高岭土是白色或接近白色的粉状物质，呈片状。其粉碎后色泽洁白、细致均匀，对皮肤具有较好的黏附性，可抑制皮脂分泌及吸收汗液，因此，常与滑石粉配伍使用。高岭土是制备香粉、粉饼、胭脂、水粉等美容制剂的常用辅料。

（三）碳酸钙

碳酸钙可分为轻质和重质两种。轻质碳酸钙由生石灰与二氧化碳反应而成。重质碳酸钙，是将一定浓度的氯化钙溶液，加至一定浓度的碳酸钠溶液中而制成。天然的碳酸钙，则是由天然的碳酸钙矿石磨成细粉而得。

碳酸钙为白色无光泽的粉末，具有吸收汗液和皮脂的能力，可除去滑石粉闪光的功效。碳酸钙是制备香粉、粉饼、胭脂、水粉等的美容制剂的常用辅料，因具有良好的吸收性，所以在制造粉类产品时，可用其作为香精混合剂。另外，碳酸钙作为粉质摩擦剂，用于牙膏的制备。

（四）氧化锌

氧化锌也称锌氧粉，由锌或锌矿氧化制得。氧化锌色泽洁白，粉末均匀，对皮肤具有干燥、杀菌和遮瑕等作用，因此，常用于香粉类产品，以增强制剂的遮盖能力。

四、膜剂常用辅料

膜剂，是指美容活性物质与适宜的成膜材料经加工制成的膜状制剂。制备时，需要使用成膜材料，保证制剂的成膜性。理想的成膜材料应具有良好的成膜与脱膜性能；化学性质稳定，不与制剂的其他物料发生反应；安全无毒，对皮肤无刺激性，不妨碍皮肤的正常功能。

常用的成膜材料如下所示。

1. 天然高分子材料 天然高分子材料多为可降解材料，但其成膜性稍弱，常与其他成膜材料合用，常用的有明胶、琼脂、淀粉等。

2. 合成高分子材料 合成高分子材料，成膜性能良好，价廉易得，在制剂配方中使用广泛。常用的有聚乙烯醇（PVA）、乙烯 - 乙酸乙烯共聚物（EVA）、纤维素类。

聚乙烯醇为最常用的成膜材料，由聚乙酸乙烯酯经醇解而成的结晶性高分子材料。根据聚合度和醇解度，可将聚乙烯醇分为不同的规格。目前，PVA05-88、PVA17-88 的型号使用较广。其中，"05" 和 "17" 表示聚乙烯醇的平均聚合度为 500 ~ 600 和 1700 ~ 1800。两者的 "88" 表示醇解度均为（88%±2%）。聚乙烯醇具有良好的成膜性、膜抗拉强度、柔韧性、吸湿性和水溶性，毒性与刺激性小，不易被微生物破坏，也不易滋生霉菌，是一种较理想的外用辅料。

第四章　常用美容药物及其功效

美容药物是指以美容为目的，用于美容治疗、保健和维护人体健美的药用物质及其制剂。美容药物可用于患有影响美容的疾病者，但更多的是用于追求美的健康人。

化妆品是指以涂抹、喷洒或者其他类似的方法，施于人体表面（皮肤、毛发、指甲、口唇等），以达到清洁、消除不良嗅味、保护、美容和修饰目的的日用化学产品。美容药物与化妆品的主要区别是前者要与机体发生相互作用，具有体内过程，而后者仅是涂抹在皮肤表面。

患者可通过临床应用美容药物达到美容的目的。美容药物的应用包含两个方面，内用和外用。内用以内服为主，也包括注射；外用以涂抹为主，也包括贴敷、熏洗等。美容药物主要用于处理皮肤表面的一些影响美容的病症。因大多数皮肤病如皮疹、癣、痤疮等在皮肤表面有形态学改变，除了本身存在着病变外，还直接影响人的容颜。另外，存在虽本质上并非病态，但影响容颜或不符合本人的意愿的情况，如黝黑皮肤、潮红皮肤（俗称红血丝）等。因此，美容药物的应用，不仅包括纯以美容为目的的用药，也包括对某些影响美容的疾病的治疗用药，在治疗原病症的基础上，恢复或达到美容的最终目的。下面内容重点介绍常用的美容药物及其功效、使用注意、不良反应等。

第一节　治疗性药物

一、消毒防腐药

消毒防腐药包括消毒药、防腐药两类。消毒药是指能杀死微生物的药物；而防腐药是指能抑制细菌生长和繁殖的药物，二者无明显的界限。它们杀菌或抑菌的效果主要取决于药物浓度及作用时间。比较起来，防腐药对细菌作用比较缓慢、对组织的伤害也较小，主要用于皮肤、黏膜及伤口的防腐，以及保持皮肤科外用制剂的无菌状态，而消毒药则常用于外科手术医师的洗手或为患者清洁皮肤，以及处理伤口、表皮和黏膜表面的污染。

消毒防腐药在应用时，可制成溶液剂（水溶液、甘油溶液、丙二醇溶液、乙醇溶液、异丙醇溶液、油溶液等）、乳剂、软膏剂及糊剂等。

消毒防腐药的种类颇多，虽大多直接作用于微生物，但有杀菌的、有抑菌的，在作用机制上也不尽相同，按其作用机制的不同分成三类。

（一）使蛋白质凝固变性的药物

1.醇类　醇类为常用消毒防腐剂，但不能用于破溃的皮肤，以免引起刺激和组织损伤。

乙醇（Ethanol）

乙醇又称酒精，为无色透明挥发性液体，有酒香味，易燃，可与水、甘油、甲醇、三氯甲烷及挥发油任意混合。

【临床应用】　20% 乙醇溶液具有防腐作用；75% 乙醇溶液穿透力最强，可用于皮肤消毒、器械浸泡等；乙醇常作为酊剂的溶剂，有杀菌、止痒、冷却、敛汗、除脂及清洁等作用。

【使用注意】　使用时应注意消毒浓度不宜过高；与硝酸、硝酸汞、硝酸银及水合氯醛为配伍禁忌。

苯氧乙醇（Phenoxyethanol）

苯氧乙醇为无色稍黏稠液体，味芳香，微溶于水，与丙酮、乙醇及甘油能任意混溶。

【药理作用】 对铜绿假单胞菌有较强的杀灭作用，对其他革兰氏阴性杆菌作用较差。

【临床应用】 常配成 2% 苯氧乙醇水溶液、油溶液或软膏剂，用于治疗铜绿假单胞菌性化脓性皮肤病。

三氯叔丁醇（Chlorobutanol）

三氯叔丁醇为白色结晶，有微似樟脑的特臭，易挥发，微溶于水，易溶于热水、乙醇、三氯甲烷、甘油、乙醚、液状石蜡、脂肪油及挥发油，在碱性溶液中不稳定，在酸性溶液中稳定。

【药理作用】 外用有杀灭细菌和真菌的作用。

【临床应用】 作为注射剂、滴眼剂中的防腐剂，浓度为 0.5%，有局麻、镇静、止痛等作用。用于治疗皮肤瘙痒及其他皮肤刺激性疾病，也可用于治疗鼻炎。软膏剂的浓度为 5% ～ 10%，滴鼻剂浓度为 1%。

2. 苯酚类

苯酚（Phenol）

苯酚为无色或微红色的结晶，有特臭，具引湿性，在水中溶解，在液状石蜡中略溶，易溶于乙醇、三氯甲烷、乙醚、甘油、脂肪油或挥发油。

【药理作用】 具有止痒、防腐、腐蚀等作用。

【临床应用】 0.5% ～ 3% 苯酚水溶液、油剂、酊剂或软膏有止痒、镇痛作用；5% ～ 10% 苯酚酊剂用于治疗小片状斑秃；20% 以上苯酚水溶液或纯品用于治疗局限性神经性皮炎、软下疳等；95% 苯酚具暂时性脱色作用；与等量樟脑研磨治手足癣、汗疱疹等。

【使用注意】 水合氯醛、樟脑、薄荷脑、冰片、间苯二酚、麝香草酚可减少苯酚的刺激性；本品与碘、溴、碱式乙酸铝溶液产生沉淀，而甘油可阻止沉淀生成。

3. 醛类

甲醛溶液（Formaldehyde Solution）

甲醛溶液又称福尔马林，为无色或几乎无色的澄明液体，有刺激性特臭，能刺激鼻喉黏膜，冷处久储易浑浊，可与水、乙醇任意混合。

【药理作用】 有防腐、消毒、止痒、收敛等作用。

【临床应用】 3% ～ 10% 甲醛溶液用于手足多汗症；1% ～ 3% 甲醛溶液用于治疗跖疣；常与高锰酸钾配合，用作房间消毒。

【使用注意】 与蛋白质、琼脂、明胶、可卡因或其他生物碱等生成不溶物；在碱性溶液中，还原作用增强。

4. 酸类

硼酸（Boric Acid）

硼酸为无色微带珍珠光泽的结晶或白色疏松粉末，有滑腻感，无臭，在沸水、沸乙醇或甘油中易溶。

【药理作用】 抑菌作用较弱，对皮肤黏膜无刺激性。

【临床应用】 2% ～ 4% 硼酸水溶液用于皮肤、黏膜、伤口、角膜等的冲洗、湿敷；4% 硼酸乙醇溶液用于治疗中耳炎及外耳道炎；4% 硼酸水溶液含漱治疗咽部及口腔炎症；5% 硼酸软膏用于烧伤、擦伤、皮肤溃疡、压疮等；10% 硼酸软膏用于灼伤及干燥皲裂性皮损。

【使用注意】　本品大量吸收后可出现恶心、呕吐、腹泻等症，严重者可因循环衰竭致死；洗液不宜用于大面积创伤或连续灌洗肉芽组织及擦洗乳头；禁止内服；婴幼儿慎用。

乳酸（Lactic Acid）

乳酸为无色或几乎无色的澄清黏稠液体，几乎无臭，味微酸，具引湿性，可与水、乙醇或乙醚任意混合，在三氯甲烷和苯中不溶。

【药理作用】　有强大的杀菌、杀病毒作用。

【临床应用】　用于空气消毒、阴道滴虫的治疗；也可用于腐蚀鸡眼和杀灭真菌。空气消毒通常每立方米用 1ml 乳酸，稀释 10 倍后加热熏蒸 30 分钟；阴道滴虫病用 1% 乳酸溶液冲洗阴道，每晚或隔晚一次；甲癣用复方乳酸涂剂涂甲。

硫酸锌（Zinc Sulfate）

硫酸锌为无色结晶或结晶性粉末，无臭，味涩；有风化性，在水中极易溶解，在甘油中易溶，在乙醇中不溶。

【药理作用】　有防腐、抑菌、止痒、收敛等作用。

【临床应用】　0.1%～0.5% 硫酸锌水溶液用于渗出糜烂的湿疹及皮炎，供湿敷或冲洗用；2.5% 硫酸锌软膏用于压疮、小腿溃疡等；4%～6% 硫酸锌洗剂用于脂溢性皮炎、寻常痤疮和酒渣鼻等；0.25%～0.5% 硫酸锌溶液，滴眼可用于结膜炎、沙眼等。

（二）干扰微生物酶系统的药物

1. 卤素类

碘（Iodine）

碘为灰黑色或蓝黑色，有金属光泽的片状结晶或块状物，质重、脆，有特臭，在常温下能挥发。易溶于乙醇、乙醚或二硫化碳，溶于三氯甲烷，在四氯化碳中略溶，几乎不溶水。

【药理作用】　对细菌、芽孢、病毒、原虫都有强大的杀灭作用。

【临床应用】　皮肤及手术部位消毒用 2% 及 3%～5% 碘酊，待稍干后再用 70% 乙醇溶液将碘擦去；口腔黏膜、牙龈感染及口腔慢性炎症局部涂抹 1% 碘甘油。

【使用注意】　本品对皮肤黏膜有刺激，不宜用于破损皮肤、眼及口腔黏膜的消毒。新生儿慎用。

含氯石灰（Chlorinated Lime）

含氯石灰又称漂白粉，为灰白色颗粒性粉末，有氯臭，在空气中即吸收水分与二氧化碳而缓缓分解，如遇酸则迅速放出氯气，在水或乙醇中部分溶解，本品不稳定，储藏过 1 年，即可丧失大部分活性。

【药理作用】　本品含有效氯 2.5%～3.5%，对细菌、芽孢、病毒均有杀灭作用。对组织有强大的刺激作用。

【临床应用】　主要用于以下方面的消毒。①饮水消毒：每 1000ml 水中加本品 16～32mg，搅匀，30 分钟后方可使用。②餐具、非金属器具及无色衣物消毒：用 0.5% 含氯石灰溶液浸泡。③浴室、厕所消毒：用 1%～3% 含氯石灰溶液喷洒或擦拭。④处理患者排泄物：用 10%～20% 含氯石灰乳状液或干粉，亦可用于冲洗化脓性伤口。

【使用注意】　本品禁用于金属制品及有色织物，如无氯臭即失效，氯臭减弱应增加用量。吸入易中毒，对皮肤有刺激性。水溶液久储易失效，溶液应临用时新鲜配制，遇易燃、易爆物质易引起爆炸。

2. 氧化剂

过氧化氢（Hydrogen Peroxide）

过氧化氢为无色澄明液体，无臭或有类似臭氧的臭气，遇氧化物或还原物即迅速分解并产生泡沫，遇光易变质。浓过氧化氢溶液应含 26% ~ 28%（g/g）的过氧化氢（H_2O_2）；过氧化氢溶液（双氧水）应含 2.5% ~ 3.5%（g/g）的过氧化氢。

【药理作用】 有防腐、消毒、除臭及清洁创面的作用。

【临床应用】 清洁创面用 2.5% ~ 3.5% 的过氧化氢溶液，本品除用于有恶臭不洁的创面外，尤适用于厌氧菌感染及破伤风、气性坏疽的创面，视病情每日可用数次。1% ~ 1.5% 过氧化氢溶液含漱用于治疗咽炎、口腔炎、扁桃体炎等。用 3% 过氧化氢溶液清除耳道脓液。20% 过氧化氢溶液具有脱色作用，用于治疗雀斑、黄褐斑等。

过氧乙酸（Peracetic Acid）

过氧乙酸为无色或淡黄色的透明液体，有强烈酸败臭味，具强酸性，易挥发，可与水任意混合。对热不稳定，加热可发生爆炸。

【药理作用】 本品为高效、速效、低毒、广谱抗菌剂，对细菌、芽孢、病毒和真菌均有杀灭作用。

【临床应用】 0.5% 过氧乙酸溶液用于衣服、注射器及器械浸泡消毒；医务人员洗手消毒用 0.2% 过氧乙酸溶液浸泡 2 分钟；0.2% 过氧乙酸溶液用于喷雾消毒病房、家具、门窗等；以 0.5% 过氧乙酸溶液熏蒸消毒空间（30ml/m²）；外用 1% 过氧乙酸溶液浸泡治甲癣（浸泡 20 分钟、3 次 / 日、连续 2 周）；0.5% 过氧乙酸溶液局部用于治疗手足癣等。

高锰酸钾（Potassium Permanganate）

高锰酸钾为黑紫色、细长的棱形结晶或颗粒，带蓝色的金属光泽，无臭，与某些有机物或还原性物质接触易发生爆炸。在沸水中易溶，在水中溶解。

【药理作用】 本品消毒、除臭及杀菌较过氧化氢强，且不产生泡沫，但作用短暂、表浅。

【临床应用】 外用皮肤、黏膜、创面消毒可用 0.1% 高锰酸钾水溶液冲洗；洗胃用 0.01% ~ 0.02% 高锰酸钾水溶液；坐浴、阴道冲洗用 0.02% ~ 0.1% 高锰酸钾水溶液；水果、餐具用 0.1% 高锰酸钾水溶液消毒。

【使用注意】 本品水溶液不稳定，久置易还原变成棕黄色而失效，故宜新鲜配制。消毒部位着色，可用过氧化氢或草酸溶液洗脱。忌与甘油、糖、碘等还原剂研合，以免引起爆炸。

3. 重金属盐

汞溴红（Merbromin）

汞溴红又称红汞、220，为绿色带光泽片状结晶或颗粒，易溶于水，难溶于醇、乙醚及三氯甲烷。

【药理作用】 本品抑菌作用弱，穿透力差，对芽孢无效，对组织的刺激性小。

【临床应用】 用于皮肤、黏膜创面消毒及手术前局部消毒，达到收敛、防腐的目的，可制成浓度为 2% ~ 4% 的药水、软膏。

【使用注意】 本品不能与碘酊同用，因可生成有毒的碘化汞钾。对汞过敏者忌用。大面积伤口不宜用。

硫柳汞（Thiomersal）

硫柳汞为微黄色结晶性粉末，微有特臭、遇光易变质。易溶于水，溶于乙醇，几乎不溶于苯和乙醚。

【药理作用】　本品抑菌作用比汞溴红强，对组织几乎无刺激性。

【临床应用】　用于皮肤消毒、黏膜消毒，也用于器械消毒。黏膜消毒用浓度为 0.05% ～ 0.1% 水溶液，皮肤消毒用酊剂。

【使用注意】　使用时忌与酸、碘接触。不宜用于化脓性伤口。

（三）改变胞质通透性的药物

苯扎溴铵（Benzalkonium Bromide）

苯扎溴铵又称新洁尔灭。常温下为黄色胶状体，低温时可逐渐形成蜡状固体。嗅芳香，味极苦。水溶液呈碱性反应，振摇时产生大量泡沫。在水或乙醇中易溶，在丙酮中微溶，在乙醚或苯中不溶。

【药理作用】　本品抗菌谱广、杀菌力强，去垢作用强而快，无刺激性，对金属制品无腐蚀作用。

【临床应用】　用于手、皮肤、黏膜、泌尿、妇产、耳鼻喉各科消毒杀菌，亦用于器械等的消毒。本品 0.05% ～ 0.1% 溶液用于手术前洗手，餐具消毒；0.01% ～ 0.05% 溶液用于皮肤、器械消毒；0.01% 溶液用于黏膜消毒；0.1% 溶液用于真菌感染。

【使用注意】　本品忌与阴离子清洁剂如肥皂、合成洗涤剂合用。避免使用铝制容器。不适宜于膀胱镜、眼科器械、合成橡胶及饮用水或排泄物消毒。

醋酸氯己定（Chlorhexidine Acetate）

醋酸氯己定又称醋酸洗必泰，为白色或几乎为白色的结晶性粉末，无臭，味苦。在乙醇中溶解，在水中微溶。

【药理作用】　本品为双胍类高效、广谱杀菌剂，比苯扎溴铵等消毒药作用强。即使在血或血清存在下仍有效。很少有局部刺激性及过敏反应。

【临床应用】　用于手术前消毒，亦可用于脓皮病、感染性湿疹等感染性皮肤病的湿敷。手消毒用 0.02% 溶液；创面消毒用 0.05% 溶液；皮肤消毒用 0.5% 乙醇（70%）溶液；器械消毒用 0.1% 溶液；对脓皮病、感染性湿疹等可用 0.05% ～ 0.1% 水溶液湿敷；对毛囊炎、脂溢性皮炎等用 0.5% 乙醇（70%）溶液外擦；灼伤用 0.5% 乳膏或气雾剂。乳膏剂亦可用作阴道镜的润滑剂和用于阴道周围皮肤消毒，亦可制成口腔溃疡膜。

【使用注意】　本品偶致皮肤过敏；与肥皂、碱相遇效力减弱；忌与碘、高锰酸钾及升汞等配伍。

消毒净（Myristylpicoline Bromide）

消毒净为白色结晶性粉末，无臭，味苦，微有刺激。易溶于水及乙醇，微溶于丙酮和乙酸乙酯，不溶于苯和乙醚。

【药理作用】　本品杀菌力较苯扎溴铵强，刺激性小。

【临床应用】　常用于手、皮肤、黏膜、器械等的消毒。手、皮肤及器械等的消毒用 0.1% 水溶液，手、皮肤消毒 5 ～ 10 分钟，器械消毒 30 分钟。黏膜消毒用 0.02% 的水溶液。手术皮肤消毒用 0.1% 乙醇液，可用碘酊代替。

（四）其他

鱼石脂（Ichthammol）

鱼石脂系植物油（豆油、桐油、玉米油等）经硫化，磺化，再与氨水反应后得到的混合物，通常为棕黑色黏稠性液体，液层较厚时为黑色。本品有特臭，在水中溶解。

【药理作用】 有角质形成、角质溶解、促进化脓、消炎、收敛等作用。

【临床应用】 1%～5% 有角质形成作用；10% 以上有角质溶解、促进化脓、消炎、收敛等作用；10%～50% 的软膏，10% 的糊剂、洗剂或纯品用于冻疮、烫伤、疖肿等；1%～5% 糊剂、洗剂、油膏用于汗疱疹、湿疹、皮炎等。

【使用注意】 本品与明矾、硫酸锌、乙酸铅、硫酸铜、硝酸银、升汞生成沉淀；遇酸生成树脂状团块；其水溶液可使生物碱及其盐沉淀；与氢氧化碱、碳酸碱配合放出氧气。

甲紫（Methylrosanilinium Chloride）

甲紫又称龙胆紫，为深绿紫色的颗粒性粉末或绿紫色有金属光泽的碎片，臭极微。本品在乙醇、三氯甲烷中溶解，在水中略溶，在乙醚中不溶。

【临床应用】 常用 1%～2% 溶液、糊剂等，外用于皮肤黏膜的化脓性感染及念珠菌感染。本品在热水中溶解度较大故可用热蒸馏水配制，另可用 5% 乙醇助溶，缩短配制时间。

三氯甲烷（Chloroform）

三氯甲烷为无色挥发性液体，有特臭，味微甜，随后有烧灼感，遇光易变质。本品与乙醇、乙醚、脂肪油、挥发油或一般的有机溶剂均能混合，在水中微溶。

【药理作用】 作为溶剂，又可作为防腐药。

【临床应用】 用于清洗树脂、脂肪、焦油、柯桠素及软膏残迹等。用作柯桠素的溶剂，有抗氧及减轻柯桠素刺激的作用。

氨溶液（Ammonia Solution）

氨溶液为无色的澄清液体，有强烈刺激性特臭，易挥发，显碱性反应。本品能与水、乙醇任意混合。浓氨溶液含氨（NH_3）应为 25%～28%（g/g）；稀氨溶液含氨应为 9.5%～10.5%（g/g）。

【药理作用】 本品外用有局部止痒、止痛及消毒防腐作用。

【临床应用】 用于手术前洗手和治疗昆虫蜇伤。手消毒用 0.01% 溶液；昆虫蜇伤用 25% 搽剂局部涂抹。

二、抗 菌 药

目前，抗菌药的全身应用较局部用药广泛得多，但用于皮肤黏膜细菌性感染的治疗药物种类仍较多。许多应用已久的抗菌药如汞制剂、依沙吖啶、呋喃西林、甲紫、碘酊等迄今仍被广泛应用。

治疗原发性脓皮病（如脓疱疮、表浅性毛囊炎等）及预防继发性感染（如湿疹、体癣、虫咬症、溃疡、糜烂等），可用抗菌药的外用制剂，使用时应注意抗菌药外用与内服、注射一样可产生过敏反应。

抗菌药的作用机制因其结构的不同而不同，有关内容将在药理学中讲到。下面将美容药剂学中使用的抗菌药按其结构的不同进行分类，对他们的作用、副作用分别介绍如下。

（一）抗生素

莫匹罗星（Mupirocin）

莫匹罗星又称百多邦，为外用广谱抗生素。

【药理作用】 本品低浓度时具抑菌作用,高浓度时具杀菌作用。本品对与皮肤感染有关的各种革兰氏阳性菌及大多数革兰氏阴性菌有一定的抗菌作用,尤其对葡萄球菌和链球菌高度敏感,对多种耐药菌同样有效,且与其他抗生素无交叉耐药性。

【临床应用】 临床适用于各种细菌性皮肤感染,如脓疱疹、疖病、毛囊炎等原发性皮肤感染及湿疹合并感染、溃疡合并感染、创伤合并感染、继发性感染等。其软膏剂以聚乙二醇为基质,局部涂于患处,3 次 / 日,5 日为一疗程,必要时可重复一疗程,患处可用敷料包扎或覆盖。

【不良反应】 使用本品时,用药局部偶见烧灼感、蜇刺感及瘙痒等,一般不需停药。

【使用注意】 对本品及聚乙二醇过敏者禁用。莫匹罗星软膏配方不适于眼或鼻内使用,如误入用水冲洗即可。有中度或严重肾损害者及孕妇慎用。

硫酸新霉素（Neomycin Sulfate）

硫酸新霉素为白色或类白色粉末,无臭,有引湿性。本品极易溶于水,水溶液呈右旋光性,在乙醇、乙醚或丙酮中几乎不溶。

【药理作用】 本品为广谱抗生素。

【临床应用】 外用主要用于治疗皮肤、黏膜的感染,如烧伤、创伤、溃疡、脓疱疹、疖痈、外耳炎、结膜炎和眼睑炎等。

杆菌肽（Bacitracin）

杆菌肽为类白色至淡黄色粉末,无臭,味苦,有引湿性。本品易被氧化剂破坏,在溶液中能被多种重金属盐类沉淀,易溶于水,在乙醇中溶解,在丙酮、三氯甲烷或乙醚中不溶。

【药理作用】 抗菌谱与青霉素相似,对革兰氏阳性菌和阴性菌均有杀菌作用。本品可耐酸、耐酶,但口服后很少吸收。对肾脏毒性大,一般不作全身用药,仅供局部外用。细菌对本品的耐药性发展很慢。本品与青霉素、新霉素、多黏菌素 B 有协同抗菌作用。

【临床应用】 常用 500 ~ 1000U/g 的软膏。本品可与 1% 新霉素合用,配成复方新霉素杆菌肽软膏。

【使用注意】 本品水溶液或软膏局部应用很少产生刺激或中毒,也极少发生过敏反应。软膏剂比水溶液稳定。

利福平（Rifampicin）

利福平为鲜红色或暗红色的结晶性粉末,无臭,无味,易溶于三氯甲烷,溶于甲醇,几乎不溶于水。

【药理作用】 本品对结核杆菌特别是耐药性结核杆菌引起的感染具有高效抗菌作用;对麻风杆菌有杀菌作用;对革兰氏阳性菌有较强的作用;对大型病毒和沙眼衣原体也有抑制作用。

【临床应用】 外用可治疗感染性病灶,眼科滴眼。乳膏常用 1% 浓度,眼科则用 0.1% 浓度的眼药水。

氯霉素（Chloramphenicol）

氯霉素为白色或微带黄绿色的针状、长片状结晶或结晶性粉末,易溶于甲醇、乙醇、丙酮或丙二醇,微溶于水。

【药理作用】 本品为广谱抗生素。

【临床应用】 可外用治疗痤疮、酒渣鼻、脂溢性皮炎等。

盐酸金霉素（Chlortetracycline Hydrochloride）

盐酸金霉素为金黄色或黄色结晶，无臭，味苦，遇光色渐变暗，微溶于水，几乎不溶于丙酮、乙醚。

【药理作用】 其抗菌谱同四环素，不良反应大。

【临床应用】 现仅供局部外用，供皮肤化脓性感染和眼部感染的治疗，用于泡性角膜炎、结膜炎、沙眼等。

红霉素（Erythromycin）

红霉素为白色或类白色的结晶或粉末，无臭，味苦，微有引湿性。易溶于甲醇、乙醇或丙酮，极微溶于水。

【药理作用】 本品抗菌谱与青霉素相似，主要对革兰氏阳性菌如金黄色葡萄球菌、溶血性链球菌、肺炎球菌、梭状芽孢杆菌等，均有强大的抗菌作用；对革兰氏阴性菌及某些分枝杆菌也有一定的抑制作用。

【临床应用】 常用 0.5% ～ 1% 软膏、洗剂、凝胶剂，用于化脓性皮肤病和寻常痤疮的局部治疗。本品与维 A 酸类药物或过氧化苯甲酰合用，对寻常痤疮的疗效更佳。

（二）化学抗菌药

碘（Iodine）

碘有强大的杀细菌、真菌及芽孢的作用。详见消毒防腐药。

呋喃西林（Nitrofural）

呋喃西林为柠檬黄色结晶性粉末，无臭，味苦。遇光颜色渐变深。微溶于水，几乎不溶于乙醚或三氯甲烷。

【药理作用】 本品抗菌谱广，对多数革兰氏阳性菌和革兰氏阴性菌都有抑制作用。

【临床应用】 本品内服毒性大，常作表面消毒剂，用于治疗各种局部炎症及化脓性感染，亦用于慢性咽炎及急性扁桃体炎时漱口。冲洗用 0.001% ～ 0.01% 水溶液，涂抹用软膏或糊剂。

【使用注意】 外用有时可引起过敏反应。水溶液可用蒸馏水或生理盐水配制，加热可加速溶解，加入聚乙二醇可提高其溶解度。

磺胺嘧啶银（Sulfadiazine Silver）

磺胺嘧啶银又称烧伤宁。白色或类白色的结晶性粉末，遇光或热易变质。在水、乙醇或乙醚中均不溶，微溶于氨水中。

【药理作用】 适用于治疗烧烫伤感染，此外还可促进创面干燥、结痂和早期愈合。

【临床应用】 可用 1% ～ 2% 的乳膏、软膏及 2% 混悬剂。

【使用注意】 洗涤剂不能用过氧化氢溶液；涂药部位遇光渐变成深棕色；应用粉剂、乳膏、软膏时有轻度刺激性，换药后有一过性疼痛，用前应严格清创，彻底消毒。

环丙沙星（Ciprofloxacin）

环丙沙星又称环丙氟哌酸。白色或类白色的结晶性粉末，味苦。不溶于水，易溶于碱性溶液中，并逐渐分解，在酸性溶液中易溶。

【药理作用】 与诺氟沙星相似，对各种革兰氏阳性菌和革兰氏阴性菌都有强大的抑菌作用。

【临床应用】 外用主要用于脓疱疹、疖肿、毛囊炎、外伤继发感染、痤疮化脓感染、湿疹、癣合并感染及其他化脓性皮肤病，制成乳膏，局部涂抹，2 次 / 日。

甲硝唑（Metronidazole）

甲硝唑又称灭滴灵，为白色或微黄色结晶或结晶性粉末，有微臭，味苦而略咸。在乙醇中略溶，在水或三氯甲烷中微溶，在乙醚中极微溶解。

【药理作用】　为抗阿米巴、抗滴虫和广谱抗厌氧菌药；对毛囊虫有杀灭作用，对牙周病的梭状芽孢杆菌有抑制作用。

【临床应用】　用1%新霉素和甲硝唑乳膏治疗痤疮，对一些厌氧菌引起的化脓性感染亦可应用。

（三）染料杀菌药

依沙吖啶（Ethacridine）

依沙吖啶又称利凡诺、雷佛奴尔，为鲜黄色结晶性粉末，易溶于沸水，溶于冷水，微溶于乙醇，不溶于乙醚。本品水溶液呈黄色，并有绿色荧光，可加热煮沸。

【药理作用】　本品对少数革兰氏阴性菌及革兰氏阳性菌尤其是链球菌有较强的抑菌作用。本品毒性低、无刺激性，但作用缓慢。

【临床应用】　用于外科创伤、皮肤、黏膜化脓性感染的洗涤及湿敷。

【使用注意】　遇光逐渐变质，且毒性增强，颜色变褐色时失效，可加0.01%硫代硫酸钠作稳定剂；本品与含氯溶液、氯化物、苯酚、碘制剂、碱性药物等有配伍禁忌。

甲紫（Methylrosanilinium Chloride）

【药理作用】　本品对革兰氏阳性菌杀菌作用强。

【临床应用】　可配成1%～2%水溶液、0.5%～1%酊剂、2%～10%糊剂与软膏，可用于白念珠菌感染、脓疱疹及湿疹等。

（四）氧化剂杀菌药

这类杀菌药包括高锰酸钾（用1∶10 000～1∶5000浓度）及3%过氧化氢溶液，皆可消毒去臭。1∶85 000碘溶液15分钟即可杀死絮状表皮癣菌。0.05%的碘溶液在1分钟内能杀死大部分细菌，在15分钟内能杀死潮湿的芽孢。过氧乙酸为用途广、作用快而强的消毒剂，其效果强于乙醇、苯酚、煤酚皂溶液、乳酸、乙酸、苯扎溴铵、次氯酸钠及甲醛等，在常温及低温下均有杀菌作用，如浓度、温度提高，其杀菌作用随之增强。

三、抗真菌药

这类药可抑制或杀灭致病性真菌，包括酵母样真菌和放线菌，以治疗或预防真菌感染。美容药剂学涉及的外用抗真菌药主要适应证为皮肤病和黏膜真菌病。通常，平滑皮肤真菌感染的治疗至少需持续用药4周；头癣为获痊愈，其治疗也需4～6周；甲癣则需6～12个月。

一般情况下，无须几种抗真菌药物混合外用，也不宜配伍类固醇激素，以免因其"伪装"效果而误事。

抗真菌药外用制剂大体上分为两类，即抗浅部真菌剂和抗深部真菌剂。有些药物则对浅部、深部真菌感染都有效。

外用抗真菌制剂通常主要由三部分组成，即角质剥脱剂，一般主张用5%～30%水杨酸，对趾部感染很有效；防腐剂与抗真菌剂，多为染料类，如怀氏（Whitfield）软膏由较弱的抑菌剂（6%苯甲酸）和角质松解剂（3%水杨酸）组成；局部抗真菌剂，应用较多的是咪唑类，其作用特点是作用快且抗菌谱广，除偶有局部刺激外，几乎无明显的不良反应，已广泛应用。

现将外用抗真菌药物的主要品种介绍如下。

制霉菌素（Nystatin）

制霉菌素又称米可定。本品为酸碱两性的浅黄色至浅棕色结晶性粉末，有谷物臭，具引湿性，在水、三氯甲烷、丙酮、乙醚中均不溶，微溶于甲醇、乙醇、丁醇等短链醇中。本品对光、热、氧化剂、强酸及强碱极不稳定，在水及血浆中很快分解。

【药理作用】 本品为既能抑制又能杀灭真菌的多烯类抗生素，虽为广谱抗真菌药，但抗菌作用弱。

【临床应用】 临床上除外用治疗白念珠菌感染外，口服对系统性白念珠菌感染及其他深部真菌感染，如新型隐球菌、荚膜组织胞浆菌、曲菌均有抑制作用。皮肤黏膜外用，常采用1万～10万 U/ml 的甘油剂、洗剂或5万～10万 U/ml 的乳膏、软膏剂等，也可制成栓剂，用于阴道白念珠菌感染。

克霉唑（Clotrimazole）

克霉唑为白色或微黄色的结晶性粉末，无臭，无味，易溶于甲醇或三氯甲烷，可溶于乙醇或丙酮，几乎不溶于水。

【药理作用】 对深部真菌感染的效能强于制霉菌素。但本药吸收不规则，且毒性大。

【临床应用】 因毒性大，临床上主要供外用，治疗皮肤浅部真菌病，如手足癣、体股癣和耳道、阴道真菌病，但对头癣及甲癣无效。常用1%乳膏或软膏。

咪康唑（Miconazole）

咪康唑又称达克宁，为白色结晶或结晶性粉末，无味，几乎不溶于水和乙醚，微溶于三氯甲烷，溶于乙醇。

【药理作用】 本品为人工合成的高效、安全、广谱抗真菌药，对临床致病真菌几乎都有抑制作用。

【临床应用】 对真菌性角膜溃疡安全有效，对一些浅部真菌并伴有继发感染者亦适用。常用的剂型有搽剂、乳膏等。

托萘酯（Tolnaftate）

托萘酯又称杀癣灵、癣退、发癣退。淡黄色片状结晶性粉末，有微臭。几乎不溶于水，微溶于乙醇，溶于丙酮、乙醚、聚乙二醇400，易溶于三氯甲烷。

【药理作用】 本品为仅供外用的抗真菌药物，对由红色癣菌、絮状表皮癣菌、石膏样毛癣菌、须发毛癣菌、小孢子癣菌等多种真菌引起的无毛发部位及皮肤间摩擦部位的真菌感染有效。

【临床应用】 主要适用于治疗手足癣、体癣、股癣及花斑癣。本品表皮吸收不佳，不能透入毛根及指甲内，对头癣、甲癣的治疗，可与全身用药同时进行。对念珠菌感染无效。用于治疗手足癣时可与角质溶解剂合用或加入吸收促进剂，以提高疗效。常用剂型有软膏（2%）、乳膏（1%）。

升华硫（Sublimed Sulfur）

升华硫为黄色结晶性粉末，微臭，几乎不溶于水、乙醇，溶于乙醚、三氯甲烷、松节油及脂肪油。

【药理作用】 本品有杀虫、杀真菌、角质形成、角质溶解和抗皮脂溢出的作用。

【临床应用】 5%硫黄制剂用于患疥疮的婴幼儿、孕妇及哺乳期妇女，安全有效，一般常用5%～10%软膏和洗剂；痤疮、脂溢性皮炎、酒渣鼻可用5%～10%洗剂、乳剂。

【使用注意】 本品与氧化剂共研，易爆炸。本品易燃，保存应远离火源。

阿司匹林（Aspirin）

阿司匹林又称乙酰水杨酸，为白色结晶或结晶性粉末，无臭或微带乙酸臭，味微酸。本品遇湿空气即缓缓水解成水杨酸与乙酸，水溶解液显酸性反应，易溶于乙醇，可溶于乙醚和三氯甲烷，微溶于水或无水乙醚，在氢氧化钠溶液或碳酸钠溶液中溶解，但同时分解。

【临床应用】　本品粉末外用可治疗糜烂型足癣，也可与其他抗菌药物合用治疗皮肤菌病。

硫代硫酸钠（Sodium Thiosulfate）

硫代硫酸钠又称大苏打，为无色、透明的结晶或结晶性细粒，无臭，味咸。本品在干燥空气中有风化性，在湿空气中有潮解性，水溶液显微弱的碱性。本品在水中极易溶解，在乙醇中不溶。

【药理作用】　本品既是解毒、杀虫、抗真菌药，又是氰化物解毒剂。

【临床应用】　临床上常用于治疗疥疮、花斑癣等皮肤病。

盐酸（Hydrochloric Acid）

盐酸为无色发烟的澄明液体，有强烈的刺激臭，呈强酸性。《中国药典》规定盐酸含 HCl 应为 36.0% ～ 38.0%（g/g）；稀盐酸含 HCl 应为 9.5% ～ 10.5%（g/ml）。

【药理作用】　主要作酸化剂。

【临床应用】　外用时为稀盐酸与 40% 硫代硫酸钠溶液先后使用，生成新生态硫，用于治疗疥疮、花斑癣等皮肤病。

水杨酸（Salicylic Acid）

水杨酸又称柳酸，为白色细微的针状结晶或白色结晶性粉末，无臭或几乎无臭，味微甜，水溶液显酸性反应。本品易溶于乙醇或乙醚，可溶于沸水，微溶于水，略溶于三氯甲烷。

【药理作用】　本品可抑制细菌和真菌的生长，并有止痒作用。

【临床应用】　本品浓度为 1% ～ 2% 时有角质形成作用；3% 时有止痒作用；5% ～ 20% 时有角质溶解和角质剥脱作用；20% 以上有腐蚀作用；3% ～ 6% 时有抗真菌作用。常与苯甲酸合用，配成酊剂及糊剂、火棉胶剂等。局部应用尚有抑制汗腺分泌作用。

【使用注意】　本品若变红或更深，不可供药用；遇铅、银、汞、锌等金属盐类，则生成不溶性沉淀；遇碳酸盐即放出二氧化碳；遇碘化钾溶液，则析出碘；与肥皂配伍能逐渐析出油状脂肪酸；与含吐温类乳膏剂配伍时，则破坏乳剂系统；忌用铁器配制或储存。

苯甲酸（Benzoic Acid）

苯甲酸又称安息香酸。本品为白色有丝光的鳞片或针状结晶或结晶性粉末，无臭或微臭，在热空气中微有挥发性；水溶液显酸性反应。本品易溶于三氯甲烷、乙醇或乙醚，可溶于沸水，微溶于水。

【药理作用】　本品可抑制细菌和真菌的生长。

【临床应用】　本品在酸性溶液中，0.1% 的浓度即可抑制细菌和真菌的生长。常用 6% ～ 12% 的浓度，与水杨酸配成酊剂和软膏，用于治疗表浅真菌病或角化性慢性皮肤病。

【使用注意】　本品遇软皂开始软化，逐渐游离出脂肪酸；本品与薄荷脑、酚共研能潮解或液化；硼砂、柠檬酸的碱金属盐及磷酸钠能增加苯甲酸在水中的溶解度。

冰醋酸（Glacial Acetic Acid）

冰醋酸又称冰乙酸，为无色的澄明液体或无色的结晶块，有强烈的特臭。本品与水、乙醇、甘油或多数挥发油、脂肪油均能任意混合。

【药理作用】　本品有杀菌、止痒、溶解角质作用。

【临床应用】 用于腐蚀胼胝、雀斑、鸡眼、疣赘。1% 溶液用于止痒；0.5% 溶液用于烧伤、烫伤感染；7% 水溶液用于手足多汗症；10% 溶液用于浅部真菌病，如手、足、体癣、花斑癣等，供外涂或浸泡，有较好的效果；30% 的溶液可用于甲癣的治疗，供外涂用。

十一烯酸（Undecylenic Acid）

十一烯酸为浅黄色至黄色液体，遇冷则成乳白色的结晶性团块，有特臭。本品能与乙醇、三氯甲烷、乙醚、脂肪油或挥发油任意混合。几乎不溶于水。

【药理作用】 本品能抑制真菌的繁殖。

【临床应用】 用于治疗各种皮肤病如头癣、手足癣、体股癣及皮肤和黏膜念珠菌病。常用其 5% ～ 10% 酊剂，20% 软膏或 2% 粉剂。

【使用注意】 用于黏膜的浓度不宜大于 1%。

十一烯酸锌（Zinc Undecylenate）

十一烯酸锌为白色无定形粉末，熔点为 116 ～ 121℃。几乎不溶于水或乙醇。

【药理作用】 本品为十一烯酸盐类中杀真菌作用最强的一种，能抑制真菌的繁殖。

【临床应用】 多与十一烯酸合用，配制成 20% 的软膏或粉剂，治疗各种浅部真菌病及真菌性阴道炎，其中对手足癣的治疗疗效较好。

【使用注意】 浓度过大时对组织有刺激；若有局部溃烂，应暂停使用。

四、抗病毒药

病毒性皮肤病是常见疾病。近年来，尖锐湿疣、带状疱疹的发病率明显提高。

抗病毒药有的只抑制 DNA 病毒，如阿昔洛韦；有的对 RNA 病毒有作用，如利巴韦林。此外，吗啉胍、干扰素及其诱导剂也有较好的抗病毒作用。目前，治疗病毒性皮肤病尚缺特异的化学药物，且供外用的也甚少。

阿昔洛韦（Acyclovir）

阿昔洛韦又称无环鸟苷，为白色结晶性粉末，无臭，无味，微溶于水。

【药理作用】 本品为广谱抗病毒药。对 1、2 型单纯疱疹病毒及水痘带状疱疹病毒高度有效，而对哺乳动物宿主细胞毒性很低，毒性也小于其他抗病毒药，并与其他抗病毒药无交叉耐药性。

【临床应用】 可配成 0.1% 滴眼剂，2% ～ 3% 眼膏或乳膏。临床主要用于治疗单纯疱疹性角膜炎。乳膏用于皮肤单纯疱疹病毒感染，包括初次及复发性生殖器疱疹及唇疱疹。

【使用注意】 用药宜尽量早，一旦发病，立即涂药，同时最好轻轻刺破皮损，将药涂在与皮损相仿的小布片上，然后敷于皮损上，3 次 / 日。

酞丁安（Ftibamzone）

酞丁安又称增光素、V6133。黄色结晶性粉末，无臭，味微苦，遇光颜色渐变深。易溶于 N,N-二甲基甲酰胺，微溶于三氧六环，在水、乙醇或乙醚中几乎不溶。

【药理作用】 为我国创制的抗沙眼衣原体药，作用比金霉素强 10 倍，另外有抗病毒作用。

【临床应用】 在眼科主要用于治疗沙眼及单纯疱疹性角膜炎等。对尖锐湿疣也有效。临床上常用酞丁安滴眼剂（0.1%）和眼膏（0.1%）；0.2% 酞丁安乳膏在皮肤科常用。

碘苷（Idoxuridine）

碘苷又称疱疹净，为无色结晶或白色结晶性粉末。本品极微溶于水，微溶于甲醇、乙醇、丙酮，几乎不溶于三氯甲烷、乙醚，在酸性水溶液中稳定。

【药理作用】　本品对 1 型单纯疱疹病毒、牛痘病毒及腺病毒等 DNA 病毒有抑制作用，对 RNA 病毒无作用。

【临床应用】　临床上用于治疗疱疹性角膜炎及其他疱疹性眼病，也可用于单纯疱疹病毒引起的感染等。

【不良反应】　有时可引起眼瘙痒、疼痛、水肿、发炎、过敏等反应；本品不宜久用；孕妇慎用。

利巴韦林（Ribavirin）

利巴韦林又称病毒唑，为白色结晶性粉末，无臭，无味，常温下稳定。本品可溶于水，微溶于乙醇、三氯甲烷、醚等。

【药理作用】　本品为广谱抗病毒药。对多种病毒有明显抑制作用，无交叉耐药性，无干扰素的诱导作用，几乎无抗菌作用。

【临床应用】　临床上主要用于治疗病毒性角膜炎及其他病毒性眼病。用本品滴鼻防治流感有一定效果。也可治疗带状疱疹、生殖器疱疹及口腔疱疹。

【不良反应】　本品有致畸性，孕妇忌用。

吗啉胍（Moroxydine）

吗啉胍又称吗啉双胍、病毒灵等。其盐酸盐为白色结晶性粉末，无臭，味微苦，易溶于水，微溶于乙醇，几乎不溶于三氯甲烷。

【药理作用】　本品为广谱抗病毒药。对甲型及乙型流感病毒、副流感病毒、鼻病毒、呼吸道合胞病毒等 DNA 病毒和某些 RNA 病毒有作用。

【临床应用】　临床上用于预防和治疗由流感病毒引起的上呼吸道感染、普通感冒。外用可治疗腺病毒引起的咽喉炎及结膜炎、带状疱疹、流行性结膜炎、水痘、单纯疱疹、扁平疣等。

干扰素（Interferon）

干扰素又称人白细胞干扰素、IFN。本品是一种分子量为 2 万～16 万的低分子蛋白质，对酸、碱、热具有较强的抵抗力，但易被胰蛋白酶等破坏。目前已知的干扰素有三种：干扰素 α 即白细胞干扰素，干扰素 β 即成纤维细胞干扰素，干扰素 γ 即免疫干扰素，目前已有重组干扰素（α、β、γ）。

【药理作用】　本品能抑制病毒繁殖。RNA 病毒对本品均敏感，而 DNA 病毒的敏感性较差。

【临床应用】　临床上可以用于单纯疱疹、带状疱疹、风疹、麻疹、水痘、尖锐湿疣和流感等病毒感染及多种肿瘤的治疗。

【不良反应】　局部及外用时最常见的副作用是流感样症状：肌痛、发热、发冷，也可发生头痛、恶心和乏力，可用对乙酰氨基酚预防。用本品可发生暂时性白细胞及血小板减少，但均可恢复正常。还可发生暂时性轻度肝功能异常、甘油三酯水平升高、高密度脂蛋白胆固醇水平下降。故在治疗前和治疗期间要定期检查白细胞及血小板计数、肝功能等。

五、杀虫、驱避药

疥螨、头虱、蚤、蚊、蝇、蟑螂等寄生虫及昆虫，通过叮咬、蜇刺等方式，引起各种各样的皮肤病或其他器官的疾病，这类疾病的常见自觉症状是轻重不一的瘙痒或疼痛。在治疗上，除对症处理外，最根本的原则是杀死致病的寄生虫及昆虫；对于完全杀灭尚有困难者，如蚊、虻等，则可采用驱避法。驱避药是指涂于皮肤或衣着，以防止蚊、壁虱等昆虫叮咬、吸血等的药物。

（一）杀虫药

苯甲酸苄酯（Benzyl Benzoate）

苯甲酸苄酯又称苯甲酸苄等，为无色液体，澄清如水，极易凝为无色结晶，有微香。本品不溶于水、甘油，能与乙醇、乙醚、三氯甲烷、脂肪油任意混合。

【药理作用】 本品具有杀疥虫、虱、蚤的作用。用于治疗疥虫效力确实，对皮肤无刺激性，也无异臭及油腻感，远较硫黄为优，可代替硫黄治疗疥疮。本品还可用作防蚴药。常与邻苯二甲酸丁酯合用。

【临床应用】 常用 10% ～ 25% 乳剂型洗剂或酊剂。杀头虱、驱避跳蚤多与 1% 滴滴涕配伍。

【不良反应】 若浓度过高（超过 25%），往往可发生接触性皮炎。

六氯苯（Hexachlorobenzene）

六氯苯又称六六六，为白色、淡黄色或淡红褐色粉末或块状结晶。本品具有难闻的酸霉气味，触之有滑腻感，并有挥发性；在高温日照和酸性条件下不稳定，在碱性条件下渐渐分解失去氯而失效，不溶于水，可溶于有机溶剂（如乙醚、丙酮）。本品含 α、β、γ、δ 及 ε 五种异构体，以 γ 型的溶解度较大，生物作用最强，制品评价以 γ 体的百分含量为标准（为 10% ～ 20%）。

【药理作用】 本品有触杀、熏蒸和胃毒作用，可麻痹昆虫的中枢神经系统而致死。杀虫力强，杀虫谱广，对许多昆虫的成虫和幼虫皆有效，但对虫卵及蛹无明显作用。本品对疥疮有良效。

【使用注意】 因本品原粉有酸霉气味，残效期长，易污染环境，使用受到限制，除林丹（Lindane，含 γ 型六六六达 99% 以上）还用于治疗疥疮外，已很少用于临床。

敌敌畏（Dichlorophos）

敌敌畏纯品为白色结晶或结晶性粉末或为无色油状液体，工业品因含有杂质为浅棕色液体，有异臭，挥发性强。本品微溶于水，易溶于多种有机溶剂，在苯、甲苯中溶解度很大，但在煤油、汽油中溶解度很小。水溶液易分解，在碱性溶液中分解加速，分解后成为无毒性化合物。

【药理作用】 本品为有机磷杀虫剂，杀虫作用强，作用迅速，杀虫范围广。对病媒害虫如蚊、蝇、虱、蚤、臭虫、蟑螂等均有杀灭作用。

【临床应用】 室内喷洒配成 0.1% ～ 0.5% 溶液（1 ～ 2g/m^2），室内灭虱用 3% 粉剂（50 ～ 100g/m^2）。本品臭味较大，使用受到限制。

克罗米通（Crotamiton）

克罗米通又称优力肤、优力斯、优乐散等。本品为无色或淡黄色油状液体，稍有气味，在低温下可部分固化或全部固化，微溶于水，可与乙醇、乙醚任意混合。

【药理作用】 本品具有消炎止痒作用，还可杀疥螨。

【临床应用】 用于治疗疥疮及各种皮肤瘙痒症，如肛门瘙痒症、老年瘙痒症等。

【不良反应】 本品能引起原发性刺激和变应性过敏，不能用于口腔、皮肤、眼睛的急性炎症，也不能用于婴儿。

除上述药物外，还有氨溶液、硫黄、硫代硫酸钠等（详见消毒防腐药、抗真菌药）。

（二）驱避药

驱蚊灵（Dimethyl Carbate）

驱蚊灵又称驱蚊剂 67 号。本品为白色或微黄色蜡状物，微有芳香味，易溶于乙醇、丙二醇等有机溶剂，难溶于水。

【药理作用】　本品是从柠檬桉中提取的新型驱避剂，现已人工合成。本品对人毒性很低，对皮肤刺激性亦小。

【临床应用】　常用 50% 溶液、乳剂、酊剂、软膏剂，适量涂抹于裸露部位皮肤，每 3 ～ 6 小时 1 次。一般无不良反应。

【使用注意】　不宜涂抹于眼结膜及皮肤破损处。超量使用 1 个月以上，对皮肤有一定的刺激性。

邻苯二甲酸丁酯（Butyl Phthalate）

邻苯二甲酸丁酯又称敌酸丁酯、DBP。本品为无色或微黄色黏稠液体，无臭或微臭，极微溶于水，能与大多数有机溶剂任意混合。

【药理作用】　本品为昆虫驱避药，可使蚊、虱等昆虫畏避，也能杀死疥螨及血吸虫尾蚴。

【临床应用】　常用复方制剂。将本品 15% 搽剂涂于皮肤或喷于衣服上，或把衣服在 5% 乳剂内浸过，即可达避虫之效。

六、类固醇激素类、非类固醇类抗炎药物及抗组胺药物

20 世纪 50 年代，世界开始进入类固醇激素类药物的辉煌年代。类固醇激素类药物在某些皮肤病的治疗上发挥了主要作用，外用主要起到抗炎、免疫抑制和抗增生作用。皮质类固醇制剂是目前皮肤科应用最为广泛的药物，在世界上使用含类固醇激素的外用制剂已达 30 余种。

外用类固醇激素具有良好的抗炎作用，但长期或频繁使用可产生依赖性，并可引起一系列局部副作用，以及吸收后引起全身性副作用。故除在选用上遵循"宁可正确地使用少量药物，而不要试图用遍各种药物"的原则的同时，人们注意开发非类固醇类抗炎药物及抗组胺药物。但目前，已开发的药物还为数不多。

（一）类固醇激素药物

醋酸氢化可的松（Hydrocortisone Acetate）

醋酸氢化可的松又称氢化可的松、皮质醇等，为白色或几乎白色的结晶性粉末，无臭，初无味，随后有持续性的苦味，遇光渐变质。本品不溶于水，略溶于乙醇、丙酮，微溶于三氯甲烷，几乎不溶于乙醚。

【药理作用】　本品为中强度的肾上腺皮质激素类药物，局部用药有抗炎、止痒、抗过敏及抑制角化异常作用。

【临床应用】　本品在皮肤科、眼科、耳鼻喉科主要用来治疗变应性疾患。

醋酸泼尼松（Prednisone Acetate）

醋酸泼尼松又称强的松、去氢可的松、泼尼松等。白色或几乎白色结晶性粉末，无臭，味苦。易溶于三氯甲烷，略溶于丙酮、乙醇或乙酸乙酯，不溶于水。

【药理作用】　本品具有抗炎抗过敏作用，能抑制结缔组织的增生，降低毛细血管壁和细胞膜的通透性，减少炎症渗出，并能抑制组胺及其他毒性物质的形成与释放。

【临床应用】　本品外用效果不理想，现已少用，多与其他作用的药物合用，制成复方制剂。单纯疱疹性或溃疡性角膜炎禁用，细菌性或病毒性感染时应与抗生素合用。

醋酸氟轻松（Fluocinonide）

醋酸氟轻松又称氟轻松、肤轻松、醋酸肤轻松等，为白色或类白色的结晶性粉末，无臭，无味。本品在丙酮中溶解，在乙醇或 1，4- 二氧杂环己烷中略溶，在水或石油醚中不溶。

【药理作用】 本品为外用类固醇皮质激素，属强效制剂，涂敷于局部，对皮肤、黏膜炎症、瘙痒及皮肤过敏反应均有效。

【临床应用】 适用于湿疹、神经性皮炎、皮肤瘙痒症、接触性皮炎、银屑病、盘状红斑狼疮、扁平苔藓、外耳炎、日光性皮炎等。本品不仅疗效好，且起效迅速，使用低浓度（0.025%）即有明显疗效。

【使用注意】 对皮肤病并发感染，需同时应用抗生素，凡有结核、细菌感染、病毒感染（如水痘等）的皮肤病患者忌用。

（二）非类固醇类抗炎药物

吲哚美辛（Indometacin）

吲哚美辛又称消炎痛，为白色至淡黄色微细结晶，难溶于水。

【药理作用】 抗炎作用强于阿司匹林，不亚于氢化可的松。本品经皮肤吸收良好，且于局部维持高浓度而发挥抗炎作用。

【临床应用】 在临床上，配成浓度为3%的霜剂和软膏，亦可与类固醇激素配伍，应用治疗特应性皮炎、接触性皮炎、急慢性湿疹、神经性皮炎、寻常性银屑病、压疮、烧烫伤溃疡等。

甘草酸及甘草次酸（Glycyrrhizic Acid、β-Glycyrrhetinic Acid）

甘草酸可溶于水、乙醇、丙二醇，具甜味，具有类固醇激素样作用、抗过敏作用、解热和抗消化性溃疡作用。

甘草次酸可溶于稀乙醇，部分溶于水，不溶于三氯甲烷、乙醚，作用同甘草酸，可作内服、外用医药品、调味剂，也用于化妆品。

（三）抗组胺药物

多塞平（Doxepin）

多塞平为高效 H_1 受体阻断剂，可配成乳剂外用。

苯海拉明（Diphenhydramine）

苯海拉明为淡黄色至黄色澄明液体，难溶于水。可配制乳剂型软膏（10mg/g），亦可加于苯酚氧化锌搽剂而用于瘙痒性炎症性皮肤病、昆虫叮咬症、湿疹和丘疹性荨麻疹等。

第二节 维生素类营养性药物

维生素是人类维持生命与健康、促进生长发育所必需的微量物质，对机体的新陈代谢、生长、发育、健康有极重要作用。大多数的维生素，机体不能合成或合成量不足，不能满足机体的需要，必须从外界获得。人体对维生素的需要量很小，一般人通过正常膳食，就可以满足机体的需要。在美容化妆品领域，维生素也是广泛应用的一类药物，分为脂溶性维生素和水溶性维生素。

一、脂溶性维生素

维生素 A（Vitamin A）

维生素 A 是具有酯环的不饱和一元醇，包括维生素 A_1、维生素 A_2 两种。维生素 A 在体内的活性形式包括视黄醇、视黄醛和视黄酸。维生素 A 在鱼肝油、蛋黄、肝等动物性食物中含量丰富并以酯的形式存在；植物性食物中含有维生素 A 原（即胡萝卜素，在肠黏膜内转化成视黄醇）。维生素 A 为淡黄色油溶液或结晶与油的混合物，与三氯甲烷、乙醚、环己烷、石油醚可以任意比例混合，在乙醇中微溶，水中不溶；在空气中易氧化，遇光易变质。

【体内过程】 口服易吸收，食物中的脂肪、蛋白质与体内的胆汁酸、胰酶和维生素 E 等均可促进维生素 A 的吸收。吸收后主要在肝脏中储存并代谢，几乎全部在体内被代谢。β- 胡萝卜素是维生素 A 的前体，在动物肠黏膜内可转化为活性维生素 A。主要经尿、粪排泄。

【药理作用】

（1）维持上皮结构的完整与健全：视黄醇和视黄酸可以调控基因表达，减弱上皮细胞向鳞片状的分化，增加上皮生长因子受体的数量。因此，维生素 A 可以调节上皮组织细胞的生长，维持上皮组织的正常形态与功能。

（2）保湿作用：本品能保持皮肤湿润，防止皮肤黏膜干燥角质化，使其不易受细菌伤害。缺乏维生素 A，会使上皮细胞的功能减退，导致皮肤弹性下降，干燥粗糙，失去光泽。

（3）抗氧化作用：可以中和、清除有害的自由基。

（4）维持正常的视觉功能：视黄醛参与视网膜杆状细胞视紫红质的合成，保持杆状细胞对弱光的敏感性。缺乏时，暗适应时间延长，甚至发生夜盲症。

【临床应用】 用于皮肤角化粗糙，皮肤烫伤、冻伤，并有助于痤疮、脓疱疮、疖疮、皮肤表面溃疡等皮肤病的治疗。此外，还常用于眼干燥症（干眼病）、角膜软化症、夜盲症等。

【不良反应】 大剂量或长期服用可引起齿龈出血，唇干裂。过量主要表现骨关节疼痛、皮肤干燥、发痒、鳞屑、皮疹、脱皮、脱发、指（趾）甲易脆等。

【使用注意】 制酸药可减少维生素 A 的吸收；同服抗凝血药致凝血酶原降低。

维生素 D（Vitamin D）

维生素 D 为固醇类衍生物，溶于脂溶性溶剂，在水中不溶，遇光或空气易变质。维生素 D 常与维生素 A 共存于鱼肝油中，酵母、香菇、麦角所含麦角固醇和皮肤内脱氢胆固醇也是维生素 D 的来源。常见的维生素 D 有两种，即维生素 D_2（骨化醇、麦角骨化醇或称钙化醇）和维生素 D_3（胆骨化醇），两者作用相同。

【体内过程】 维生素 D 注射、口服或经皮肤给药均易吸收，储存于肌肉和脂肪组织，原型及代谢物主要由胆汁排泄，少量可随尿及乳汁排泄。

【药理作用】

（1）调节血钙水平：促进小肠对钙、磷的吸收及肾小管对钙、磷的重吸收，影响骨组织的钙代谢，维持血钙及血磷的正常水平，促进骨和牙齿的钙化。

（2）影响细胞分化：在皮肤、肌肉、胰腺、脑等细胞及造血细胞、活化的 T 淋巴细胞和 B 淋巴细胞、肿瘤细胞（如乳腺癌、膀胱癌、胰腺癌、肺癌、骨肉癌、白血病等癌细胞）中存在维生素 D 受体，维生素 D 具有调节这些细胞生长的功能，包括诱导细胞的正常分化和抑制细胞的过度增殖。

（3）其他：促进维生素 A 的吸收，促进汗腺及皮脂腺的分泌，维持毛发生长及皮肤含水量，抑制炎症反应（特别是 T 淋巴细胞介导的炎症反应）。

【临床应用】

（1）与维生素 A 合用可治疗角化性皮肤病，干燥性湿疹，红斑，丘疹性湿疹及皮肤干燥、皲裂等。

（2）预防及治疗佝偻病、骨软化病和婴儿手足搐搦症等。

【不良反应】 一般剂量不良反应轻微，大剂量使用引起高钙血症、高血压、软组织硬化、肾功能损害、皮肤黏膜干燥、脱发，以及神经系统、消化系统等多方面不良反应。

【使用注意】 市售鱼肝油制剂含大量维生素 A，长期大量使用，易引起维生素 A 慢性中毒，故治疗佝偻病时宜用纯维生素 D 制剂。

维生素 E（Vitamin E）

维生素 E 又称生育酚，是一种脂溶性维生素，为淡黄色的黏稠液体，易溶于三氯甲烷、乙醇、醚等有机溶剂中，不溶于水，遇光色渐变深。本品主要来源于麦芽油、棉籽油、葵花籽、杏仁、鲟鱼子及芦笋、绿叶蔬菜、谷物、奶油和蛋黄等。

【体内过程】 维生素 E 经肠道吸收。吸收后经淋巴以乳糜微粒状到达血液，随后与血浆 β- 脂蛋白结合。吸收后分布于所有组织，其中以垂体、肾上腺和睾丸含量最高，在胸腺和子宫含量低，主要存在于这些组织和器官的线粒体及微粒体中。在组织中能氧化成生育醌，再还原为 β- 生育氢醌，后者与肝脏中葡萄糖醛酸结合。本品主要经胆汁分泌入肠，随大便排出。局部应用维生素 E 乙酸盐，2 小时后药物在皮肤代谢成为有活性的维生素 E，6 ～ 12 小时达峰浓度。维生素 E 豆蔻酸异丙酯溶液较维生素 E 乙酸盐溶液的作用更强，1.5% 维生素 E 豆蔻酸异丙酯溶液和 5% 维生素 E 乙酸盐的作用相当。

【药理作用】

（1）抗氧化作用：维生素 E 为体内抗氧化剂，有清除自由基的作用。当机体缺乏维生素 E 时，组成生物膜的脂质（主要是不饱和脂肪酸）容易生成脂质过氧化物（LPO），结果导致生物膜通透性改变，细胞膜发生破裂分解，引起肌肉萎缩，皮肤皱纹增多。LPO 还可与蛋白质聚合形成脂褐素。

（2）防晒作用：紫外线照射能降低角质层内的维生素 E 含量，且和紫外线剂量相关。外用维生素 E，可预防 UVB 照射引起表皮细胞损伤而对细胞有保护作用；能维持细胞正常代谢，使细胞 pH 保持稳定，维持正常膜电位及谷胱甘肽含量，增强细胞的生存能力；能抑制因紫外线诱导的皮肤肿瘤的癌基因突变。局部应用维生素 E 能减少 *p53* 基因的环丁烷嘧啶二聚体的形成从而减少 *p53* 基因的突变。

（3）抑制蛋白激酶 C 的活性：本品可抑制该酶的活性，减少胶原酶的表达，从而抑制胶原降解，改善皮肤老化的特征。

【临床应用】

（1）防治紫外线所致皮肤损伤，保持皮肤弹性，减少皮肤皱纹等，还可治疗黄褐斑、炎症后黑变病、老年斑等。

（2）防治银屑病、扁平苔藓、带状疱疹后遗神经痛、斑秃、化疗脱发。

（3）与维生素 A 合用，治疗角化性皮肤病，如毛囊角化病、毛周角化病、鱼鳞病、毛发红糠疹等。

（4）治疗结缔组织病。大剂量应用对硬皮病、皮肌炎有效，与泛酸合用对红斑狼疮疗效明显。

（5）对单纯型及营养不良型大疱性表皮松解症有效，可使水疱消退，毛发生长。

（6）还可治疗因血管壁脆弱所致的末梢血管功能障碍性疾病，如冻疮、下肢溃疡、过敏性紫癜等。

【不良反应】 长期应用（6 个月以上），易引起血小板聚集和血栓形成。大剂量长期应用，部分病例有恶心、头痛、疲劳、眩晕、视物模糊、月经过多、闭经等。个别患者有皮肤皲裂、唇炎、口角炎、胃肠功能紊乱等，停药后可逐渐消失。

【使用注意】 维生素 E 的主要代谢产物生育醌具有抗维生素 K 的作用，可使凝血时间延长，故与口服抗凝剂合用，可增强其抗凝作用。

维生素 K（Vitamin K）

维生素 K 为甲萘醌类物质，可分为两类：一类是脂溶性维生素，即从绿色植物中提取的维生素 K_1 和肠道细菌（如大肠埃希菌）合成的维生素 K_2；另一类是水溶性的维生素，由人工合成的维生素 K_3 和维生素 K_4。

【体内过程】　天然维生素 K 肠道吸收需要胆汁协助，人工合成品则不需要。吸收后与乳糜微粒结合，转运到肝脏，最后主要以尿液和粪便的形式排出。

【药理作用】　主要作用是参与肝脏凝血因子的合成。维生素 K_1 与肾上腺皮质激素有协同作用；维生素 K_3 有吗啡样镇痛作用；维生素 K_4 可兴奋 β 受体，促进细胞分化，抑制细胞异常增殖。此外，维生素 K 能刺激结缔组织细胞增生，加速伤口及溃疡面愈合。

【临床应用】　用于烧伤、冻伤、溃疡等，可促进伤口愈合，也用于慢性荨麻疹、渗出性皮炎、湿疹及寻常型银屑病等的辅助治疗。

【不良反应】　服用后引起恶心、呕吐等消化道反应。维生素 K_1 静脉注射速度过快可引起血压下降、呼吸困难甚至休克，维生素 K_3 可导致溶血。

二、水溶性维生素

维生素 B_1（Vitamin B_1）

维生素 B_1 又称硫胺素（thiamine），为白色结晶或结晶性粉末，有微弱的特臭，味苦。有引湿性，露置在空气中易吸收水分。在碱性溶液中容易分解变质，遇光和热效价下降。故应置于遮光、阴凉处保存，不宜久储。维生素 B_1 主要存在于种子外皮及胚芽中，在米糠、麦麸、黄豆、酵母、瘦肉等食物中含量最丰富。

【体内过程】　口服易吸收，体内分布以肝、脑、心、肾组织中较多，在肝脏内活化为焦磷酸硫胺素发挥作用。

【药理作用】　维生素 B_1 以辅酶形式参与糖的分解代谢，有保护神经系统的作用，能促进肠胃蠕动，增加食欲。维生素 B_1 缺乏时可发生维生素 B_1 缺乏症（又称脚气病），还可引起多种神经炎症。

【临床应用】　用于多种皮肤病的辅助治疗，如带状疱疹后遗神经痛、脂溢性皮炎、扁平苔藓、湿疹、光化性皮肤病等。与局部麻醉药合用，局部封闭可治疗神经性皮炎、斑秃等。在化妆品中加入本品，可防治脂溢性皮炎、湿疹。

【不良反应】　口服无明显不良反应，注射时偶见过敏反应。

【使用注意】　维生素 B_1 在碱性溶液中易分解，故不宜与碱性药物如苯巴比妥钠、碳酸氢钠等配伍使用。

维生素 B_2（Vitamin B_2）

维生素 B_2 又称核黄素（riboflavin），为橙黄色结晶粉末，难溶于水，水溶液呈黄绿色并有荧光，遇光易破坏，遇碱或加热时易分解。本品主要来源于酵母、肝、肾与肉类，药用为人工合成品。

【体内过程】　口服、肌内注射均易吸收。体内分布广泛，储存量低，易发生缺乏。主要以原型经肾脏排泄。

【药理作用】　维生素 B_2 是机体中许多酶系统的重要辅基的组成成分，参与物质和能量代谢，有保护皮肤毛囊黏膜及皮脂腺的功能。

【临床应用】　用于维生素 B_2 缺乏引起的口角炎，舌炎，鼻和面部的脂溢性皮炎，眼角膜发红、充血等。化妆品中加入本品可保护皮肤，防治脂溢性皮炎。

【不良反应】 未见明显不良反应。

【使用注意】 空腹服用吸收差，饭时或饭后立即服用吸收完全。服用后尿呈黄绿色。

维生素 B$_6$（Vitamin B$_6$）

维生素 B$_6$ 为吡多醇、吡多醛、吡多胺的总称，三者可相互转化。本品易溶于水及乙醇，高温、碱性溶液中和遇光均易破坏。维生素 B$_6$ 在酵母菌、肝脏、谷粒、瘦肉、鱼、蛋、豆类及花生中含量较多。

【体内过程】 口服易吸收，易进入肝、红细胞、脑及胎盘组织细胞中，经肝内氧化后随尿排泄。

【药理作用】 维生素 B$_6$ 为多种氨基转移酶、转硫酶、脱氨酶、脱羧酶的辅基，可参与体内氨基酸、脂肪代谢，并影响体内 γ-氨基丁酸、儿茶酚胺、5-羟色胺、组胺等多种神经递质及活性物质的合成转化过程。本品可降低毛细血管壁通透性及透明质酸酶活性，降低过敏反应、炎症反应，具有促进上皮细胞生长、抑制皮脂腺分泌的作用，并有镇静、止痒、止呕的作用。

【临床应用】

（1）局部涂抹治疗痤疮、酒渣鼻、脂溢性皮炎等。

（2）用于神经性皮炎、湿疹、荨麻疹、光敏性皮炎、皮肤瘙痒症、妊娠痒疹及其他妊娠皮肤病、唇炎。

（3）对口腔溃疡、斑秃、银屑病等也有一定疗效。

（4）用于维生素 B$_6$ 缺乏症。

【不良反应】 长期大剂量可致谷丙转氨酶升高，引起严重的周围神经炎。注射给药偶有过敏反应。

烟酰胺（Nicotinamide）

烟酰胺为白色结晶性粉末，味苦，易溶于水和乙醇，具有微弱的吸湿性，较稳定，可耐酸碱及高温。

【体内过程】 口服易于吸收，可广泛分布于体内，过量部分迅速以代谢产物或原型随尿排出。

【药理作用】 烟酰胺为 B 族维生素，在体内可由烟酸转变而成，与烟酸有类似的生物活性。烟酰胺为辅酶 I 和辅酶 II 的组成部分，在生物氧化呼吸链中起着递氢的作用，可促进生物氧化过程和组织新陈代谢，对维持正常组织（特别是皮肤、消化道和神经系统）的完整性具有重要作用。

【临床应用】

（1）防治烟酸缺乏所致的糙皮病、口炎及舌炎。

（2）防治过敏性瘙痒性皮肤病、夏季痒疹、光敏性皮炎、痤疮等。

（3）化妆品中应用可防止皮肤粗糙。

【不良反应】 烟酸的不良反应较烟酰胺多且严重，可引起过敏反应。长期应用可有皮肤发红、血管扩张、皮肤干燥、色素沉着，尤其是颜面部。烟酰胺相对不良反应少而轻。

【使用注意】 妊娠初期过量服用有致畸的可能。

维生素 C（Vitamin C）

维生素 C 又称抗坏血酸，为白色结晶性粉末，存在于新鲜水果和蔬菜中，正常成年人日需要量约为 60mg。本品遇光、碱、热等易氧化失活，在酸性环境中稳定。

【体内过程】 口服吸收快而完全，小肠吸收量可大大超过人体需要量。胃酸缺乏者服后易被破坏,腹泻时吸收减少。体内分布广泛,但组织浓度有差异。体内代谢的主要途径是转变为尿中的草酸盐而排出。

【药理作用】

(1)参与体内的氧化还原反应:维生素 C 在体内有氧化、还原两种形式,构成体内重要的氧化 - 还原系统,参加多种氧化还原反应。例如,使巯基酶的 –SH 保持还原状态,解除重金属离子中毒;将氧化型谷胱甘肽还原为还原型,以清除细胞膜的脂质过氧化物,保护细胞膜;使高铁血红蛋白还原为血红蛋白,恢复其运氧能力;使 Fe^{3+} 还原成 Fe^{2+} 及使叶酸还原为四氢叶酸等。

(2)参与多种羟化反应:维生素 C 是一些羟化酶的辅基,参与多种代谢物的羟化。维生素 C 激活羟化酶,促进胶原组织的形成。前胶原 -α- 肽链上含有大量脯氨酸和赖氨酸,须在羟化酶的作用下羟化成羟脯氨酸和羟赖氨酸。胶原蛋白是骨、韧带、毛细血管、结缔组织的重要构成成分,在降低毛细血管通透性、维持骨组织正常结构、保持皮肤弹性、延缓皮肤自然老化和光老化等方面有重要作用。维生素 C 还使胆固醇羟化形成胆汁酸,降低胆固醇含量,并参与芳香族氨基酸代谢过程中的一系列羟化反应,影响儿茶酚胺等神经递质的合成,调节神经功能。

其机制可能与维生素 C 能上调 *fra-1* 基因,进而下调激活蛋白 -1(AP-1)的目标基因;也通过阻止 c-Jun 氨基端蛋白激酶(JNK)的磷酸化和该酶的激活而抑制内源性的 c-Jun 蛋白的磷酸化,进而降低 AP-1 的活性来对抗紫外线诱导的细胞损害和死亡有关。

(3)其他:维生素 C 有抗炎、减少黑色素生成、促进免疫球蛋白合成、提高吞噬细胞吞噬能力、促进淋巴细胞增殖等诸多作用。

【临床应用】 皮肤美容主要用于以下方面。

(1)防治外伤、炎症、痤疮、晒伤等所致的色素沉着,能美白皮肤。

(2)外用维生素 C,可维持皮肤弹性,减轻皱纹,改善皮肤粗糙、苍白、松弛等现象,延缓皮肤自然老化及光老化,防治头发易折断等。

(3)治疗湿疹、荨麻疹、药疹等。

【不良反应】 过量可引起一过性腹泻、皮肤瘙痒等症状。

第三节　生物制剂类药物

生物制剂,是指以各类具有医学研究价值的碳基生物为原料,利用传统技术或现代生物技术制造,作用于人体各类生理症状的预防(保健)、治疗和诊断的各种形态制剂,统称生物制剂。从现今的化妆品原料来看,生物制剂已应用于化妆品工业,这亦是一个必然的发展趋势。生物制剂类美容药物分为细胞因子类、核酸类、酶类及其他药物。

一、细胞因子

细胞因子(cytokine,CK)是一类能在细胞间传递信息、具有免疫调节和效应功能的蛋白质或小分子多肽。细胞因子通过与靶细胞表面的细胞因子受体特异结合后才能发挥其生物学效应,包括促进靶细胞的增殖和分化、增强抗感染和杀肿瘤细胞效应,促进或抑制其他细胞因子的合成,促进炎症过程,影响细胞代谢等。由于细胞因子为人体自身成分,通过调节机体生理过程和提高免疫力来治疗疾病,在低剂量即可发挥作用,因而疗效显著,副作用小,是一种全新的生物疗法。目前在国际上已批准用于临床治疗的细胞因子药物包括干扰素、红细胞生成素(EPO)、粒细胞 -

巨噬细胞集落刺激因子（GM-CSF）、粒细胞集落刺激因子（G-CSF）、白细胞介素 -2 等，部分也被应用于美容。

干扰素（Interferon）

干扰素是最先发现的细胞因子，因具有干扰病毒感染和复制的能力故称为干扰素。根据来源和理化性质，可将干扰素分为白细胞干扰素（干扰素 α）、成纤维细胞干扰素（干扰素 β）和免疫干扰素（干扰素 γ）三种类型。干扰素 α 和干扰素 β 也称为 I 型干扰素，干扰素 γ 称为 II 型干扰素。

【体内过程】 干扰素在肌内或皮下注射后入血，血浆半衰期为 2～4 小时，只有少量透过血 - 脑脊液屏障，主要经肾脏排泄。

【药理作用】 干扰素是一组具有多种功能的活性蛋白质（主要是糖蛋白），是一种由单核细胞和淋巴细胞产生的细胞因子。

（1）抗病毒：干扰素是一种广谱抗病毒剂，并不直接杀伤或抑制病毒，而主要是通过细胞表面受体作用使细胞产生抗病毒蛋白，从而抑制病毒的复制。在同种细胞上具有广谱的抗病毒、影响细胞生长、分化等多种生物活性。

（2）增强和调节免疫：增强自然杀伤细胞（NK 细胞）、巨噬细胞和 T 淋巴细胞的活力，从而起到免疫调节作用，并增强抗病毒能力。

（3）抑制胶原蛋白合成：干扰素 γ 能抑制胶原蛋白 mRNA 的转录，并能抑制白细胞介素 -4 介导的免疫球蛋白 E 的合成。

【临床应用】 用于治疗硬皮病、瘢痕病、特发性皮炎等。还常用于治疗各类病毒感染，也可治疗高免疫球蛋白 E 综合征。

【不良反应】 少数患者可有发热、寒战、乏力、肌痛、厌食等反应，多在注射 48 小时后消失。还可出现头痛、关节痛、食欲缺乏、恶心等，个别患者可能出现粒性白细胞减少、血小板减少等，停药后可恢复。如出现不能忍受的严重不良反应时，应减少剂量或停药，并给予必要的对症治疗。

【使用注意】 泼尼松或其他糖皮质激素有降低干扰素生物活性的作用，应予注意。用前必须做过敏试验，以防发生过敏性休克。严重肝肾功能不全、骨髓抑制、心肌梗死、重症高血压、脑血管疾病患者慎用。

表皮生长因子（Epidermal Growth Factor，EGF）

1962 年，美国 S. Cohen 博士发现小鼠身上一种活性物质可直接促进表皮生长，并将其命名为"表皮生长因子"，并因此获得 1986 年诺贝尔生理学或医学奖。EGF 是一类广泛存在于人和动物皮肤、黏膜和唾液中的小分子多肽，由 53 个氨基酸组成，相对分子质量为 600kDa，不同来源的 EGF 都有增加细胞内 DNA、RNA 和蛋白质的合成，促进细胞增殖和组织生长的作用。

【药理作用】

（1）促进细胞增殖，延缓皮肤衰老：EGF 能从细胞内部调节皮肤组织细胞营养水平，促进物质转运、物质合成和物质代谢，使新生的细胞迅速代替衰老死亡的细胞，从而降低构成皮肤组织的细胞平均年龄，使皮肤弹性增强并延缓衰老。本品用于美容和皮肤护理有良好的效果，在一定程度上可防治痤疮和黄褐斑等，通过加速皮细胞的新陈代谢，对颜色较深的皮肤和各种皮肤瘢痕达到修复美化作用。

（2）促进创面愈合：可促进动物皮肤创面组织修复过程中的 DNA、RNA 和羟脯氨酸的合成，加速创面肉芽组织的生成和上皮细胞的增殖，从而缩短创面的愈合时间。

【临床应用】　用于皮肤烧伤面（包括Ⅰ度、深Ⅱ度、肉芽创面）、溃疡创面（如口腔、胃肠等）、新鲜创面（如外伤、手术创伤、整容等）及糖尿病足坏疽。

EGF 作为生物添加剂，添加于美容护肤品中，可以改善和提高美容护肤品的质量，在国际上这种美容制品非常流行。这类产品可以促进人体皮肤新陈代谢，重组皮肤表皮，改进皮肤结构，延缓皮肤衰老，减少皮肤皱纹，防止皮肤毛囊发炎，并为损伤皮肤提供养分。

【不良反应】　不良反应较少，仅见极轻微皮肤刺激反应和一过性的轻微疼痛。

碱性成纤维细胞生长因子（Basic Fibroblast Growth Factor，bFGF）

碱性成纤维细胞生长因子由 155 个氨基酸组成，因其等电点为 9.6，而被称为碱性成纤维细胞生长因子。

碱性成纤维细胞生长因子是一种具有广泛功能的细胞因子，对很多种细胞包括成纤维细胞、成肌细胞、成骨细胞、神经细胞、内皮细胞、角质细胞、软骨细胞等均有刺激效应。

【药理作用】　能刺激来源于中胚层和神经外胚层细胞的生长，如成纤维细胞、血管内皮细胞、角膜细胞、上皮细胞、神经细胞、肌细胞、骨细胞等，具有广泛的生物活性。对创伤修复过程的三个阶段，即局部炎症反应阶段、细胞增殖分化及肉芽组织形成阶段、组织重建阶段均有不同程度的促进作用。

【临床应用】　用于各种原因引起的创伤，如外伤、刀伤、冻伤、激光创面、手术、医学美容、换肤、祛斑、祛暗疮引起的创面及局部性萎缩，烧烫伤，灼伤（浅Ⅱ度、深Ⅱ度、肉芽创面）等。此外，还常用于各种急慢性溃疡（包括糖尿病性溃疡、放射性溃疡、压疮、窦瘘）等。

将 EGF、碱性成纤维细胞生长因子配制于霜剂中可以促进表皮和真皮中细胞的增殖与分化，从而使面容饱满、皱纹减轻、面色红润。但剂量不宜过大，时间不宜过长。因为 EGF 能使角化过度，碱性成纤维细胞生长因子能使黑色素增加。而且，目前所用的此类药物均为基因工程产品，其蛋白质的结构与功能都与天然状态的细胞因子存在一定的差异，外用这类制剂的作用时间不连续，蛋白质易降解，是其主要弊端。

【不良反应】　外用安全，偶有刺痛感。

【使用注意】　常规清创后，用生理盐水洗涤创面，再使用本品。不可置于高温或冰冻环境中。

转化生长因子 -β（Transforming Growth Factor-β，TGF-β）

TGF-β 属于调节细胞生长和分化的 TGF-β 超家族成员。除 TGF-β 外，还有活化素（activin）、抑制素（inhibin）、米勒管抑制物质（Müllerian inhibiting substance，MIS）和骨形成蛋白（bone morphogenetic protein，BMP）。TGF-β 的命名来源于其能使正常的成纤维细胞的表型发生转化，即在 EGF 同时存在的条件下，改变成纤维细胞贴壁生长特性而获得在琼脂中生长的能力，并失去生长中密度依赖的抑制作用。

【药理作用】　本品可促进成纤维细胞、成骨细胞和施万细胞的生长。$TGF-\beta_1$、$TGF-\beta_2$ 能促进人成纤维细胞白细胞介素 -6 的产生，其机制可能是通过对白细胞介素 -6 基因转录的调节，抑制上皮细胞、破骨细胞、内皮细胞生长和脂肪、心肌、骨骼肌的形成；TGF-β 还可以拮抗 EGF 的某些生物学功能；促进细胞外基质（ECM）如胶原蛋白、纤连蛋白的表达和抑制 ECM 的降解，在细胞的形态发生、增殖和分化过程起着重要作用，有利于胚胎发育和细胞修复；抑制淋巴细胞与内皮细胞的黏附；促进嗜碱性粒细胞释放组胺。

【临床应用】　可用于皮肤的慢性损伤，促进伤口愈合。在抗癌、治疗自身免疫性疾病及移植排斥方面有潜在应用前景。

白细胞介素 -1（Interleukin-1，IL-1）

白细胞介素 -1 简称白介素 -1，是一个多功能的细胞因子，与其他细胞因子不同的是白细胞介素 -1 的作用广泛，几乎可以影响各种细胞。

【药理作用】

（1）调节免疫：白细胞介素 -1 具有广泛的免疫调节作用，并有致热和介导炎症的作用。能促进胸腺细胞及 T 淋巴细胞的活化、增殖和分化；可协同白细胞介素 -4 等细胞因子刺激 B 淋巴细胞的增殖和分化、免疫球蛋白的合成和分泌；能刺激骨髓多能干细胞的增殖；通过提高 NK 细胞对白细胞介素 -2 等细胞因子的敏感性而增强其杀伤活性，白细胞介素 -1 与白细胞介素 -2 或干扰素有协同刺激 NK 细胞活性的作用。

（2）促进创面修复：白细胞介素 -1 能诱导内皮细胞和平滑肌细胞释放血小板衍生生长因子（PDGF），从而调节与控制创伤组织修复过程中的炎症反应、组织与细胞分化及增殖过程，对创伤修复具有促进作用。

【临床应用】 用于皮肤损伤，可促使创面的修复。此外，还可调节睡眠，在抗肿瘤方面也有较好的应用前景。

【使用注意】 须在有经验的专科医生指导下慎重使用，应从小剂量开始，逐渐增大剂量或遵医嘱。在 2～8℃储存。

白细胞介素 -6（Interleukin-6，IL-6）

白细胞介素 -6 简称白介素 -6，是一种多功能细胞因子。目前已知的效应细胞包括免疫细胞、造血细胞、肝细胞、成纤维细胞、肾系膜细胞、皮肤胶质细胞及某些肿瘤细胞等。

【药理作用】 白细胞介素 -6 能抑制瘢痕增生部位的成纤维细胞，并对浸润及老化部位的成纤维细胞也有抑制作用。诱导 B 淋巴细胞向抗体产生细胞转化，对杂交瘤、浆细胞瘤和骨髓肿瘤有增殖因子的作用；具有与干扰素相同的抗病毒作用，可保护成人免受 EB 病毒感染；对造血细胞有协同促进作用，可显著促进造血干细胞的增殖及骨髓移植小鼠造血功能的重建；促进破骨细胞增殖与分化，诱导骨吸收；诱导心肌细胞肥大，减低心肌收缩力。

【临床应用】

（1）抑制瘢痕增生：主要用于防治瘢痕。

（2）治疗免疫性疾病：如系统性红斑狼疮、硬皮病、银屑病等患者全身或局部组织的白细胞介素 -6 水平升高，这将为白细胞介素 -6 抗体或可溶性白细胞介素 -6 受体治疗这些疾病的研究提供理论依据。

（3）恶性肿瘤的辅助治疗：白细胞介素 -6 可增强癌症患者的免疫力，清除癌症患者手术治疗后体内残存的癌细胞，预防恶性肿瘤的复发。与放射治疗等配合使用能提高患者的生存质量，延缓肿瘤进展。

转移因子（Transfer Factor，TF）

转移因子是存在于人和动物免疫淋巴细胞内的可透析的小分子物质，属于多肽和多核苷酸类，为无色或微黄色澄清液体或类白色粉末。

【药理作用】 为免疫调节药，可增强或抑制体液免疫和细胞免疫功能。

【临床应用】 用于湿疹、慢性皮肤黏膜真菌感染等。可辅助治疗某些抗生素难以控制的病毒性或真菌性细胞内感染（如带状疱疹、流行性乙型脑炎、白念珠菌感染、病毒性心肌炎等）；对恶性肿瘤可作为辅助治疗剂；对免疫缺陷病（血小板减少、多次感染综合征）有一定的疗效。

【不良反应】 尚未见有关不良反应报道，对本品过敏者禁用。

【使用注意】 禁与热饮料、食物同服。

二、核 酸 类
瘦素（Leptin，LP）

瘦素是由脂肪细胞分泌的一种肽类激素，是肥胖（OB）基因的表达产物。瘦素进入血液循环后会参与糖、脂肪及能量代谢的调节，促使机体减少摄食，增加能量释放，抑制脂肪细胞的合成，进而使体重减轻。

三、酶 类
超氧化物歧化酶（Superoxide Dismutase，SOD）

SOD 是一种含有金属元素的活性蛋白酶，为氧自由基清除剂。1938 年由 Marn 等首次从牛红细胞中分离得到；1969 年 McCord 等重新发现这种蛋白酶，并确认其生物活性。本品广泛分布于各种生物体内，如动物、植物、微生物等。

【药理作用】

（1）防晒作用：光照使皮肤变黑的主要原因是氧自由基损害，SOD 可有效防止皮肤受电离辐射（特别是紫外线）的损伤，从而产生防晒效果。

（2）延缓皮肤衰老：SOD 为抗氧化酶，能有效地延缓皮肤衰老、祛斑、抗皱。

（3）抗炎作用：SOD 有明显的抗炎作用，对防治皮肤病有一定效果。

（4）抑制瘢痕增生。

【临床应用】 用于皮肤皱纹、老年斑、痤疮、黄褐斑等。此外，还有增白作用。可作为功能性成分添加于化妆品中。

【不良反应】 未见明显不良反应。

辅酶 Q₁₀（Coenzyme Q₁₀）

辅酶 Q_{10} 又名泛醌 10，为脂溶性醌，其结构类似于维生素 K，因其母核 6 位上的侧链一聚异戊烯基的聚合度为 10 而得名，是一种醌环类化合物。辅酶 Q_{10} 在动物内脏（心脏、肝脏、肾）、牛肉、豆油、沙丁鱼和花生等食物中含量相对较高。

【药理作用】

（1）防晒作用：随着年龄的增加，皮肤胶原蛋白抵御紫外线等氧化刺激物损伤的能力下降，而辅酶 Q_{10} 能够有效防止皮肤光损伤，因为辅酶 Q_{10} 渗透进入皮肤生长层可以减弱光线的氧化反应，在生育醇的协助下可以启动特异性的磷酸化酪氨酸激酶，防止 DNA 的氧化损伤，抑制紫外线照射下人皮肤成纤维细胞胶原酶的表达，保护皮肤免受损伤。

（2）延缓皮肤老化：辅酶 Q_{10} 是有效的抗氧化剂和自由基清除剂。辅酶 Q_{10} 可抑制脂质过氧化反应，减少自由基的生成，保护 SOD 活性与结构不受自由基氧化损伤，从而提高体内 SOD 等酶的活性，抑制氧化应激反应诱导的细胞凋亡，具有显著的抗氧化、延缓衰老的作用。皮肤皱纹的增加与辅酶 Q_{10} 含量有关，辅酶 Q_{10} 含量越低，皮肤越易老化，面部的皱纹也越多。

【临床应用】 用于预防和治疗皮肤光老化性损伤，添加于化妆品中，使肌肤紧致光滑，柔软透明，弹性靓丽；也可以通过口服来摄取，当细胞中含足够辅酶 Q_{10}，能量代谢会有所增强，有助于清除自由基，缓解皱纹加重。

四、其　　他

骨胶原

骨胶原是存在于人体内的胶原蛋白的一种，为构成皮肤蛋白的主要成分，对皮肤具有生物活性。在酸、碱、酶或高温作用下进行水解处理可得到相对分子质量较低的可溶性蛋白水解液（相对分子质量为 1～10kDa 的多肽），内含 18 种 α- 氨基酸，主要是甘氨酸、丙氨酸等，其中羟基脯氨酸是一般蛋白质中所没有的。

据美国专家研究，人面部、颈部和手上皮肤的老化是由于受到光线，特别是阳光中的紫外线照射使人皮肤上的可溶性胶原变性，皮肤失去弹性而出现皱纹。当使用胶原水解液后，可以补偿皮肤可溶性胶原的损失，从而使皮肤恢复弹性，保持青春。骨胶原的氨基酸容易被皮肤吸收，制成膏霜制剂在皮肤局部外用时易于吸收，可防止水分蒸发，尤其对治疗手部、足部皮肤皲裂效果良好。对一般性皮肤病如瘙痒、黄褐斑、鱼鳞病、单纯糠疹、湿疹等亦有较好的疗效。

胎盘提取物

胎盘提取物是由健康人的新鲜胎盘精制而成的一种新型的化妆品天然添加剂，含有丰富的氨基酸、多肽及多种可改善组织新陈代谢的酶类。本品能促进皮肤的营养供给和废物排泄。以胎盘提取物作为添加剂的化妆品，具有明显的护肤、润肤和延缓衰老的作用；还可促进角质层细胞的剥脱，加快黑色素的排出而增白皮肤。胎盘提取物极易腐败变质，生产过程中对化妆品厂家卫生管理水平有很高的要求。

透明质酸（Hyaluronic acid，HA）

透明质酸又名玻尿酸、糖醛酸，是由两个双糖单位 D- 葡萄糖醛酸及 N- 乙酰葡糖胺组成的大型多糖类物质，可吸收相当于自身重量 500 倍以上的水分。本品在人体分布广泛（包括皮肤），皮肤中透明质酸的含量可随新陈代谢和衰老过程而变化。

应用添加透明质酸成分的化妆品可提高皮肤水分含量，延缓衰老，使皮肤柔嫩、光滑。本品还具有良好的促进透皮吸收作用，可促进其他营养成分的透皮吸收。透明质酸作为优良的保湿成分，可广泛用于膏霜、乳液、化妆水、精华素、洗面奶、浴液、洗发液、摩丝、唇膏等化妆品中，一般添加量为 0.05%～0.5%。此外，口服含有透明质酸的保健品可润泽皮肤，延缓衰老。医药上已将透明质酸应用于滴眼液、手术材料和针剂。

第四节　皮肤增白药物

皮肤增白药物主要是通过干扰黑色素的生物合成，减轻皮肤色素沉着，增白皮肤。临床用以治疗色素沉着增多性疾病和美白皮肤。角质剥脱药如硫黄、水杨酸等，使角质层脱落，促进或缩短表皮细胞更替，从而加速黑色素的移行并使其随角质一并脱落，也可外用治疗色素沉着增多性疾病。

一、酪氨酸酶抑制型皮肤增白药物

（一）酚类

对苯二酚（Hydroquinone）

对苯二酚又称氢醌，为白色针状结晶，熔点为 172～174℃，易溶于乙醇、乙醚和水，遇光和空气容易氧化而变成深褐色，碱性溶液中氧化更快。

【药理作用】　对苯二酚具有皮肤脱色作用。低于 5% 的浓度时，不被代谢成细胞毒性基团，也不引起"点彩样"脱色和相邻部位的脱色。

其作用机制如下。①抑制酪氨酸酶活性：低浓度（＜ 5%）的对苯二酚的脱色作用以抑制酪氨酸酶活性为主。对苯二酚的分子小，易扩散进入黑素细胞的黑素体内，由于对苯二酚与酪氨酸酶的底物酪氨酸相似，可竞争性抑制该酶活性，从而抑制黑色素合成。②抑制黑素体形成和（或）增加其分解。③促使黑素细胞变性、凋亡。高浓度（＞ 5%）的对苯二酚在酪氨酸酶作用下被氧化成有毒的半醌基物质，后者使细胞膜脂质发生过氧化，细胞膜性结构破坏，导致黑素细胞变性、凋亡。这种方式称作酪氨酸酶介导的细胞毒作用。

【临床应用】　用于黄褐斑、雀斑、色素性化妆品皮炎、里尔黑变病、特发性多发性斑状色素沉着症、炎症后黑变病、色素性口周红斑、色素性玫瑰糠疹等色素沉着性皮肤病。

对苯二酚的疗效与其浓度、所用的基质和产品化学稳定性有关。浓度越高，效果越好，但刺激性也越大。因此，对苯二酚浓度不应大于 5%，否则有可能造成不可治愈性皮肤白斑。有关对苯二酚处方的基质，许多临床研究所用的水醇基质（等量的丙二醇和无水乙醇）是最合适的赋形剂。对苯二酚易被氧化而失效，因此，常用 0.1% 的亚硫酸氢钠和 0.1% 的 L-维生素 C 来保持对苯二酚制剂的稳定性。近年来，研制出对苯二酚干乳剂和对苯二酚衍生物，以提高其抗氧化性能和疗效。对苯二酚与维 A 酸和肾上腺皮质激素合用，既可提高疗效，又可避免不良反应。

【不良反应】

（1）皮肤刺激性：对苯二酚制剂外用可产生红斑、脱屑、瘙痒和刺痛感等刺激性皮炎症状，也可发生接触性过敏性皮炎和炎症后黑变病。上述不良反应在停药后可恢复正常。

（2）长期使用浓度高于 3% 的对苯二酚，可导致斑片状色素沉着和皮肤凹凸不平，即外源性褐黄病。

对苯二酚单戊酸酯（Hydroquinone Monopentanoic Acid Ester）

对苯二酚单戊酸酯有较高的稳定性，在皮肤表面不易被氧化，增加了经皮肤的吸收。其在皮肤和细胞内被迅速水解而释放出对苯二酚发挥脱色作用。若制剂中加入抗氧化剂，则可提高其稳定性，使用价值更大。临床用本品 3% 的霜剂治疗黄褐斑，其有效率和痊愈率明显高于浓度为 3% 的对苯二酚霜。本品对皮肤几乎无刺激性。

β-熊果苷（β-Arbutin）

β-熊果苷又名熊果苷、熊果素，是从杜鹃花科植物熊果的叶中分离得到的一种具有脱色作用的单体物质，是对苯二酚的一种天然存在形式。

【药理作用】　本品具有良好的减少皮肤色素沉着和增白皮肤的作用。与对苯二酚相比，其化学性质稳定，细胞毒性小。其抑制黑色素合成的效果强于曲酸和维生素 C。

作用机制：①与酪氨酸竞争与酪氨酸酶的结合，从而抑制该酶的活性，阻断黑色素的形成；②加速黑色素的分解与排泄，从而减少皮肤色素沉积。

【临床应用】　临床治疗黄褐斑和增白皮肤的浓度为 3%，其特点是能够穿透基底层进行深度淡化色斑及改善药物过敏遗留下来的色素沉着。另外，治疗脂溢性角化病的浓度为 10%。

【不良反应】　浓度过高可致正常皮肤脱色。

α- 熊果苷（α-Arbutin）

α- 熊果苷是 β- 熊果苷的差向异构体，与 β- 熊果苷比较，本品具有以下特点：①抑制酪氨酸酶作用强，为 β- 熊果苷的 10 倍左右；②安全性高，在较高的浓度下不影响细胞生长；③化学性质更加稳定，与其他药物的配伍性良好，能够更方便地加入到各种美白亮肤化妆品中。推荐添加浓度为 0.2%～5%。临床可用于治疗多种皮肤色素异常沉着性疾病，美白皮肤，也可治疗紫外线灼伤所形成的瘢痕。

N- 乙酰 -4-S- 半胱氨酸酚（N-Acetyl-4-S-Cysteaminylphenol，NACP）

N- 乙酰 -4-S- 半胱氨酸酚具有皮肤脱色作用，是种新型脱色增白剂。

【药理作用】 本品仅作用于有黑色素合成活性的黑素细胞，对处于休止期无酪氨酸酶活性的黑素细胞无影响。在新的细胞周期中，这些细胞仍能产生黑色素。光镜和电镜的观察可见本品治疗后，表皮中的黑色素数量明显减少，黑素细胞的树突明显缩小，核周体较小，有功能的黑素细胞数减少，黑素体减少，黑素体转运至表皮细胞的过程减弱。

作用机制：本品在细胞内脱去乙酰基，形成 L- 半胱氨酸，这是一种合成谷胱甘肽（GSH）的必需氨基酸。故本品可促进谷胱甘肽的合成，谷胱甘肽能与酪氨酸酶中的铜离子结合而抑制该酶活性，从而抑制黑色素合成。

【临床应用】 用于治疗黄褐斑和黑斑病等色素沉着性疾病，大部分患者症状可明显改善。

【不良反应】 本品毒性小，偶有局部皮肤刺激、接触性皮炎和点彩样变色。

壬二酸（Azelaic Acid，AZA）

壬二酸是一种天然的有 9 个碳原子的直链饱和的二羧酸庚烷，可通过蓖麻油氧化裂解制成，为无色到淡黄色晶体或结晶粉末，熔点为 106.5℃，微溶于冷水，较易溶于热水、乙醇和乙酸。

【药理作用】

（1）皮肤增白作用：壬二酸可阻止酪氨酸酶蛋白的合成，从而抑制酪氨酸酶活性，干扰黑色素生物合成。其优点是对活性高的黑素细胞有选择性的抑制作用，但不影响正常黑素细胞。浓度为 20% 的壬二酸的皮肤增白作用优于浓度为 2% 的氢醌。

（2）抗恶性黑素瘤作用：本品对体外培养的鼠或人恶性黑素瘤细胞有抗增生和细胞毒作用，因此，可以阻止恶性雀斑样痣发展成皮肤恶性黑素瘤，并对恶性黑素瘤化疗药有敏化作用，可使亚硝基脲类抗肿瘤药的作用增强 2.5～14 倍。其机制可能与本品损伤肿瘤细胞线粒体呼吸酶并抑制 DNA 合成中的限速酶——核糖核苷酸还原酶有关。

（3）抑制角质形成细胞增殖：本品对正常皮肤和痤疮感染的皮肤有抗角质化作用。用本品治疗前，患者粉刺内充满角质和脂滴，并有许多细菌的卵圆酵母孢子，治疗后，毛囊口虽有脂滴，但角质减少，仅见极少的细菌和孢子。

（4）抗菌作用：本品为外用抗菌剂，对皮肤上的金黄色葡萄球菌、表皮葡萄球菌、铜绿假单胞菌、白念珠菌、痤疮丙酸杆菌等具有抑制和杀灭作用，局部使用能显著减少皮肤细菌和滤泡内痤疮丙酸杆菌等细菌的生长，并使皮肤表面脂质的游离脂肪酸含量下降。其抗菌活性和吸收均受pH 影响，pH 低时能较快进入细胞内，渗透到病变细胞内的浓度比正常细胞高，抗菌活性也较强。壬二酸外用可减少表皮及毛囊皮脂腺内的菌群，从而减少细菌产生的脂肪酶，使皮肤表面脂质中游离脂肪酸减少，加上抑制表皮的角化，可有效治疗痤疮。

【临床应用】

（1）皮肤色素沉着过多症：用于治疗黄褐斑，与广谱防晒剂合用，疗效增强。治疗黑斑病、老年斑及物理因素或化学因素引起的皮肤色素沉着也有良好疗效。

（2）恶性雀斑样痣和恶性黑素瘤：外用壬二酸霜治疗，可获得临床与组织学上完全消退的效果。多数患者 5 ~ 10 年后仍无复发。少数复发者，重复治疗会趋缓解。作为联合化疗方案的用药，可治疗恶性黑素瘤。

（3）痤疮：本品外用治疗结节型、聚合型、丘疹脓疱型和粉刺型痤疮均有明显疗效，可减轻炎症性和非炎症性损害。浓度为 20% 壬二酸霜与浓度为 0.05% 维 A 酸霜、浓度为 5% 过氧苯甲酰凝胶疗效相似，但患者对壬二酸较易耐受。

（4）酒渣鼻：对丘疹脓疱型酒渣鼻患者，本品局部涂药可明显减轻炎症，红斑的严重程度评分降低，但对血管扩张无明显改善。

【不良反应】 本品外用无全身不良反应。少数患者在外用霜剂的初期，可致皮肤刺激和皮肤干燥，发生率为 5% ~ 10%，一般较轻微和短暂，治疗后 2 ~ 4 周逐步消失。

（二）酪氨酸酶铜离子螯合剂

曲酸（Kojic Acid）及其酯化物

曲酸的化学名为 5- 羟基 -2-（羟甲基）-4- 吡喃酮，是黄曲霉菌、米曲霉菌用糖、无机盐，在 30℃ 条件下培养获得的代谢产物。曲酸酯化后，能改善其对 pH 变化的稳定性，还能增强其作用，对皮肤的刺激性也小。

【药理作用】 曲酸是安全的、可逆的酪氨酸酶抑制型脱色剂。在培养的 B-16 黑素细胞内加 2.5mmol/L 的曲酸，黑素多聚体的含量减少，产生可逆的脱色作用。通过多巴反应检测酪氨酸酶活性时，可见到曲酸处理的黑素细胞酪氨酸酶活性明显降低。

作用机制如下所示。①抑制酪氨酸酶活性：曲酸通过 5 位羟基和 4 位酮基与酪氨酸酶活性中心上的铜离子络合，从而抑制该酶活力，曲酸对酪氨酸抑制作用表现为可逆效应。②抑制多巴色素互变异构酶的活性：曲酸通过对该酶的抑制减少多巴色素变为 5，6- 二羟基吲哚羧酸。③抑制真黑素生成：曲酸可抑制 5，6- 吲哚醌及 5，6- 吲哚醌羧酸变为真黑素。

【临床应用】

（1）色素沉着增多性疾病：本品用于黄褐斑治疗，疗效较好，连续用药 3 个月，有效率达 70% ~ 80%。其酯化物增白效果更佳，曲酸与 α- 羟酸类合用，可增加疗效。治疗其他色素沉着增多性疾病也有良好疗效，如蝴蝶斑、妊娠斑、老年斑，光照引起的黑素沉着、继发性色素沉着（痤疮结节治愈后、激光或液氮冷冻后的色素沉着，外伤炎症色斑）。

（2）用于化学剥脱、磨削术后期防止色素反弹的护理。

（3）无斑的皮肤应用本品，可预防色斑形成，润白嫩肤、保持亮泽。

【不良反应】 本品很安全，局部应用的剂量小，无毒性。

（三）阻止酪氨酸酶向前黑素体转移的药物

葡糖胺类

葡糖胺类包括葡糖胺（glucosamine）及其衍生物如四氧乙基葡糖胺（tetra-O-acetyl-glucosamine，TAG）、2- 脱氧葡萄糖（2-deoxyglucose）和盐酸葡糖胺（glucosamine hydrochloride）。本类药物均

有脱色素作用，减轻异常色素沉着。其中四氧乙基葡糖胺比葡糖胺有更高的脱色活性。2-脱氧葡萄糖和盐酸葡糖胺由于其第2位的氨基发生改变，均显示较强的脱色能力。该类药物脱色作用是通过干扰酪氨酸酶Ⅲ（T_3）蛋白在高尔基复合体的糖基化和阻止活性酶分子向前黑素体转移而抑制该酶活性，可用于增白皮肤或色素沉着增多性疾病。

（四）改变前黑素体超微结构的药物

五癸烯酸（Penta-Decenoic Acid）

五癸烯酸轻度抑制酪氨酸酶Ⅰ（T_1）和酪氨酸酶Ⅱ（T_2）活性，抑制黑素多聚体的形成，可用于治疗色素沉着增多性疾病或增白皮肤。

（五）促进酪氨酸酶蛋白降解的药物

不饱和脂肪酸

亚油酸（Linoleic Acid）为不饱和脂肪酸，可添加维生素E作为抗氧化剂。γ-亚麻酸为十八碳三烯酸（gamma-linolenic acid，维生素F）。亚油酸有降低血浆胆固醇和三酰甘油的作用，可用于防治动脉粥样硬化症。γ-亚麻酸是人体必需的不饱和脂肪酸，是组成人体各组织生物膜的结构材料，也是合成前列腺素的前体。

本品具有降低总胆固醇，抑制血小板聚集及血栓素A_2合成，抗脂质过氧化和减肥等作用。

本品临床用于防治某些老年性疾病，延缓衰老，健身美容。在皮肤美容方面，以上两种药物均有抑制黑色素合成的作用，能使UVB诱导的色素沉着斑减退，尤以亚油酸的脱色作用最明显，可用于防治色素沉着增多性疾病和增白皮肤。两种药物无明显不良反应。

（六）竞争性酪氨酸酶抑制剂

氨甲环酸（Tranexamic Acid）

氨甲环酸为抑制纤维蛋白溶解止血药。在美容方面，本品有减轻皮肤色素的过度沉着，增白皮肤的作用。其作用在于抑制酪氨酸酶活性，减少黑色素的合成。这可能是由于氨甲环酸和酪氨酸的部分结构相似，都有一个羧基，故可竞争性地与酪氨酸酶结合，从而抑制该酶活性。本品用于治疗黄褐斑，合用维生素C和维生素E可明显提高疗效。本品口服无明显不良反应，个别患者在服药早期有轻度反酸、恶心、呕吐，不影响继续服药。

氨甲苯酸（Aminomethylbenzoic Acid）

氨甲苯酸也是抑制纤维蛋白溶解的止血药，外用或口服均有明显的皮肤增白作用，与氨甲环酸相同。除治疗纤维蛋白溶解症所致的出血外，本品也用于湿疹、荨麻疹和口炎。外用或静脉注射治疗色素沉着增多性疾病，如每天静脉注射 1.0 ～ 1.5g，治疗黄斑的总有效率在90%以上。

（七）其他

光甘草定（Glabridin）

光甘草定又称甘草黄酮，是光果甘草萃取物疏水部分的主要活性成分。

【药理作用】

（1）减轻皮肤色素的异常沉着：光甘草定能抑制酪氨酸酶活性而减少黑色素合成，其效能约为曲酸的25倍，维生素C的80倍；尚可抑制细胞脂质过氧化性损伤[如减少皮肤细胞丙二醛（MDA）的产生]，也能减少黑色素合成。

（2）延缓衰老：本品可提高血清SOD活力，使MDA生成量减少，具有抗自由基氧化作用，并能明显抑制体内新陈代谢过程中所产生的自由基，降低其对氧化敏感的生物大分子（低密度脂蛋白、DNA）和细胞壁等的氧化损伤，从而改善与自由基氧化有关的某些病理变化，如动脉粥样硬化、细胞衰老等。

【临床应用】 用于治疗多种色斑，如黄褐斑、妊娠斑、蝴蝶斑等。与维生素 E 合用，可提高疗效。

【不良反应】 未见明显不良反应。

胎盘提取物

胎盘提取物为健康人的干燥胎盘精加工而成，含有多种激素，如黄体生成素（LH）、促卵泡激素（FSH）、雌二醇（E_2）、孕酮（P）、绒毛膜促性腺激素（HCG）、睾酮，也含有生长因子、酶类、干扰素、核酸、免疫调节肽、脂多糖等生物活性物质。本品能抑制酪氨酸酶的生物合成，加速黑素细胞的角质化，还能促进细胞新陈代谢，增加细胞活力，增加血液循环，减少表皮角质层水分丢失，具有明显的增白作用，还有防晒、保湿和抗皱的作用，临床用于增白皮肤、防治日晒、皮肤保湿、减轻或祛除皱纹；也用于"换肤"、化学剥脱、激光、磨削术后的皮肤修复和护理。

二、非酪氨酸酶抑制型皮肤增白药

（一）抗氧化剂

维生素 C

维生素 C 具有多种美容作用，其可抑制多巴和多巴醌的自动氧化，而抑制黑色素合成，并能延缓皮肤衰老。

本品常用于治疗多种原因引起的色素沉着性皮肤病，如黄褐斑、里尔黑变病（Riehl's melanosis）、特发性斑状色素沉着、药疹后色素沉着、持久性色素异常性红斑、色素性玫瑰糠疹、各种类型的紫癜性皮肤病、银屑病、创伤愈合不良和痤疮等。本品静脉给药，疗效明显优于口服，也可负极经皮肤直流电离子导入给药，疗效好而不良反应少。

（二）角质溶解剂

α- 羟酸类（α-Hydroxy Acid，AHA）

α- 羟酸类包括羟基乙酸、乳酸、柠檬酸、苹果酸、苯乙醇酸和酒石酸，作用广泛。本类药物外用有脱色美白的药理作用。

1. 消除皮肤异常色素沉着 α- 羟酸类可以加速皮肤色素分解代谢，消除皮肤异常色素沉着，美白皮肤，此作用效果虽然缓慢，但持久且不损伤皮肤。

2. 改善皮肤颜色，使皮肤白而红润 α- 羟酸类可扩张真皮层毛细血管，增加血流，使皮肤营养充足，从而使皮肤美白、细腻、有润泽感，这与 α- 羟酸类作用于真皮浅层，使肥大细胞脱颗粒、释放组胺有关。

因其水溶性好，能够透过角质层被皮肤吸收，促进表皮细胞的新陈代谢，消除皮肤皱纹，淡化色斑，使皮肤光滑细嫩，又可作为化妆品原料使用，发挥抗皱、延缓皮肤衰老和美白祛斑功效。当皮肤有较严重的色斑及皱纹时，可代替化学剥脱剂（如苯酚、三氯乙酸等）使表皮完全从真皮层分离而剥落，无剥脱后的色素沉着，作用较温和且有营养皮肤的作用。

维 A 酸类（Vitamin A acid）

维 A 酸类有广泛的药理作用和用途。维 A 酸霜外用有祛斑和美白皮肤的作用。本类药物与胞质结合蛋白（CRABP）和一系列核受体（如视黄酸受体）结合后，能调节第二信使系统，改变细胞信号的传递途径，影响酪氨酸酶基因表达或酶蛋白合成中的某个步骤，使酪氨酸酶活性下降；还通过角质松解和加快表皮细胞更新作用，使皮肤表面的黑素颗粒脱落。临床用于治疗黄褐斑，也用于治疗日光照射后或炎症的色素沉着。

水杨酸（Salicylic Acid）

水杨酸低浓度时（1%～2%）有角质形成作用，中浓度（5%～10%）时有角质溶解作用，涂于皮肤可使表皮角质层黏附性减弱，表皮脱落，黑素颗粒也同时脱落，减轻皮肤异常色素沉着，使皮肤美白、细嫩。临床用于化学剥脱术，治疗如下疾病：①色素性皮肤病，如黄褐斑、炎症后黑变病、雀斑样痣和文身；②光老化性疾病，如日光性角化、日光性弹力纤维变性等；③皮肤皱纹；④其他，如痤疮、浅表性瘢痕、酒渣鼻、皮脂腺增生和睑黄瘤等。

（三）抑制黑素细胞增殖药

内皮素受体阻断剂

内皮素（endothelin，ET）是内皮细胞分泌的一种缩血管活性因子，具有多种生物学效应，如使血管收缩、促进血管平滑肌细胞生长和增殖；提高中枢神经和外周交感神经活性；也参与肾小球滤过率的调控。ET 在多种疾病的发生中有重要作用。ET 受体阻断剂可治疗多种与 ET 有关的疾病。

在美容方面，ET 受体阻断剂也有重要的作用和临床用途。ET 受体阻断剂可阻断黑素细胞的 ET 受体，阻断受体介导的信号传递，从而抑制蛋白激酶 C（PKC）途径引起的酪氨酸酶活化和细胞内 cAMP 增加，发挥抑制色素沉着的作用。ET 受体阻断剂如母菊的提取物每天外用后立即进行紫外线照射，可明显地抑制 UVB 引起的皮肤色素沉着。

（四）其他

过氧化氢（Hydrogen Peroxide）

过氧化氢是无色无臭的澄明液体。其释放的初生态氧有漂白、抑菌杀菌、防腐、除臭及清洁作用。临床上用于皮肤增白，治疗黄褐斑和雀斑等色素沉着性疾病，也用于漂白牙齿、冲洗或湿敷创面、消毒或灭菌。本品涂在毛发部位，毛发会脱色而变黄。浓度过大时对皮肤黏膜有腐蚀性。

山梨酸钾（Potassium Sorbate）

山梨酸钾为无色或白色鳞片状结晶、易溶于水，在空气中易氧化分解而变色。本品有皮肤增白作用，治疗色素斑有良好效果。还有抗菌作用，多用于防腐、防霉。

第五节　防晒类药物

防晒类药物是指能够防止或减轻由于紫外线辐射而造成的皮肤损害的一类特殊用途美容药物。人体长时间暴露于强烈的日光下，会因紫外线的过度辐射而导致皮肤损害，尤其近年来，紫外线辐射所引起的皮肤健康问题越来越突出，关注皮肤健康，保护皮肤免受紫外线损伤越来越被人们所重视，因而防晒化妆品现已成为现代人日常生活的必备之品，它的使用已成为基础护肤过程中必不可缺的一部分。

理想的防晒类药物应具备：①颜色浅，气味小，无刺激，无毒性，无过敏性，无光敏性，安全性高；②对光稳定，不易分解；③防晒效果好，成本较低；④配伍性好，产品稳定。

防晒类药物主要有无机防晒剂、有机防晒剂及辅助防晒剂三类。

（一）无机防晒剂

无机防晒剂是一类白色无机矿物粉末状物质，如二氧化钛、氧化锌、高岭土、滑石粉等，其中二氧化钛和氧化锌最为常用，已经被美国 FDA 列在批准使用的防晒剂清单中。

无机防晒剂的抗紫外线能力及防晒机制与其粉末粒径大小有关：当粒径较大（颜料级）时，对 UVA 和 UVB 的阻隔是以反射、散射为主，防晒机制是简单的遮盖，属于物理性防晒，防晒能力较弱；随着粒径的减小，其对 UVA 的反射、散射作用逐渐降低，对 UVB 的吸收性明显增强；当粒径达纳米级时，防晒机制是既能反射、散射 UVA，又能吸收 UVB，对紫外线有更强的阻隔能力。

通过简单遮盖阻隔紫外线的无机防晒剂具有安全性高、稳定性好的优点，但是容易在皮肤表面沉积成较厚的白色层，堵塞毛孔，影响皮脂腺和汗腺的分泌，且易脱落。通常所谓的纳米级材料的无机防晒剂，其粒子直径应在数十纳米以下，此类防晒剂虽然具有防晒能力强、透明性好的特性，但也存在易凝聚、分散性差、吸收紫外线的同时易产生自由基等缺点，因此，需要对其粒子表面进行改性处理以解决上述问题。

超细（纳米级）二氧化钛

作为无机防晒剂，超细（纳米级）二氧化钛具有优异的化学稳定性、热稳定性，并且无毒、无味、无刺激，使用安全。由于其粒径小，成品透明度高，克服了颜料级二氧化钛不透明，使皮肤呈现不自然的苍白色等缺点。其防晒机制：以吸收 UVB 为主，且效果显著；同时又能反射、散射 UVA，但效果一般。该原料抗紫外线能力较强，显著高于超细（纳米级）氧化锌。

经过表面处理后的超细（纳米级）二氧化钛通常以固体粉末的形式使用，根据其表面性质可分为亲水性粉体和亲油性粉体两类。目前，将超细（纳米级）二氧化钛表面包覆既有亲水基团，又有亲油基团的表面处理剂，使其表面具有两亲性，从而具有了很强的通用性，这是对纳米级无机防晒剂进行表面处理的一个发展方向。

超细（纳米级）氧化锌

超细（纳米级）氧化锌类似超细（纳米级）二氧化钛，也是广泛使用的无机防晒剂，常与超细（纳米级）二氧化钛配伍使用，它们抗紫外线性能的机制都是吸收和散射紫外线，超细（纳米级）氧化锌的作用显著低于超细（纳米级）二氧化钛。

（二）有机防晒剂

有机防晒剂是指对 UVB 和 UVA 段紫外线有较好吸收作用的一类有机化合物，又称为紫外线吸收剂或者光稳定剂。这类物质能选择性吸收紫外线，并将其光能转换为热能，而其本身结构不发生变化。其分子结构不同，选择吸收的紫外线波段也不同。我国《化妆品卫生规范》（2007 年版）允许在限量范围内使用的有机防晒剂有 26 种。它们的添加多采取复配的形式以增强防晒效果。下面介绍几类常用的有机防晒剂。

对氨基苯甲酸及其酯类

对氨基苯甲酸及其酯类简称 PABA 类，是 UVB 吸收剂，也是最早使用的紫外线吸收剂。本品价格低廉，对皮肤刺激性大，吸收效率低，耐水性差，易氧化、易发生颜色变化。近年来已较少使用，甚至有些防晒化妆品还声明不含"PABA"。

水杨酸酯类及其衍生物

水杨酸酯类及其衍生物是较早使用的一类 UVB 吸收剂，也是目前国内常用的一类防晒剂，常与其他防晒剂配合使用。优点是价格便宜，毒性低，与其他成分相容性好、产品外观好，还可作为一些不溶性化妆品组分的增溶剂。缺点是吸收效率太低，吸收波段窄，长时间光照后产品易变色。另外，水溶性的水杨酸酯类对皮肤亲和性较好，能增强制品的防晒效果，并可用于护肤类化妆品。

对甲氧基肉桂酸酯类

对甲氧基肉桂酸酯类是一类优良的 UVB 吸收剂，吸收波长为 280～310nm。与油性原料相容性好，特别是在醇中吸收效果好。这类化合物在欧洲很盛行，甲氧基肉桂酸辛酯（ParsolMCX）是目前世界上通用的防晒剂，尤其是 2-乙基己基-4-甲氧基肉桂酸酯使用最多。

邻氨基苯甲酸酯类

邻氨基苯甲酸酯类为 UVA 吸收剂，具有防晒作用。特点是价格低廉，吸收率低，皮肤刺激性大，国内产品较为常用，如邻氨基苯甲酸薄荷酯。

甲烷衍生物

甲烷衍生物是一类高效 UVA 吸收剂。缺点是光稳定性差，需要与其他防晒剂配合使用，对皮肤刺激性大，致敏性强，使用受到限制。另外，不能添加释放甲醛的防腐剂，否则产品会变色。最近日本将其与其他共聚物和硅烷组合，提高了产品的稳定性。

樟脑类衍生物

樟脑类衍生物是一类较为理想的紫外线吸收剂，兼能吸收 UVB 和 UVA，吸收波长为290～390nm，在 345nm 处有最强吸收。优点是储藏稳定，不刺激皮肤，无光致敏性和致突变性，毒性小，化学惰性，以甲基苯亚甲基樟脑最为常用。缺点是皮肤吸收能力弱，多以复配形式加入防晒化妆品中。

二苯酮及其衍生物

二苯酮及其衍生物兼能吸收 UVB 和 UVA，吸收波长为 290～380nm，是一种广谱紫外线吸收剂。代表性原料如 2-羟基-4-甲氧基二苯甲酮及 2-羟基-4-甲氧基二苯甲酮-5-磺酸，均是美国 FDA 批准的 I 类防晒剂，在美国和欧洲使用频率较高，其中 2-羟基 4-甲氧基二苯甲酮具有一定的光毒性，产品上要求标出警示语。

苯并三唑类

苯并三唑类兼能吸收 UVA 和 UVB，在 300～385nm 内有较高的吸光指数，吸收光谱接近于理想吸收剂的要求。这类化合物光稳定性好，毒性低，安全性高，可配制成防晒指数高的化妆品。化妆品中常用 7% 以下浓度配制成乳剂。

三嗪类

三嗪类是兼能吸收 UVA 和 UVB 的新型紫外线吸收剂，吸收波长为 280～380nm，吸收一部分可见光，易使制品泛黄，其突出特点是强紫外线吸收性和高耐热性。

知识拓展

新型防晒剂

①奥克立林（2-氰基-3，3-二苯基丙烯酸-2-乙基乙酯）：为黏稠的浅黄色澄清油状液体，具有吸收高、对光和热稳定性高的优点，能够同时吸收 UVA 和 UVB，是美国 FDA 批准使用的 I 类防晒剂，一般用于高防晒系数（sun protection factor，SPF）的化妆品中，使用限量为 10%（以酸计）。②纳米有机微粒——天来施 M：是由一种无色的具有紫外线吸收作用的固体有机物衍生而来，该固体有机物被微粉化为直径小于 200mm 的微粒，使其吸收紫外线的同时，又对紫外线具有反射及散射作用，是一种具有三重防晒效果的纳米级超细 UVA 吸收剂，一般以其 50% 活性物

含量的水分散体系添加于产品中。③阿伏苯宗：又称巴松 1789，是油溶性 UVA 吸收剂，高效吸收 320～400nm 波段的紫外线，与 UVB 吸收剂具有良好的协同作用。④二乙氨基羟苯甲酰基苯甲酸己酯（Uvinul A Plus）：为黄色固体至熔融状，油溶性，对 UVA 有良好吸收，并能保护肌肤免受自由基的损伤，同时有很好的光稳定性，可长时间维持防晒效果，化妆品中使用限量为 10%。

（三）辅助防晒剂

辅助防晒剂可分为两类：一类属于间接防晒剂，这类防晒剂能够清除由于紫外线辐射而造成的活性氧自由基，从而减轻或阻止紫外线对皮肤组织的损伤，促进日晒后的修复；另一类是植物防晒剂，这些植物中含有能够吸收紫外线的化学成分，有些植物吸收紫外线的同时也具有清除自由基的作用。

间接防晒剂

间接防晒剂主要是一些酶类抗氧化剂及一些维生素及其衍生物等，如 SOD、辅酶 Q_{10}、谷胱甘肽过氧化物酶、金属硫蛋白、维生素 E、维生素 C、β- 胡萝卜素等。其中维生素 E 与维生素 C 有协同清除自由基的作用。

植物防晒剂

植物防晒剂：某些植物中由于含有黄酮、蒽醌及多酚类化合物等化学成分而具有吸收紫外线的作用；同时有些植物也具有物理防晒的作用，主要是通过在皮肤表面形成膜屏障，起到反射紫外线的作用，如芦荟胶等。

具有代表性的植物防晒剂：含有黏多糖及蒽醌类成分的芦荟、含多酚成分的绿茶、含黄酮类化合物的黄芩及槐花、含萘醌类成分的紫草等。此外，黑莓叶、青石莲、石榴、猫爪草、黄芪、薏苡仁、沙棘、丹参、夏枯草、魔芋、月见草、何首乌、迷迭香等均具有一定的防晒作用，可作为辅助功效性原料添加于防晒产品中，提高防晒化妆品的防护效果。

这类物质安全性高，不会引起皮肤的不良反应，因而越来越受到化妆品公司和广大消费者的青睐。

第五章　中药美容制剂

中药美容制剂是以中药为主要原料，结合适宜辅料制备而成的美容制剂。广义的中药美容制剂主要包括内服中药美容制剂和外用中药美容制剂，而狭义的中药美容制剂则指外用中药美容制剂，其目的是美容、清洁、保养、修饰外观或气味。

我国是历史悠久的文明古国，中药美容制剂的使用源远流长。早在商朝就有"纣烧铅锡作粉"的记载。《战国策》中记载的"春秋时周郑之女，粉白墨黑，立于衢闾"说明当时已有白粉、眉墨等美容制剂。汉朝美容制剂使用更为广泛，出现了各种各样的"妆媚"。唐代美容制剂品种日趋增多，头膏、面脂、口脂、澡豆等美容制剂深受士大夫青睐。《千金翼方》"妇人面药"记载了 39 首。宋朝《太平圣惠方》也收录了"治粉刺诸方""治黑痣诸方""治眉发须不生诸方""治须发秃落诸方"等众多中药美容方剂，可见当时中药美容制剂已到相当发展阶段。元代《御药院方》收集了 180首美容方，如"御前洗面药""乌云膏""玉容膏"等。清朝慈禧太后将美容化妆发挥至极，宫内设立了专门研制提炼中药原料的保养品和美容品的部门。由于当时生产技术的落后，中药美容制剂的生产仅处于"小作坊"式的生产状态。鸦片战争以后，外国的美容制剂和相关的生产技术开始流入我国市场。随着改革开放的深入发展，目前我国的美容制剂品种琳琅满目。而今，人们对美好生活的需求越来越高，对美容制剂的需求也日益增长，对以纯天然中药为原料的中药美容制剂的期望更高，这是中药美容制剂的新机遇。

第一节　中药美容制剂的处方

中药美容制剂的处方由中药原料、基质材料和附加剂组成。

一、中药美容制剂的原料选择

（一）中药原料

中药原料是中药美容制剂中必不可少的功效成分，可以是中药饮片、中药提取物或者作用明确的中药单体。

自古以来，传统中药在清洁、保养、修饰外观和气味等方面表现出显著的美容功效。根据其功效的不同可将美容中药分为祛斑中药、美白中药、润肤祛皱中药、祛痤疮中药、消疣除赘中药、祛风止痒中药、乌发中药、生发中药、减肥塑身中药、香口益齿中药和调理中药。

祛斑中药主要有当归、益母草、丹参、川芎、桃仁、红花、白芷、月季花和泽兰等。此类中药是通过活血化瘀、补益脾胃来消除各种色斑，如雀斑、黄褐斑、色素斑、妊娠斑和老年斑等。

美白中药包括茯苓、珍珠、白及、白蔹、女菀、杜衡、土瓜根、白附子、白僵蚕和天花粉等，主要是通过调理脾和肺、润肤、活血、健脾化痰使皮肤变白，悦泽人面。这类中药是中药美容制剂中最常用的中药原料。

润肤去皱中药包括桃花、瓜蒌、芦荟、白果、黄瓜、丝瓜、松子、阿胶、绿豆、白杨皮、鸡子白、火麻仁、苦杏仁等。此类中药通过滋阴、补血、保湿等功效以解决肌肤干燥、皲裂和皱纹等问题。

祛痤疮中药有赤芍、黄芩、青黛、黄连、黄柏、栀子、连翘、桔梗、金银花、牡丹皮、枇杷叶和木兰皮等。其主要是通过泻火解毒、凉血化瘀以去除毛囊炎症，抑制皮脂腺过度分泌油脂，从而去除痤疮。

消疣除赘中药有紫草、巴豆、艾叶、薏苡仁、地骨皮、刺蒺藜、鸦胆子和马齿苋等，主要用于修复扁平疣、青年疣和赘疣等。

祛风止痒中药主要有荆芥、防风、蝉蜕、苦参、白鲜皮、蕲蛇等，通过祛邪消疮和止痒透疹解毒来治疗疥癣、皮肤瘙痒、白癜风、湿疹等。

乌发中药有黄精、桑椹、槐角、木瓜、牛膝、知母、黑芝麻、何首乌、核桃仁、黑大豆、女贞子、墨旱莲、豨莶草等。其主要是通过补肾、补肝、补精血、消除瘀血以达到滋润毛发、使白发变黑的目的。

生发中药主要有生姜、羌活、辛夷、桑叶、松叶、青蒿、骨碎补、桑寄生、侧柏叶、蔓荆子、乌梢蛇等。此类中药通过补益肝肾、精血、活血祛风等功效调节气血和脏腑，功效是养护头发，预防和治疗脱发。

减肥塑身中药有大黄、荷叶、山楂、泽泻、赤小豆、决明子、桑白皮等。其主要功能是健脾、祛湿、化痰消脂，从而起到减肥的作用。

香口益齿中药包括细辛、薄荷、木香、丁香、佩兰、檀香、甘松、小茴香等。此类中药通过清热生津、泻火排脓等作用治疗湿浊内阻、脾胃气滞引起的口臭、牙痛、唇焦口燥和牙龈问题。

调理中药主要是通过调节心、肝、脾、肺、肾等脏器以安神、补益、滋养、调节阴阳，以改善肌肤状态。此类药物可分为调心中药、调肝中药、调脾胃中药、调肺中药和调肾中药。其中代表性的中药如下。

调心中药：灵芝、远志、桂枝、琥珀、龙骨、龙眼肉、柏子仁、合欢皮等。

调肝中药：柴胡、香附、白芍、菊花、天麻、红景天、山茱萸、酸枣仁、胡麻叶等。

调脾胃中药：人参、黄芪、白术、山药、大枣、苍术、厚朴、蜂蜜、白豆蔻、草豆蔻等。

调肺中药：麦冬、百合、天冬、贝母、紫菀、竹茹、苏子、胖大海、款冬花等。

调肾中药（补阳）：鹿茸、附子、沉香、巴戟天、肉苁蓉、菟丝子等。

调肾中药（补阴）：地黄、楮实、枸杞子等。

（二）基质原料

中药美容制剂常用的基质原料与常用的美容制剂辅助原料类似，包括油脂类、蜡类、烃类等。值得一提的是，很多中药除了作为中药原料存在于中药美容制剂中外，其本身也可以作为中药美容制剂的基质原料。

1. 油脂类　油脂是高级脂肪酸与甘油形成的一种酯类物质。油脂类基质原料中，在常温下呈液态的称为油，呈半固态的称为脂。根据来源可分为植物油脂、动物油脂和矿物油脂。

动物油脂包括猪脂、牛脂、羊脂、蛇油、马油、羊毛脂、水貂油、绵羊油等。动物油脂与人皮肤的油脂相近，且有很好的滋润效果，从古代沿用至今。马油和羊毛脂具有很好的保湿作用，多用于发用美容制剂和手足护理美容制剂中。由于水貂油与人体亲和性较好，油腻感小，现多用于婴儿护肤产品中。但动物油脂含有大量不饱和脂肪酸，有特殊的臭味，不易储存且提取成本高，因此，动物油脂在现代美容制剂中使用得不多。

植物油脂是美容制剂中常用的基质原料，大多为从植物果实中榨取的油。它可使皮肤柔软，润滑。常用的植物油有橄榄油、杏仁油、松子油、椰子油、蓖麻油、胚芽油、可可油、米糠油、胡麻油等，其中椰子油常用于香皂基质。从中药中提取的油脂有丁香油、松节油、香茅油、桂皮油等，它们不仅具有独特的香气，而且还具有消炎杀菌的功效。

油脂类基质原料是膏、霜和乳剂最主要的基础原料。此原料不易被皮肤吸收，但可在皮肤表面形成一层油脂膜，该油脂膜作为皮肤表面的屏障，防止外界不良因素对皮肤产生刺激，起屏障作用；也可抑制皮肤表面的水分蒸发，起保湿作用；在清洁类美容制剂中，油脂类原料可溶解皮肤上的脂溶性污垢或美容制剂残留，起清洁作用。此外，油脂类原料还可以滋润毛发，使其更具光泽和弹性。

2. 蜡类 蜡类基质原料是由高碳脂肪酸和高碳脂肪醇构成的一类酯，由于熔点较高，在常温下呈固体状态，比油脂类更硬。蜡类也可按其来源分为植物性蜡和动物性蜡。常用的植物性蜡有木蜡、巴西棕榈蜡、小烛树蜡、霍霍巴蜡等；常用的动物性蜡有蜂蜡、鲸蜡等。霍霍巴蜡是乙醇聚合物与脂肪酸形成的酯，与甘油三酯组成的油脂原料不同，霍霍巴蜡能够迅速渗透并被皮肤吸收。而蜂蜡不仅具有解毒、生肌、止痛等功效，还具有抑菌作用，滋润保湿的同时使破损的皮肤伤口免受感染。

蜡类基质原料作用与油脂类相似，可滋润保湿，多用作膏状美容制剂中的油性成分。蜡类基质原料还可以调节美容制剂的黏稠度，可作为一种赋形剂或固化剂，使美容制剂保持一定的外观形态，如固态唇膏、口红、睫毛膏、发蜡等美容制剂。

3. 烃类 烃类基质原料也称矿物油脂，是从石油中分馏出的饱和碳氢化合物。石蜡、凡士林、地蜡等是常用的烃类基质原料。石蜡分为固体石蜡和液状石蜡，石蜡化学性质稳定，不易变质，且成本较低，广泛用于各类膏霜和锭状制剂。凡士林是液状石蜡、固体石蜡和其他矿物油的半固体混合物，稠度适宜，涂展性好，可与其他油脂、蜡类（蓖麻油除外）原料熔合，用作多种护肤类美容制剂中的保湿基质。烃类原料延展性好，不溶于水，不易被皮肤吸收，但能与油脂原料或挥发油混合，对皮肤和毛发有较好的润湿效果，可作为香脂类美容制剂的油性成分和护发产品、发蜡等的基质。但由于烃类原料吸水能力较差，油腻感强，故常与其他油性基质混合使用以增强其吸水性。

4. 醇类 醇类基质原料是一类含有羟基与烃基或苯环侧链上的碳原子相结合的化合物，按其结构中羟基数量分为一元醇和多元醇。一元醇是指只含有一个羟基的醇。美容制剂中常用的一元醇有乙醇和丁醇。乙醇具有挥发性，可溶解多种挥发油，是香水的重要原料。丁醇则为甲油的原料。多元醇是指含有两个以上羟基的醇。美容制剂中常用的多元醇有丙二醇、甘油、山梨醇等。丙二醇可作为染料或香料的溶剂；甘油吸湿性强，有很好的保湿作用，是大多数美容制剂的基质原料之一；山梨醇是六元醇，是一种很好的保湿剂。

（三）附加剂

中药美容制剂中的附加剂可协助、促进其中的中药成分功能的发挥，改善美容制剂的外观与气味，延长其保存期限等（详见第三章 常用辅料及原料）。同样，很多中药也可作为天然安全的附加剂添加到美容制剂中。

1. 表面活性剂 指具有很强的表面活性、加入少量即可使液体表面张力显著下降的物质。表面活性剂既可作为乳、膏、霜的乳化剂，也可作为清洁型美容制剂的起泡剂和清洁剂。皂荚皂苷是从中药皂荚中提取的活性成分，已作为天然表面活性剂用于各种外用美容制剂中。

2. 着色剂 即色素，可赋予美容制剂不同的颜色。栀子、红花、紫草、姜黄、黄精、茜草根、黄连、黄柏、桑椹等是美容制剂中常用天然色素的来源。

3. 赋香剂 是可散发出令人愉悦气味的物质，也称香精或香料。中药美容制剂中的赋香剂主要为挥发油提取物，如橙皮油、桉树油和花类药物中的玫瑰精油、茉莉精油等。丁香、苍术、木香、苦杏仁、泽兰、苏合香等香气浓郁的中药具有镇静安神，消除疲劳的作用，还可以防治皮肤病。

4. 防腐剂　是指能防止美容制剂被细菌、霉菌等微生物污染而产生变质的物质。中药美容制剂中常用的中药水提物、浸膏等，都是容易滋生细菌、霉菌的载体，故中药美容制剂中需添加一定的防腐剂以保持较长的有效期。苍术提取物有良好的抑菌作用，可作为防腐剂使用。

5. 抗氧化剂　指可以防止美容制剂氧化、酸败变质的添加剂，可阻止或延缓美容制剂中油脂类原料中的不饱和键与氧气发生反应。

6. 紫外线吸收剂　指能吸收紫外线而原料本身不发生变化的物质，是一种光稳定剂。在美容制剂中可以防止皮肤受过量紫外线照射带来的皮肤晒黑或损伤。常用的紫外吸收剂是物理防晒剂如锌白、钛白和化学防晒剂，如对氨基苯甲酸、肉桂酸和水杨酸类等。具有紫外吸收作用的中药也常用于美容制剂中，如槐花、芦荟、金丝桃等。

二、中药美容制剂的处方筛选

中药美容制剂的处方筛选应按安全、有效、合理、稳定、方便和经济的原则挑选出最优处方。处方筛选时应以中医药理论为指导，根据有效的方药或中药活性成分，以药物的药理毒理、相互作用、制剂原辅料的理化性质、剂型特点等因素为基础，以中药成分为主，运用其他辅料进行相应的调配；也可与生物工程技术结合，以改善有效成分的功效和安全性。

根据不同的药理毒理活性，筛选不同功效的中药，并明确其使用剂量。中药美容制剂的美白作用主要由其抗氧化性、抗黑色素活性和抗酪氨酸酶活性确定。而乌发美容制剂则应侧重促进黑色素形成，营养发根，滋养发须。祛斑美容制剂主要考虑黑色素或色斑形成过程中的影响因素，从而开展祛斑药物的筛选与配伍选择，通过阻断其中关键环节而阻滞黑色素生成或防止其聚集沉积。另外，促进皮肤排毒，代谢排出已形成的黑色素也是祛斑美容处方筛选途径之一。润肤祛皱处方的筛选主要根据对肌肤抗氧化、抗氧自由基、抗金属蛋白酶等因素确定。由于紫外线对皮肤造成的损伤也是导致皮肤衰老加剧的原因之一，所以很多抗紫外线的药物也具有抗衰老的作用。防晒美容制剂的处方筛选主要考虑药物对紫外线的吸收、散射的能力，以防止紫外线穿透角质层，损伤皮肤。紫外线波长范围为 200～400nm，按波长不同，紫外线分为三种。依波长由短到长，可分为短波紫外线（ultraviolet C，UVC）、中波紫外线（ultraviolet B，UVB）和长波紫外线（ultraviolet A，UVA）。因地表阳光不含 UVC，所以防晒美容制剂主要考虑预防 UVB（280～320nm）和 UVA（320～400nm）对皮肤的损伤。另外，中药美容制剂由于含有中药成分，需要考虑其不良反应，所以中药的选用应更谨慎。《医疗用毒性药品管理办法》（国务院令第 23 号）收录了近三十种有毒的中药，以加强含毒性药材或饮片的中药管理。《中国药典》中对有毒的中药也有明确的标示，写明了禁用或慎用的人群和具体情况，并规定了用法用量。

药物间的相互作用在中药美容制剂处方筛选中也应受到重视。中医药理论是经过长期的临床实践得出的珍贵经验。不同药物的配伍，其效果有多种可能。有的配伍能增强疗效，有的却相互抵消使疗效下降。因此，中药美容制剂配方时应遵循"七情"的配伍规律及"君、臣、佐、使"的组方原则，并且充分考虑"十八反""十九畏"等配伍禁忌。古籍如《外台秘要》《千金翼方》《金匮要略》等记载的美容制剂的处方配伍为中药美容制剂的创新与优化提供了参考依据。

"七情"分为单行、相须、相使、相畏、相杀、相恶、相反。单行指单味用药；相须指功效相似的药物配伍，可增强单用时的功效；相使指功效类似的药物配伍时，一种药物可增强另一种药物的功效。相畏指两种药物配伍时，一种药物可减轻另一种药物的不良反应；相杀指两种药物配伍时，一种药物可消除另一种药物的不良反应；相恶是指一种药物可减弱另一种药物的功效；相反指配伍的药物可产生不良反应。

《素问·至真要大论》记载的"主病之谓君，佐君之谓臣，应臣之谓使"强调了在药物配伍时的主次顺序的重要性。君药，指方中主药，是起主要作用的药物。臣药，指与君药性味相近功效相似的辅助药物，可增强其作用。佐药为次要辅助药，其性味可能与君药性味相近，也可与君药性味相反。与君药性味相近的佐药可协同君药，减轻一些次要的症状，与君药性味相反而作用相似的佐药则可减轻其可能导致的不良反应。故中药美容制剂处方筛选时也应按照"君、臣、佐、使"的配方原则。

根据不同的美容需求选择不同的辅料可进一步促进中药发挥其美容功能，也有助于增加中药美容制剂的稳定性。制剂中添加醇类可使难溶性药物的溶解度增加，也可以改善皮肤的水合作用，起保湿润肤的效果，适用于干性皮肤和炎症皮肤的保护和软化。吸收促进剂如冰片、挥发油等的添加可促进药物的吸收。在处方筛选中还应根据药物的理化性质选择增加其稳定性的辅料，如易受 pH 影响的药物在制剂过程中应使用缓冲盐溶液，乳滴容易聚合的体系则应添加乳化剂，光不稳定或容易光降解的药物应添加光稳定剂，水凝胶等制剂应添加防腐剂以抑制微生物的污染等。

三、中药美容制剂的处方方法

1. 析因试验　是一种多因素的交叉分组试验方法。通过析因试验可以筛选出多变量系统中不同因素的影响，它可检验各个因素的不同水平的差异，还可以检验在不同水平上各个因素的交互作用变化。在每个影响因素的不同水平上都进行至少一次的试验，以筛选出最高的水平与组合，对处方筛选和工艺优化提供改良方向。析因试验包括全面析因试验设计和部分析因试验设计。全面析因试验设计是检验每一个因素的不同水平作为一个组合进行析因试验；部分析因试验设计是只选取有代表性的水平和组合进行试验。

2. 星点设计——响应面优化法　是一种基于析因试验的用于多因素响应的分析方法。它是通过分析指定的因变量与多个自变量的回归关系绘制相应的回归曲线或曲面得出不同变量之间的相互关系，从而筛选最佳的变量组合。

3. 正交设计法　是部分析因试验设计的一种。它是通过因素数量、因素水平数、是否具有交互作用等建立正交表，并从正交表中挑选最具代表性的影响因素进行试验。这种试验方法与析因试验设计相比，大大减少了筛选的工作量。

第二节　中药美容制剂的剂型选择

中药美容制剂的剂型分类与其他美容制剂类似，一般可分为液体制剂、醋剂和酊剂、软膏剂、硬膏剂、糊剂、火棉胶剂、涂膜剂、膜剂和凝胶剂等。中药美容制剂的剂型不同将影响药物的释放性能和透皮速率，从而影响美容制剂的使用效果。在剂型选择中，中药美容制剂与中药制剂相似，其剂型选择的原则归纳如下。

一、根据美容需要选择剂型

不同的剂型对药物的释放速率和作用效果有很大的影响，应考虑不同美容需要、使用对象的生理情况、依从性等因素。很多美容中药都同时具有几种不同的美容效果，不同的剂型在不同情况下的运用对中药发挥最大的效用至关重要。例如，一个药物同时具有抗氧化和防晒的功能，若该药物运用于面部护理中，主要发挥抗氧化功能时，需要选择容易被皮肤吸收的剂型，使药物深入肌底，对皮肤的表皮层和真皮层都起抗氧化作用；而发挥防晒功能时，则应覆盖于皮肤表面，迅速形成一层有效阻隔紫外线的防护屏障膜，防止皮肤因紫外线照射而产生损伤。

二、根据美容中药性质选择剂型

美容中药不同成分理化性质不同，根据中药的性质选择合适的剂型有利于药物在美容制剂中的稳定保存，也有利于药物在皮肤中代谢动力学的改善。药物的溶解性、稳定性、处方量和不同剂型的载药量等均可作为剂型选择的依据。例如，难溶性的药物在液体制剂中容易聚沉，不适用于化妆水等液体制剂；含有多糖或胶质较多的中药吸湿性强，不适用于粉剂类美容制剂。除此之外，还应考虑药物对皮肤的刺激性等因素，以综合考虑，选择出最优的美容制剂剂型。

三、根据药物或不同剂型的生物药剂学和药代动力学特性选择剂型

生物药剂学和药代动力学研究的是药物在机体的吸收、分布、代谢和排泄的过程。依据美容中药生物药剂学和药代动力学特征来进行剂型选择，可明确美容中药在皮肤中的作用过程，尽可能发挥最大疗效的同时，避免其在吸收、分布、代谢、排泄过程中可能产生的毒性或刺激性。

四、根据生产条件和"五方便"要求选择剂型

在提高美容中药的理化特性、改善其美容效果的同时，还应考虑生产企业单位的生产技术、生产设备、生产环境、生产工人素质等因素在美容制剂生产中的影响。中药美容制剂所用的原材料是美容中药，所以生产中药美容制剂的生产单位除符合美容制剂生产所需条件外，还需要符合国家规定的中药生产管理相关条例。

中药制剂中的"五方便"指使用方便、携带方便、生产方便、运输方便和储藏方便，中药美容制剂也应遵循使用方便、携带方便、生产方便、运输方便、储藏方便的要求。

第三节　中药美容制剂的工艺和质量标准

一、中药美容制剂的工艺

中药美容制剂的制备工艺与普通美容制剂相似，具体可参见第二章 常见剂型部分。本节主要介绍与普通美容制剂不同的相关工艺。

（一）中药美容制剂原料的前处理工艺

国家食品药品监督管理总局颁发的《中药、天然药物注册分类及申报资料要求（试行）》中指出，用于中药组方的提取物、有效成分的起始原料为中药饮片。为保障所用饮片的质量可靠、安全、可控，必须对所用原料进行鉴定检验和炮制加工。

中药成分一般可分为有效成分、辅助成分、无效成分和组织物。有效成分是指中药中起主要药效的物质，如生物碱、苷类、挥发油等；辅助成分是指本身无特殊疗效，但能增强或缓和有效成分作用的物质，如鞣质；无效成分是指无生物活性、不起药效的物质；组织物是中药组织中的不溶物，如纤维素等。对中药最大限度地提取是保证中药美容制剂发挥功能主治的前提。中药的提取主要包括浸提、分离、纯化、浓缩、干燥等内容。

浸提是通过适当的溶剂和方法提取中药所含的有效成分或有效部位的过程。其目的是尽可能地将中药中的有效成分提取出来。浸提原理是溶剂进入药材的细胞组织中，使有效成分溶解或分

散于其中，然后随浸出液与药材组织分离。这一过程分为如下三个阶段。①浸润、渗透阶段：浸提溶剂与饮片接触混合后使其表面湿润，并进一步渗透到细胞内部。②解吸与溶解过程：溶剂解除细胞壁与各成分的亲和力，使各成分溶解于溶剂中。③扩散、置换阶段：溶剂溶解有效成分后，在细胞内形成较高的渗透压，有效成分往细胞外渗透压低的方向扩散，溶剂从低渗透压的细胞外往高渗透压的细胞内扩散以置换含有效成分的溶剂。在浸提过程中，浸提速度和浸提浓度受药材粉碎度、浸提温度、时间、扩散浓度差、溶剂 pH 和提取技术的影响。常用的浸提溶剂是水、乙醇和有机溶剂，通常也用酸、碱和表面活性剂作为辅助溶剂。传统的浸提方法包括浸渍法、煎煮法、渗滤法等。现已有先进技术如水蒸气蒸馏法、回流提取法、超临界流体萃取法和超声波提取法，这些方法极大地提高了美容中药的浸出率与浸提效率。

浸提结束后，需要对美容中药中的有效成分与无效成分进行分离，以便于后续制剂的制备，并保证制剂的质量和稳定性。常用的分离方法主要有沉降分离法、离心分离法和过滤分离法。沉降分离法是利用固体与液体介质密度相差悬殊的特点，在静止状态下，液体中的固体微粒靠自身重力自然沉降而与液体分离；离心分离法是借助离心机的高速旋转，使料液中的固体与液体，或两种密度不同且不能混溶的液体在离心力的作用下沉降分离；过滤分离法主要通过多孔滤材截流固体微粒使固液分离。

纯化是采用适当的方法和设备除去美容中药提取液中的杂质，进一步分离和精制其有效成分的过程。常用的纯化方法有水醇法（醇水法）、液－液萃取法、酸碱法、盐析法、透析法、大孔树脂吸附法、分子筛法、离子交换法、结晶法等。应根据中药有效成分的不同理化性质选择不同的方法进行纯化。

浓缩是采用适当的技术和方法使溶液中部分溶剂气化或被分离而移除的过程。浓缩后可获得高浓度的浓缩液或流浸膏。美容中药提取液的浓缩方法包括蒸发法、蒸馏法、反渗透法等。蒸发法是指通过加热蒸发溶剂的浓缩过程，包括常压蒸发、减压蒸发、多效蒸发和薄膜蒸发等。蒸馏法是将溶液进行浓缩的同时回收溶剂，在生产中常用的蒸馏法为减压蒸馏法，此法可以降低蒸馏时的温度，使生产更安全。反渗透浓缩是基于单向渗透的原理，只允许水分子透过的截留作用，将水分从溶液中分离出来达到浓缩溶液的目的。

干燥是利用热能或其他方式进一步除去水分或其他溶剂的过程。干燥可提高提取物的稳定性，有利于储存；也有利于原料和制剂的制备及其规格的控制。常用的干燥方法有常压干燥法、减压干燥法、流化干燥法、喷雾干燥法、冷冻干燥法、红外线干燥法、微波干燥法等。

（二）中药美容乳膏剂的制作工艺

乳膏剂由油相与水相经过乳化剂乳化后形成。中药提取物或中药活性物质与香精一般在乳化之后加入，加入温度应在 40～50℃。对温度比较敏感的中药提取物或活性物质则应在更低的温度下加入，以保持活性。同样，在透明液体制剂制备过程中，中药提取物也在水溶性原料和脂溶性原料充分混合并降温至 40℃时才加入。

（三）中药美容粉剂的制作工艺

中药美容粉剂中，如处方中的中药含有大量黏液质、多糖、油脂或树脂等成分，应将其他原料先粉碎成粗粉，再掺入黏性药料共同粉碎。炉甘石、珍珠等原料应先粉碎至一定细度后再进行气流粉碎，达到微粉要求方可使用。制备美容中药粉剂的主要方法有过筛法、研磨法、搅拌法等。

（四）中药美容面膜的制作工艺

制备面膜的关键成分为成膜剂，需要充分溶胀溶解后才可添加至美容制剂中。若制备的面膜中含有中药粉末和油分时，应先把中药粉末和水相充分混合后再添加成膜剂，最后再加入油分，避免结团。

（五）中药美容气雾剂的制作工艺

制备中药美容气雾剂时，要先把美容中药提取物与其他原料一起装填到密封容器中，安装阀门，经阀门和罐内压检查后再充装抛射剂并压盖。

（六）中药美容固体制剂的制作工艺

中药美容固体制剂主要指中药美容香皂和唇膏。香皂油脂和碱的皂化反应一般需要在加热情况下发生。因此，中药提取物应在皂化反应生成皂基且皂基干燥后方可加入，然后经过搅拌、研磨等过程制成香皂。唇膏主要由油脂熔融后脱模成型制成。油性成分加热至100℃使其完全熔融后，降温至70℃左右即可加入其余组分包括着色剂、香料和中药提取物等。待混合均匀后，将混合物注模、脱模后即可进行包装。

（七）新型中药美容制剂的制作工艺

1. 脂质体中药美容制剂的制作工艺 脂质体是一类脂质双分子层形成的微小囊泡。脂质体制备技术主要有薄膜超声法、注入法和冷冻干燥法。

薄膜超声法把类脂质辅料和脂溶性美容中药成分制备成脂质体中药美容制剂。具体制作如下：首先将类脂质辅料和脂溶性美容中药成分溶于有机溶剂中，通过减压旋转蒸发将有机溶剂蒸发除去后，类脂质辅料即附着于玻璃瓶内壁形成一层薄膜。然后，加入含美容中药成分的缓冲溶液振摇，即可形成含有美容中药成分的脂质体。脂质体经过超声后被分散成均匀的单层脂质体颗粒，经葡萄糖凝胶滤除未被包裹的药物，即可获得脂质体中药美容制剂。

注入法是把类脂质辅料和脂溶性美容中药成分溶于有机溶剂中作为油相，把油相匀速注射到含水溶性中药成分的水相中，搅拌使有机溶剂挥发后，振摇或超声即可获得脂质体中药美容制剂。

冷冻干燥法是先把类脂质辅料超声分散于适当的溶剂中，加入冻干保护剂冷冻干燥后，再将产物分散到含美容中药成分的水性介质中，即可获得脂质体中药美容制剂。

2. 微囊与纳米囊泡型中药美容制剂的制作工艺 这类制剂主要通过现代技术将固态或液态的美容中药包封于微囊或纳米囊泡中。一方面，制成微囊或纳米囊泡后，可掩盖某些中药的不良气味，增加使用者的顺应性；另一方面，制成微囊或纳米囊泡后，美容中药的释放特性可能被改变，达到缓释或控释的效果。制备微囊或纳米囊泡的材料多为高分子材料，如天然的壳聚糖、海藻酸盐、蛋白质、淀粉等，还有半合成的羧甲基纤维素、羟丙甲纤维素和合成的葡聚糖、聚氨基酸、聚乳酸 - 聚乙二醇等。微囊或纳米囊的制备工艺有单凝聚法、复凝聚法、溶剂 - 非溶剂法、液中干燥法和界面缩聚法等。

单凝聚法是将难溶于水的美容中药先分散于囊材的水溶液中，形成混悬剂或乳剂后，添加电解质或强亲水性非电解质等凝聚剂，使囊材凝聚成囊，包裹分散在水中的药物。

复凝聚法是利用两种带相反电荷的高分子材料相互交联的原理制备微囊的方法。分散在水中的美容中药经过两种相反电荷的材料交联后，在溶液中凝聚析出并沉降，即得包裹美容中药的微囊。

溶剂 - 非溶剂法是利用囊材在不同溶剂中溶解性不同的原理制备微囊的方法。先把高分子囊材溶于可溶解的溶剂中，往该混合溶液中加入囊材不能溶解的液体，随着非溶剂的加入，囊材溶解度逐渐下降，并把美容中药包裹于囊中。此方法要求所包载的美容中药既不溶于囊材溶剂，也不溶于非溶剂，且不与其中一种液体发生反应。

液中干燥法又称为复乳法。将美容中药与囊材以液滴的方式同时分散在容易挥发的溶剂中，通过加热、减压蒸馏、搅拌、溶剂抽提或冷冻干燥等方法除去溶剂，则可使分散的液滴组装成囊泡。此方法适用于容易失活或变质的美容中药。

界面缩聚法将两种极性不同的药物分别溶解于水溶性溶剂和水不溶性溶剂中，加入引发剂或表面活性剂使水油界面发生聚合即可组装成囊。

3. 微乳、亚微乳、纳米乳等类美容中药制剂的制剂工艺　微乳、亚微乳、纳米乳克服了普通乳液热力学不稳定的缺点，与普通乳液剂相比更稳定，也更容易被皮肤吸收。制备方法主要有自乳化法、转向乳化法、相转换温度乳化法和机械法。在微乳、亚微乳、纳米乳等类美容中药制剂的制备过程中，应根据美容中药的不同溶解性筛选最佳水相溶剂或最佳油相溶剂后，以药物的水溶液或油溶液作为乳液的水相或者油相，控制其乳滴的尺寸在 $10 \sim 100nm$。

利用自乳化法制备微乳和纳米乳时，确定处方和投料量的关键是绘制乳化剂 / 辅助乳化剂、油相和水相的伪三元相图。伪三元相图一般是以水相、乳化剂 / 辅助乳化剂、油相三个组分作为等边三角形的三个顶点绘制。配制不同的乳化剂 / 辅助乳化剂和油相的配比，再用水相对混合溶液进行滴定，少量多次地往体系中加水相，每次加水相平衡后若出现肉眼可见的浑浊或半固体凝胶状则是成乳的关键点。在三元相图中可能会出现两个区域，靠近水相的顶点的区域是形成 O/W 型纳米乳的三元相配比，在靠近油相的区域则是 W/O 型纳米乳的三元相配比。由于温度会对乳液的形成产生较大的影响，故在绘制伪三元相图实验时，必须保证实验操作在恒温下进行。

转相乳化法是将 O/W 型乳剂转换成 W/O 型乳剂，或将 W/O 型乳剂转换成 O/W 型乳剂的方法。先将表面活性剂在油相或水相中溶解或熔化并加热，在缓慢搅拌下以细流的方式加入预热的水相或油相中，随着后加相的体积增加，乳液发生相转换即得目标乳剂。

相转换温度乳化法，是根据聚氧乙烯型非离子表面活性剂的 HLB 随温度变化而改变的原理，采用改变温度的方法使其在 W/O 型表面活性剂和 O/W 型表面活性剂之间转换来得到理想的纳米乳剂。

机械法是常用的工业乳化方法，一般使用高压均质器和微射流乳化器。在使用高压均质器乳化前，一般先用高速混合器制备初乳，通过高压均质制成的纳米乳滴更均匀，可大大减少表面活性剂用量。

4. 生物工程类美容中药制剂的制作工艺　中药发酵法是新兴的美容中药提取方法，是利用细菌或真菌等微生物使美容中药药液发酵，产生并提取有利于皮肤和皮肤微生态环境平衡的美容中药发酵液。通过此法生产的发酵产物易被微生物分解，与皮肤微生态环境相容性高；生产过程环保，而且此类美容制剂作用温和，可避免对皮肤造成化学刺激，有较好的安全性。目前市面销售的灵芝化妆水、薏仁化妆水中都含有中药发酵提取物。中药发酵中所使用的工程菌有酵母菌、乳酸杆菌、芽孢杆菌和丝状真菌等，也有使用放线菌等细菌发酵。最常用的酵母菌是酿酒酵母，如葡萄酒酵母、黄酒酵母等。

中药发酵工艺：将美容中药的干粉或提取物以一定的比例与去离子水混合后，高温高压灭菌，作为工程菌的培养基，待工程菌发酵完成后，提取发酵液。发酵液在常温下添加到溶液剂或膏霜中混匀即可。

二、中药美容制剂的质量标准

中药美容制剂成分复杂，其质量控制是确保中药美容制剂安全有效的根本。中药美容制剂的质量标准归纳如下。

1. 外观评价 是否有异物、色泽、气味、稠度、透明度等。乳膏霜类产品要求膏体应细腻、光亮、色泽均匀、香味纯正、无气泡、无斑点、无干缩和破乳现象。透明化妆水应清澈透明，无悬浮物，无浑浊，无沉淀现象。凝胶（啫喱）类则应晶莹剔透，无杂色。泡沫洗面奶膏体应细腻，少量加水揉搓后即能产生如乳脂般细密的泡沫。

2. 理化性质评价 须检测中药美容制剂液滴或颗粒大小是否利于皮肤吸收，制剂的 pH 是否与皮肤表面环境的 pH（pH 4.5 ～ 6.5）相符。此外，还应测试其黏度、耐寒性、耐热性、产泡沫量、铺展性、润滑性、柔润性等。

3. 性能评价 中药美容制剂功能各异，为了改善或保护皮肤而使用，对其功能性评价必不可少。例如，保湿类产品的保湿性测试，美白产品对酪氨酸酶活性的抑制率测试，抗衰老产品的抗氧化性测试，牙用美容制剂的摩擦性和抑菌性测试，防晒类产品的防晒系数测定等。

4. 有毒杂质检查 在中药美容制剂生产过程中，辅料或炮制过的中药都有可能引入有毒杂质。由于美容制剂是每日都使用的产品，若其有毒杂质超标，则容易在皮肤表面蓄积，并通过皮肤的毛细血管运输至全身。主要检测的有毒杂质为汞、砷、铅、甲醇等。《化妆品卫生规范》规定：美容制剂中的汞含量不得超过 1mg/kg（含有有机汞防腐剂的眼部美容制剂除外）；砷含量不得超过 10mg/kg；铅含量不得超过 40mg/kg（含乙酸铅的染发剂除外）；甲醇含量不得超过 2000mg/kg。

第四节 常用中药美容制剂

一、洗 发 露

组分	重量（%）
30% 十二烷基醇醚硫酸铵	20.0
30% 十二烷基硫酸铵	18.0
十一烯酸单乙醇酰胺磺基琥珀酸钠	6.0
椰油酰胺丙基甜菜碱	4.0
椰油基单乙醇酰胺	3.0
SP-295 聚硅氧烷季铵盐	2.0
珠光颜料	1.5
氯化钠	适量
柠檬酸（调节 pH 至 6.0）	适量
苦参、牛蒡子、商陆、槐叶提取物	30.0
防腐剂	适量
香精	适量
去离子水	加至 100.0

制备工艺：将上述原料全部溶于水混合均匀即可。

牛蒡子的活性成分牛蒡子苷，可不同程度抑制多种致病真菌；苦参的活性成分氧化苦参碱有较好抑制真菌作用外，还可以促进生发。故该种洗发露具有去屑止痒、促进生发的作用。

二、沐 浴 乳

	组分	重量（%）
甲	MAP 浓缩物（C9-15 烷基磷酸酯）	38.5
	月桂酸	11.0
	乙二醇二硬脂酸酯	2.0
乙	KOH（85%）	3.8
	5- 羟磺基甜菜碱	6.0
	羟乙基纤维素	0.8
	乙二胺四乙酸二钠	0.1
	柠檬酸	适量
	精制水	17.3
丙	苦参、白鲜皮、防风、鸡血藤、当归提取物	20.0
丁	防腐剂	适量
	香精	适量

制备工艺：甲、乙两组原料分别加热至80℃后，边搅拌边将甲组逐步加入乙组中，搅拌均匀后降温至60℃左右时，加入丙组原料，继续搅拌，待温度降至45℃时，将丁组原料加入拌匀即得。

苦参的活性成分苦参碱对多种真菌具有抑菌活性，当归、防风具有养血、疏风作用，三者配伍可预防和治疗老年性皮肤瘙痒、慢性湿疹与神经性皮炎等，沐浴浸泡效果更佳。

三、化 妆 水

	组分	重量（%）
甲	纯化水	加至100.0
	甘油	3.0
	尿囊素	0.1
	甲基葡糖醇聚醚 -20	3.0
乙	丙烯酸羟乙酯 / 丙烯酰二甲基牛磺酸钠共聚物	0.5
丙	对羟基苯乙酮	0.5
	丁二醇	3.0
丁	突厥蔷薇花水	10.0
	水、β- 葡聚糖	3.0
	参芍抗敏剂 （含芍药根提取物、水解人参皂苷类、忍冬花提取物、齿瓣延胡索根提取物）	1.0
	复合清凉剂 （薄荷醇乳酸酯、甲基二异丙基丙酰胺、薄荷烷甲酰乙胺）	0.1
	1，2- 己二醇	0.5

制备工艺：将甲组原料混合，在搅拌条件下，将乙组原料加入甲组原料中。搅拌均匀后，加热至80～85℃，保温10分钟后降温。丙组原料预先混匀溶解，当甲、乙组原料混合物降温至

45℃时，加入丙组和丁组原料，搅拌均匀即得。

芍药根具有强烈抗细菌、真菌效果，也可以抑制弹性蛋白酶活性，清除自由基，可预防各类皮癣，还可以延缓衰老。人参使皮肤柔软，促进新陈代谢，还有美白功效，二者配伍增强化妆水的延缓衰老功能。

四、润肤乳

（一）营养乳液

	组分	重量（%）
甲	辛酸/癸酸三甘油酯	15.0
	二甲硅油	12.0
	羊毛醇	3.0
	MG319	2.4
乙	PCA-Na	1.0
	去离子水	61.0
	人参提取物	5.0
丙	防腐剂	适量
	香精	适量

制备工艺：将甲组原料与乙组原料分别加热至85℃，搅拌下将甲组加入乙组中，使充分乳化，冷却至50℃时加入丙组，冷却至45℃时停止搅拌，出料，包装。

（二）抗粉刺乳液

	组分	重量（%）
甲	角鲨烷	6.0
	乙酸化羊毛脂醇	1.5
	2-辛基十二烷醇	2.0
	羊毛酸异丙酯	1.0
	失水山梨醇油酸酯	1.5
	环状二甲硅油	1.0
乙	丙二醇	4.0
	丙烯酸酯/20-聚氧乙烯硬脂醇醚甲基丙烯酸酯共聚物（Aculyn22）	0.3
	聚山梨酸酯（80）	3.0
	去离子水	72.0
	丹参、益母草、人参、黄芪、茯苓、当归提取物	6.0
	氢氧化钠（10%）	0.9
丙	防腐剂	适量
	香精	适量

制备工艺：将甲、乙组原料加热至90℃，边搅拌边将甲组原料加入乙组原料中，使其充分乳化，冷却至50℃时加入丙组原料，冷却至45℃时停止搅拌，即得。

丹参的有效成分丹参酮具有抗菌活性，同时也具有抗雄激素效应，可抑制粉刺生长，且人参、黄芪、益母草、当归等有益气活血之功效，可增强皮肤抵抗力，防治粉刺。

五、面　膜

（一）祛斑面膜

组分	重量（%）
海藻粉	15.0
淀粉	24.0
高岭土	25.0
锌白粉	6.0
白附子、白芷、白及、白茯苓、白僵蚕、冬瓜仁、芍药、丹参、珍珠等	30.0

制备工艺：将各组分按等量递增法混合均匀后用水调和成软膏状即可敷于面部，10～15分钟后即可在皮肤表面形成一层较厚且富有弹性的软膜，可整张揭下。

（二）去粉刺面膜

	组分	重量（%）
甲	白油	8.0
	乳化硅油	5.0
	薏苡仁油	2.0
乙	高岭土	35.0
	甲壳素	5.0
	去离子水	29.0
丙	大黄、黄芩、黄柏、苦参各等分	15.0
	黄原胶	0.6
丁	防腐剂	适量

制备工艺：将甲组、乙组原料分别加热至75℃，将甲组原料加入搅拌的乙组原料中，使其充分乳化。将丙组原料研磨，过120目筛后，加入乳化体系中混合均匀。当温度降至50℃时加入丁组原料搅拌均匀，温度降至45℃时停止搅拌，冷却即得。

六、膏　霜

（一）益母草提取液营养霜

组分	质量/体积
益母草提取液	1.0ml
鲸蜡醇	5.6g
液状石蜡	12.4g
卵磷脂	0.5g
橄榄油	3.0g
羊毛脂	5.0g
羟苯甲酯	1.8g
玫瑰香精	0.3g
蒸馏水	适量
制成	100g

制备工艺：略。

作用与用途：本品具有防治皮肤皱纹、软化皮肤的作用。

（二）8- 甲氧基补骨脂素乳膏

组分	质量 / 体积
8- 甲氧基补骨脂素	5.0g
二甲基亚砜	20ml
硬脂醇	90g
白凡士林	100g
液状石蜡	60g
十二烷基硫酸钠	1.0g
甘油	50g
蒸馏水	加至 1000ml

制备工艺：取 8- 甲氧基补骨脂素溶于二甲基亚砜溶液中，备用。分别将油相（白凡士林、液状石蜡、甘油）和水相（硬脂醇、十二烷基硫酸钠、蒸馏水）混合加热至 70 ～ 80℃，然后将油相缓缓加入水相中，边加边搅拌使乳化，再将 8- 甲氧基补骨脂素溶液加入基质中，继续搅拌均匀至冷凝，即得。

作用与用途：增加色素，用于治疗白癜风。

用法与用量：涂抹患处，涂抹后尽可能曝置阳光下 5 ～ 15 分钟，1 ～ 2 次 / 日。

七、防 晒 剂

（一）防晒乳

	组分	重量（%）
甲	白油	6.0
	鲸蜡醇	2.0
	异硬脂酸丁酯	5.0
	水杨酸辛酯	2.5
	对甲氧基肉桂酸辛酯	4.0
	E-Inspire 343（低温乳化剂）	2.5
	钛白粉	4.0
乙	吐温 80	0.7
	HS	2.0
	去离子水	66.0
丙	红花、槐花、薏苡仁提取液	5.0
丁	防腐剂	适量
	香精	适量

制备工艺：加热甲组原料至 80℃使完全熔化后搅拌冷却至 50℃。乙组原料加入搅拌中的甲组原料中，进行乳化，随后加入丙组原料和丁组原料搅拌均匀。冷却至 45℃时停止搅拌，冷却至室温即得。

槐花与薏苡仁是可以吸收紫外线的中药，红花可促进血液流通，调理肌肤，防止灼伤，三药配合使用可起良好的防晒效果。

（二）晒后修复霜

组分		重量（%）
甲	鲸蜡硬脂醇，鲸蜡硬脂基葡糖苷	2.0
	蜂蜡、白蜂蜡	1.0
	植物仿生皮脂	5.0
	马油	2.0
	油茶籽油	3.0
	碳酸二辛酯	1.0
	生育酚乙酸酯	0.1
	迷迭香提取物	0.2
	聚乙二醇 -10- 大豆甾醇	0.5
	香茅、广藿香、山鸡椒提取物、水解人参皂草苷类	0.6
乙	纯化水	加至 100.0
	硬脂酰谷氨酸钠	0.3
	尿囊素	0.1
	聚乙二醇 -26- 甘油醚	0.5
	丙烯酸（酯）类 /C10-30 烷醇丙烯酸酯交联聚合物	0.3
	黄原胶	0.1
丙	L- 精氨酸（10%）	3.0
	地肤子、花椒、蛇床子、苦参提取物	5.0
	神经酰胺 -2- 脂质体	1.0
	亚硫酸氢钠	0.08
	β- 葡聚糖	3.0
	1，2- 己二醇	0.5

制备工艺：甲、乙两组原料分别加热至 85℃后，将甲组原料缓缓加入乙组原料中，均质 5 分钟后，保温 10 分钟。降温至 50℃以下时，缓慢加入丙组原料，搅拌混合后，冷却至室温即得。

主要参考文献

方亮，2016. 药剂学 [M]. 8 版. 北京：人民卫生出版社.

冯居秦，王景洪，2015. 美容中药学 [M]. 北京：中国中医药出版社.

冯年平，朱金刚，2019. 中药经皮给药与功效性化妆品 [M]. 北京：中国医药科技出版社.

傅超美，刘文，2017. 中药药剂学 [M]. 2 版. 北京：中国医药科技出版社.

贺黎铭，江南，魏巍，等，2017. 不同方式制备松茸化妆品原料的美白功效研究 [J]. 日用化学品科学，40（8）：16-19.

江南，贺黎铭，许晓燕，等，2017. 麦冬发酵工艺优化及保湿性能研究 [J]. 四川大学学报（自然科学版），54（6）：1329-1333.

李瑜，2018. 益生菌发酵中药产抗氧化美白成分 [D]. 无锡：江南大学.

刘华钢，2006. 中药化妆品学 [M]. 北京：中国中医药出版社.

任洁，田航周，2014. 白芷在美容中的应用研究 [J]. 中国医疗美容，4（1）：105-106.

王建，王诗源，2015. 中药学 [M]. 北京：中国医药科技出版社.

小迅，2018. 发酵素技术成为护肤热点 [J]. 中国美容制剂，（10）：42-47.

虞旦，王昌涛，赵丹，等，2018. 人参发酵液的活性物质分析及其功效研究 [J]. 日用化学工业，48（2）：94-98.

赵丹，李萌，苏宁，等，2016. 枸杞发酵液的抗衰老活性和皮肤安全性研究 [J]. 日用化学品科学，39（6）：24-27，37.

赵丹，许丹妮，王冬冬，等，2016. 灵芝发酵液的成分检测及美白与抗衰老功效评价 [J]. 日用化学工业，46（4）：226-230，242.

左锦辉，薛燕，杜一杰，等，2017. 中药双向发酵技术在化妆品中的应用 [J]. 日用化学工业，47（10）：583-587，597.

附　录

附录一　化妆品监督管理条例

第一章　总　则

第一条　为了规范化妆品生产经营活动，加强化妆品监督管理，保证化妆品质量安全，保障消费者健康，促进化妆品产业健康发展，制定本条例。

第二条　在中华人民共和国境内从事化妆品生产经营活动及其监督管理，应当遵守本条例。

第三条　本条例所称化妆品，是指以涂擦、喷洒或者其他类似方法，施用于皮肤、毛发、指甲、口唇等人体表面，以清洁、保护、美化、修饰为目的的日用化学工业产品。

第四条　国家按照风险程度对化妆品、化妆品原料实行分类管理。

化妆品分为特殊化妆品和普通化妆品。国家对特殊化妆品实行注册管理，对普通化妆品实行备案管理。

化妆品原料分为新原料和已使用的原料。国家对风险程度较高的化妆品新原料实行注册管理，对其他化妆品新原料实行备案管理。

第五条　国务院药品监督管理部门负责全国化妆品监督管理工作。国务院有关部门在各自职责范围内负责与化妆品有关的监督管理工作。

县级以上地方人民政府负责药品监督管理的部门负责本行政区域的化妆品监督管理工作。县级以上地方人民政府有关部门在各自职责范围内负责与化妆品有关的监督管理工作。

第六条　化妆品注册人、备案人对化妆品的质量安全和功效宣称负责。

化妆品生产经营者应当依照法律、法规、强制性国家标准、技术规范从事生产经营活动，加强管理，诚信自律，保证化妆品质量安全。

第七条　化妆品行业协会应当加强行业自律，督促引导化妆品生产经营者依法从事生产经营活动，推动行业诚信建设。

第八条　消费者协会和其他消费者组织对违反本条例规定损害消费者合法权益的行为，依法进行社会监督。

第九条　国家鼓励和支持开展化妆品研究、创新，满足消费者需求，推进化妆品品牌建设，发挥品牌引领作用。国家保护单位和个人开展化妆品研究、创新的合法权益。

国家鼓励和支持化妆品生产经营者采用先进技术和先进管理规范，提高化妆品质量安全水平；鼓励和支持运用现代科学技术，结合我国传统优势项目和特色植物资源研究开发化妆品。

第十条　国家加强化妆品监督管理信息化建设，提高在线政务服务水平，为办理化妆品行政许可、备案提供便利，推进监督管理信息共享。

第二章　原料与产品

第十一条　在我国境内首次使用于化妆品的天然或者人工原料为化妆品新原料。具有防腐、防晒、着色、染发、祛斑美白功能的化妆品新原料，经国务院药品监督管理部门注册后方可使用；其他化妆品新原料应当在使用前向国务院药品监督管理部门备案。国务院药品监督管理部门可以根据科学研究的发展，调整实行注册管理的化妆品新原料的范围，经国务院批准后实施。

第十二条　申请化妆品新原料注册或者进行化妆品新原料备案，应当提交下列资料：

（一）注册申请人、备案人的名称、地址、联系方式；

（二）新原料研制报告；

（三）新原料的制备工艺、稳定性及其质量控制标准等研究资料；

（四）新原料安全评估资料。

注册申请人、备案人应当对所提交资料的真实性、科学性负责。

第十三条　国务院药品监督管理部门应当自受理化妆品新原料注册申请之日起3个工作日内将申请资料转交技术审评机构。技术审评机构应当自收到申请资料之日起90个工作日内完成技术审评，向国务院药品监督管理部门提交审评意见。国务院药品监督管理部门应当自收到审评意见之日起20个工作日内作出决定。对符合要求的，准予注册并发给化妆品新原料注册证；对不符合要求的，不予注册并书面说明理由。

化妆品新原料备案人通过国务院药品监督管理部门在线政务服务平台提交本条例规定的备案资料后即完成备案。

国务院药品监督管理部门应当自化妆品新原料准予注册之日起、备案人提交备案资料之日起5个工作日内向社会公布注册、备案有关信息。

第十四条　经注册、备案的化妆品新原料投入使用后3年内，新原料注册人、备案人应当每年向国务院药品监督管理部门报告新原料的使用和安全情况。对存在安全问题的化妆品新原料，由国务院药品监督管理部门撤销注册或者取消备案。3年期满未发生安全问题的化妆品新原料，纳入国务院药品监督管理部门制定的已使用的化妆品原料目录。

经注册、备案的化妆品新原料纳入已使用的化妆品原料目录前，仍然按照化妆品新原料进行管理。

第十五条　禁止用于化妆品生产的原料目录由国务院药品监督管理部门制定、公布。

第十六条　用于染发、烫发、祛斑美白、防晒、防脱发的化妆品以及宣称新功效的化妆品为特殊化妆品。特殊化妆品以外的化妆品为普通化妆品。

国务院药品监督管理部门根据化妆品的功效宣称、作用部位、产品剂型、使用人群等因素，制定、公布化妆品分类规则和分类目录。

第十七条　特殊化妆品经国务院药品监督管理部门注册后方可生产、进口。国产普通化妆品应当在上市销售前向备案人所在地省、自治区、直辖市人民政府药品监督管理部门备案。进口普通化妆品应当在进口前向国务院药品监督管理部门备案。

第十八条　化妆品注册申请人、备案人应当具备下列条件：

（一）是依法设立的企业或者其他组织；

（二）有与申请注册、进行备案的产品相适应的质量管理体系；

（三）有化妆品不良反应监测与评价能力。

第十九条　申请特殊化妆品注册或者进行普通化妆品备案，应当提交下列资料：

（一）注册申请人、备案人的名称、地址、联系方式；

（二）生产企业的名称、地址、联系方式；

（三）产品名称；

（四）产品配方或者产品全成分；

（五）产品执行的标准；

（六）产品标签样稿；

（七）产品检验报告；

（八）产品安全评估资料。

注册申请人首次申请特殊化妆品注册或者备案人首次进行普通化妆品备案的，应当提交其符合本条例第十八条规定条件的证明资料。申请进口特殊化妆品注册或者进行进口普通化妆品备案的，应当同时提交产品在生产国（地区）已经上市销售的证明文件以及境外生产企业符合化妆品生产质量管理规范的证明资料；专为向我国出口生产、无法提交产品在生产国（地区）已经上市销售的证明文件的，应当提交面向我国消费者开展的相关研究和试验的资料。

注册申请人、备案人应当对所提交资料的真实性、科学性负责。

第二十条　国务院药品监督管理部门依照本条例第十三条第一款规定的化妆品新原料注册审查程序对特殊化妆品注册申请进行审查。对符合要求的，准予注册并发给特殊化妆品注册证；对不符合要求的，不予注册并书面说明理由。已经注册的特殊化妆品在生产工艺、功效宣称等方面发生实质性变化的，注册人应当向原注册部门申请变更注册。

普通化妆品备案人通过国务院药品监督管理部门在线政务服务平台提交本条例规定的备案资料后即完成备案。

省级以上人民政府药品监督管理部门应当自特殊化妆品准予注册之日起、普通化妆品备案人提交备案资料之日起 5 个工作日内向社会公布注册、备案有关信息。

第二十一条　化妆品新原料和化妆品注册、备案前，注册申请人、备案人应当自行或者委托专业机构开展安全评估。

从事安全评估的人员应当具备化妆品质量安全相关专业知识，并具有 5 年以上相关专业从业经历。

第二十二条　化妆品的功效宣称应当有充分的科学依据。化妆品注册人、备案人应当在国务院药品监督管理部门规定的专门网站公布功效宣称所依据的文献资料、研究数据或者产品功效评价资料的摘要，接受社会监督。

第二十三条　境外化妆品注册人、备案人应当指定我国境内的企业法人办理化妆品注册、备案，协助开展化妆品不良反应监测、实施产品召回。

第二十四条　特殊化妆品注册证有效期为 5 年。有效期届满需要延续注册的，应当在有效期届满 30 个工作日前提出延续注册的申请。除有本条第二款规定情形外，国务院药品监督管理部门应当在特殊化妆品注册证有效期届满前作出准予延续的决定；逾期未作决定的，视为准予延续。

有下列情形之一的，不予延续注册：

（一）注册人未在规定期限内提出延续注册申请；

（二）强制性国家标准、技术规范已经修订，申请延续注册的化妆品不能达到修订后标准、技术规范的要求。

第二十五条　国务院药品监督管理部门负责化妆品强制性国家标准的项目提出、组织起草、征求意见和技术审查。国务院标准化行政部门负责化妆品强制性国家标准的立项、编号和对外通报。

化妆品国家标准文本应当免费向社会公开。

化妆品应当符合强制性国家标准。鼓励企业制定严于强制性国家标准的企业标准。

第三章　生产经营

第二十六条　从事化妆品生产活动，应当具备下列条件：

（一）是依法设立的企业；

（二）有与生产的化妆品相适应的生产场地、环境条件、生产设施设备；

（三）有与生产的化妆品相适应的技术人员；

（四）有能对生产的化妆品进行检验的检验人员和检验设备；

（五）有保证化妆品质量安全的管理制度。

第二十七条　从事化妆品生产活动，应当向所在地省、自治区、直辖市人民政府药品监督管理部门提出申请，提交其符合本条例第二十六条规定条件的证明资料，并对资料的真实性负责。

省、自治区、直辖市人民政府药品监督管理部门应当对申请资料进行审核，对申请人的生产场所进行现场核查，并自受理化妆品生产许可申请之日起30个工作日内作出决定。对符合规定条件的，准予许可并发给化妆品生产许可证；对不符合规定条件的，不予许可并书面说明理由。

化妆品生产许可证有效期为5年。有效期届满需要延续的，依照《中华人民共和国行政许可法》的规定办理。

第二十八条　化妆品注册人、备案人可以自行生产化妆品，也可以委托其他企业生产化妆品。

委托生产化妆品的，化妆品注册人、备案人应当委托取得相应化妆品生产许可的企业，并对受委托企业（以下称受托生产企业）的生产活动进行监督，保证其按照法定要求进行生产。受托生产企业应当依照法律、法规、强制性国家标准、技术规范以及合同约定进行生产，对生产活动负责，并接受化妆品注册人、备案人的监督。

第二十九条　化妆品注册人、备案人、受托生产企业应当按照国务院药品监督管理部门制定的化妆品生产质量管理规范的要求组织生产化妆品，建立化妆品生产质量管理体系，建立并执行供应商遴选、原料验收、生产过程及质量控制、设备管理、产品检验及留样等管理制度。

化妆品注册人、备案人、受托生产企业应当按照化妆品注册或者备案资料载明的技术要求生产化妆品。

第三十条　化妆品原料、直接接触化妆品的包装材料应当符合强制性国家标准、技术规范。

不得使用超过使用期限、废弃、回收的化妆品或者化妆品原料生产化妆品。

第三十一条　化妆品注册人、备案人、受托生产企业应当建立并执行原料以及直接接触化妆品的包装材料进货查验记录制度、产品销售记录制度。进货查验记录和产品销售记录应当真实、完整，保证可追溯，保存期限不得少于产品使用期限届满后1年；产品使用期限不足1年的，记录保存期限不得少于2年。

化妆品经出厂检验合格后方可上市销售。

第三十二条　化妆品注册人、备案人、受托生产企业应当设质量安全负责人，承担相应的产品质量安全管理和产品放行职责。

质量安全负责人应当具备化妆品质量安全相关专业知识，并具有5年以上化妆品生产或者质量安全管理经验。

第三十三条　化妆品注册人、备案人、受托生产企业应当建立并执行从业人员健康管理制度。患有国务院卫生主管部门规定的有碍化妆品质量安全疾病的人员不得直接从事化妆品生产活动。

第三十四条　化妆品注册人、备案人、受托生产企业应当定期对化妆品生产质量管理规范的执行情况进行自查；生产条件发生变化，不再符合化妆品生产质量管理规范要求的，应当立即采取整改措施；可能影响化妆品质量安全的，应当立即停止生产并向所在地省、自治区、直辖市人民政府药品监督管理部门报告。

第三十五条　化妆品的最小销售单元应当有标签。标签应当符合相关法律、行政法规、强制性国家标准，内容真实、完整、准确。

进口化妆品可以直接使用中文标签，也可以加贴中文标签；加贴中文标签的，中文标签内容应当与原标签内容一致。

第三十六条　化妆品标签应当标注下列内容：

（一）产品名称、特殊化妆品注册证编号；

（二）注册人、备案人、受托生产企业的名称、地址；

（三）化妆品生产许可证编号；

（四）产品执行的标准编号；

（五）全成分；

（六）净含量；

（七）使用期限、使用方法以及必要的安全警示；

（八）法律、行政法规和强制性国家标准规定应当标注的其他内容。

第三十七条　化妆品标签禁止标注下列内容：

（一）明示或者暗示具有医疗作用的内容；

（二）虚假或者引人误解的内容；

（三）违反社会公序良俗的内容；

（四）法律、行政法规禁止标注的其他内容。

第三十八条　化妆品经营者应当建立并执行进货查验记录制度，查验供货者的市场主体登记证明、化妆品注册或者备案情况、产品出厂检验合格证明，如实记录并保存相关凭证。记录和凭证保存期限应当符合本条例第三十一条第一款的规定。

化妆品经营者不得自行配制化妆品。

第三十九条　化妆品生产经营者应当依照有关法律、法规的规定和化妆品标签标示的要求贮存、运输化妆品，定期检查并及时处理变质或者超过使用期限的化妆品。

第四十条　化妆品集中交易市场开办者、展销会举办者应当审查入场化妆品经营者的市场主体登记证明，承担入场化妆品经营者管理责任，定期对入场化妆品经营者进行检查；发现入场化妆品经营者有违反本条例规定行为的，应当及时制止并报告所在地县级人民政府负责药品监督管理的部门。

第四十一条　电子商务平台经营者应当对平台内化妆品经营者进行实名登记，承担平台内化妆品经营者管理责任，发现平台内化妆品经营者有违反本条例规定行为的，应当及时制止并报告电子商务平台经营者所在地省、自治区、直辖市人民政府药品监督管理部门；发现严重违法行为的，应当立即停止向违法的化妆品经营者提供电子商务平台服务。

平台内化妆品经营者应当全面、真实、准确、及时披露所经营化妆品的信息。

第四十二条　美容美发机构、宾馆等在经营中使用化妆品或者为消费者提供化妆品的，应当履行本条例规定的化妆品经营者义务。

第四十三条　化妆品广告的内容应当真实、合法。

化妆品广告不得明示或者暗示产品具有医疗作用，不得含有虚假或者引人误解的内容，不得欺骗、误导消费者。

第四十四条　化妆品注册人、备案人发现化妆品存在质量缺陷或者其他问题，可能危害人体健康的，应当立即停止生产，召回已经上市销售的化妆品，通知相关化妆品经营者和消费者停止经营、使用，并记录召回和通知情况。化妆品注册人、备案人应当对召回的化妆品采取补救、无害化处理、销毁等措施，并将化妆品召回和处理情况向所在地省、自治区、直辖市人民政府药品监督管理部门报告。

受托生产企业、化妆品经营者发现其生产、经营的化妆品有前款规定情形的，应当立即停止生产、经营，通知相关化妆品注册人、备案人。化妆品注册人、备案人应当立即实施召回。

负责药品监督管理的部门在监督检查中发现化妆品有本条第一款规定情形的，应当通知化妆品注册人、备案人实施召回，通知受托生产企业、化妆品经营者停止生产、经营。

化妆品注册人、备案人实施召回的，受托生产企业、化妆品经营者应当予以配合。

化妆品注册人、备案人、受托生产企业、经营者未依照本条规定实施召回或者停止生产、经营的，负责药品监督管理的部门责令其实施召回或者停止生产、经营。

第四十五条　出入境检验检疫机构依照《中华人民共和国进出口商品检验法》的规定对进口的化妆品实施检验；检验不合格的，不得进口。

进口商应当对拟进口的化妆品是否已经注册或者备案以及是否符合本条例和强制性国家标准、技术规范进行审核；审核不合格的，不得进口。进口商应当如实记录进口化妆品的信息，记录保存期限应当符合本条例第三十一条第一款的规定。

出口的化妆品应当符合进口国（地区）的标准或者合同要求。

第四章　监督管理

第四十六条　负责药品监督管理的部门对化妆品生产经营进行监督检查时，有权采取下列措施：

（一）进入生产经营场所实施现场检查；

（二）对生产经营的化妆品进行抽样检验；

（三）查阅、复制有关合同、票据、账簿以及其他有关资料；

（四）查封、扣押不符合强制性国家标准、技术规范或者有证据证明可能危害人体健康的化妆品及其原料、直接接触化妆品的包装材料，以及有证据证明用于违法生产经营的工具、设备；

（五）查封违法从事生产经营活动的场所。

第四十七条　负责药品监督管理的部门对化妆品生产经营进行监督检查时，监督检查人员不得少于2人，并应当出示执法证件。监督检查人员对监督检查中知悉的被检查单位的商业秘密，应当依法予以保密。被检查单位对监督检查应当予以配合，不得隐瞒有关情况。

负责药品监督管理的部门应当对监督检查情况和处理结果予以记录，由监督检查人员和被检查单位负责人签字；被检查单位负责人拒绝签字的，应当予以注明。

第四十八条　省级以上人民政府药品监督管理部门应当组织对化妆品进行抽样检验；对举报反映或者日常监督检查中发现问题较多的化妆品，负责药品监督管理的部门可以进行专项抽样检验。

进行抽样检验，应当支付抽取样品的费用，所需费用纳入本级政府预算。

负责药品监督管理的部门应当按照规定及时公布化妆品抽样检验结果。

第四十九条 化妆品检验机构按照国家有关认证认可的规定取得资质认定后，方可从事化妆品检验活动。化妆品检验机构的资质认定条件由国务院药品监督管理部门、国务院市场监督管理部门制定。

化妆品检验规范以及化妆品检验相关标准品管理规定，由国务院药品监督管理部门制定。

第五十条 对可能掺杂掺假或者使用禁止用于化妆品生产的原料生产的化妆品，按照化妆品国家标准规定的检验项目和检验方法无法检验的，国务院药品监督管理部门可以制定补充检验项目和检验方法，用于对化妆品的抽样检验、化妆品质量安全案件调查处理和不良反应调查处置。

第五十一条 对依照本条例规定实施的检验结论有异议的，化妆品生产经营者可以自收到检验结论之日起 7 个工作日内向实施抽样检验的部门或者其上一级负责药品监督管理的部门提出复检申请，由受理复检申请的部门在复检机构名录中随机确定复检机构进行复检。复检机构出具的复检结论为最终检验结论。复检机构与初检机构不得为同一机构。复检机构名录由国务院药品监督管理部门公布。

第五十二条 国家建立化妆品不良反应监测制度。化妆品注册人、备案人应当监测其上市销售化妆品的不良反应，及时开展评价，按照国务院药品监督管理部门的规定向化妆品不良反应监测机构报告。受托生产企业、化妆品经营者和医疗机构发现可能与使用化妆品有关的不良反应的，应当报告化妆品不良反应监测机构。鼓励其他单位和个人向化妆品不良反应监测机构或者负责药品监督管理的部门报告可能与使用化妆品有关的不良反应。

化妆品不良反应监测机构负责化妆品不良反应信息的收集、分析和评价，并向负责药品监督管理的部门提出处理建议。

化妆品生产经营者应当配合化妆品不良反应监测机构、负责药品监督管理的部门开展化妆品不良反应调查。

化妆品不良反应是指正常使用化妆品所引起的皮肤及其附属器官的病变，以及人体局部或者全身性的损害。

第五十三条 国家建立化妆品安全风险监测和评价制度，对影响化妆品质量安全的风险因素进行监测和评价，为制定化妆品质量安全风险控制措施和标准、开展化妆品抽样检验提供科学依据。

国家化妆品安全风险监测计划由国务院药品监督管理部门制定、发布并组织实施。国家化妆品安全风险监测计划应当明确重点监测的品种、项目和地域等。

国务院药品监督管理部门建立化妆品质量安全风险信息交流机制，组织化妆品生产经营者、检验机构、行业协会、消费者协会以及新闻媒体等就化妆品质量安全风险信息进行交流沟通。

第五十四条 对造成人体伤害或者有证据证明可能危害人体健康的化妆品，负责药品监督管理的部门可以采取责令暂停生产、经营的紧急控制措施，并发布安全警示信息；属于进口化妆品的，国家出入境检验检疫部门可以暂停进口。

第五十五条 根据科学研究的发展，对化妆品、化妆品原料的安全性有认识上的改变的，或者有证据表明化妆品、化妆品原料可能存在缺陷的，省级以上人民政府药品监督管理部门可以责令化妆品、化妆品新原料的注册人、备案人开展安全再评估或者直接组织开展安全再评估。再评估结果表明化妆品、化妆品原料不能保证安全的，由原注册部门撤销注册、备案部门取消备案，由国务院药品监督管理部门将该化妆品原料纳入禁止用于化妆品生产的原料目录，并向社会公布。

第五十六条　负责药品监督管理的部门应当依法及时公布化妆品行政许可、备案、日常监督检查结果、违法行为查处等监督管理信息。公布监督管理信息时，应当保守当事人的商业秘密。

负责药品监督管理的部门应当建立化妆品生产经营者信用档案。对有不良信用记录的化妆品生产经营者，增加监督检查频次；对有严重不良信用记录的生产经营者，按照规定实施联合惩戒。

第五十七条　化妆品生产经营过程中存在安全隐患，未及时采取措施消除的，负责药品监督管理的部门可以对化妆品生产经营者的法定代表人或者主要负责人进行责任约谈。化妆品生产经营者应当立即采取措施，进行整改，消除隐患。责任约谈情况和整改情况应当纳入化妆品生产经营者信用档案。

第五十八条　负责药品监督管理的部门应当公布本部门的网站地址、电子邮件地址或者电话，接受咨询、投诉、举报，并及时答复或者处理。对查证属实的举报，按照国家有关规定给予举报人奖励。

第五章　法律责任

第五十九条　有下列情形之一的，由负责药品监督管理的部门没收违法所得、违法生产经营的化妆品和专门用于违法生产经营的原料、包装材料、工具、设备等物品；违法生产经营的化妆品货值金额不足 1 万元的，并处 5 万元以上 15 万元以下罚款；货值金额 1 万元以上的，并处货值金额 15 倍以上 30 倍以下罚款；情节严重的，责令停产停业、由备案部门取消备案或者由原发证部门吊销化妆品许可证件，10 年内不予办理其提出的化妆品备案或者受理其提出的化妆品行政许可申请，对违法单位的法定代表人或者主要负责人、直接负责的主管人员和其他直接责任人员处以其上一年度从本单位取得收入的 3 倍以上 5 倍以下罚款，终身禁止其从事化妆品生产经营活动；构成犯罪的，依法追究刑事责任：

（一）未经许可从事化妆品生产活动，或者化妆品注册人、备案人委托未取得相应化妆品生产许可的企业生产化妆品；

（二）生产经营或者进口未经注册的特殊化妆品；

（三）使用禁止用于化妆品生产的原料、应当注册但未经注册的新原料生产化妆品，在化妆品中非法添加可能危害人体健康的物质，或者使用超过使用期限、废弃、回收的化妆品或者原料生产化妆品。

第六十条　有下列情形之一的，由负责药品监督管理的部门没收违法所得、违法生产经营的化妆品和专门用于违法生产经营的原料、包装材料、工具、设备等物品；违法生产经营的化妆品货值金额不足 1 万元的，并处 1 万元以上 5 万元以下罚款；货值金额 1 万元以上的，并处货值金额 5 倍以上 20 倍以下罚款；情节严重的，责令停产停业、由备案部门取消备案或者由原发证部门吊销化妆品许可证件，对违法单位的法定代表人或者主要负责人、直接负责的主管人员和其他直接责任人员处以其上一年度从本单位取得收入的 1 倍以上 3 倍以下罚款，10 年内禁止其从事化妆品生产经营活动；构成犯罪的，依法追究刑事责任：

（一）使用不符合强制性国家标准、技术规范的原料、直接接触化妆品的包装材料，应当备案但未备案的新原料生产化妆品，或者不按照强制性国家标准或者技术规范使用原料；

（二）生产经营不符合强制性国家标准、技术规范或者不符合化妆品注册、备案资料载明的技术要求的化妆品；

（三）未按照化妆品生产质量管理规范的要求组织生产；

（四）更改化妆品使用期限；

（五）化妆品经营者擅自配制化妆品，或者经营变质、超过使用期限的化妆品；

（六）在负责药品监督管理的部门责令其实施召回后拒不召回，或者在负责药品监督管理的部门责令停止或者暂停生产、经营后拒不停止或者暂停生产、经营。

第六十一条 有下列情形之一的，由负责药品监督管理的部门没收违法所得、违法生产经营的化妆品，并可以没收专门用于违法生产经营的原料、包装材料、工具、设备等物品；违法生产经营的化妆品货值金额不足 1 万元的，并处 1 万元以上 3 万元以下罚款；货值金额 1 万元以上的，并处货值金额 3 倍以上 10 倍以下罚款；情节严重的，责令停产停业、由备案部门取消备案或者由原发证部门吊销化妆品许可证件，对违法单位的法定代表人或者主要负责人、直接负责的主管人员和其他直接责任人员处以其上一年度从本单位取得收入的 1 倍以上 2 倍以下罚款，5 年内禁止其从事化妆品生产经营活动：

（一）上市销售、经营或者进口未备案的普通化妆品；

（二）未依照本条例规定设质量安全负责人；

（三）化妆品注册人、备案人未对受托生产企业的生产活动进行监督；

（四）未依照本条例规定建立并执行从业人员健康管理制度；

（五）生产经营标签不符合本条例规定的化妆品。

生产经营的化妆品的标签存在瑕疵但不影响质量安全且不会对消费者造成误导的，由负责药品监督管理的部门责令改正；拒不改正的，处 2000 元以下罚款。

第六十二条 有下列情形之一的，由负责药品监督管理的部门责令改正，给予警告，并处 1 万元以上 3 万元以下罚款；情节严重的，责令停产停业，并处 3 万元以上 5 万元以下罚款，对违法单位的法定代表人或者主要负责人、直接负责的主管人员和其他直接责任人员处 1 万元以上 3 万元以下罚款：

（一）未依照本条例规定公布化妆品功效宣称依据的摘要；

（二）未依照本条例规定建立并执行进货查验记录制度、产品销售记录制度；

（三）未依照本条例规定对化妆品生产质量管理规范的执行情况进行自查；

（四）未依照本条例规定贮存、运输化妆品；

（五）未依照本条例规定监测、报告化妆品不良反应，或者对化妆品不良反应监测机构、负责药品监督管理的部门开展的化妆品不良反应调查不予配合。

进口商未依照本条例规定记录、保存进口化妆品信息的，由出入境检验检疫机构依照前款规定给予处罚。

第六十三条 化妆品新原料注册人、备案人未依照本条例规定报告化妆品新原料使用和安全情况的，由国务院药品监督管理部门责令改正，处 5 万元以上 20 万元以下罚款；情节严重的，吊销化妆品新原料注册证或者取消化妆品新原料备案，并处 20 万元以上 50 万元以下罚款。

第六十四条 在申请化妆品行政许可时提供虚假资料或者采取其他欺骗手段的，不予行政许可，已经取得行政许可的，由作出行政许可决定的部门撤销行政许可，5 年内不受理其提出的化妆品相关许可申请，没收违法所得和已经生产、进口的化妆品；已经生产、进口的化妆品货值金额不足 1 万元的，并处 5 万元以上 15 万元以下罚款；货值金额 1 万元以上的，并处货值金额 15 倍以上 30 倍以下罚款；对违法单位的法定代表人或者主要负责人、直接负责的主管人员和其他直接责任人员处以其上一年度从本单位取得收入的 3 倍以上 5 倍以下罚款，终身禁止其从事化妆品生产经营活动。

伪造、变造、出租、出借或者转让化妆品许可证件的，由负责药品监督管理的部门或者原发证部门予以收缴或者吊销，没收违法所得；违法所得不足 1 万元的，并处 5 万元以上 10 万元以下罚款；违法所得 1 万元以上的，并处违法所得 10 倍以上 20 倍以下罚款；构成违反治安管理行为的，由公安机关依法给予治安管理处罚；构成犯罪的，依法追究刑事责任。

第六十五条　备案时提供虚假资料的，由备案部门取消备案，3 年内不予办理其提出的该项备案，没收违法所得和已经生产、进口的化妆品；已经生产、进口的化妆品货值金额不足 1 万元的，并处 1 万元以上 3 万元以下罚款；货值金额 1 万元以上的，并处货值金额 3 倍以上 10 倍以下罚款；情节严重的，责令停产停业直至由原发证部门吊销化妆品生产许可证，对违法单位的法定代表人或者主要负责人、直接负责的主管人员和其他直接责任人员处以其上一年度从本单位取得收入的 1 倍以上 2 倍以下罚款，5 年内禁止其从事化妆品生产经营活动。

已经备案的资料不符合要求的，由备案部门责令限期改正，其中，与化妆品、化妆品新原料安全性有关的备案资料不符合要求的，备案部门可以同时责令暂停销售、使用；逾期不改正的，由备案部门取消备案。

备案部门取消备案后，仍然使用该化妆品新原料生产化妆品或者仍然上市销售、进口该普通化妆品的，分别依照本条例第六十条、第六十一条的规定给予处罚。

第六十六条　化妆品集中交易市场开办者、展销会举办者未依照本条例规定履行审查、检查、制止、报告等管理义务的，由负责药品监督管理的部门处 2 万元以上 10 万元以下罚款；情节严重的，责令停业，并处 10 万元以上 50 万元以下罚款。

第六十七条　电子商务平台经营者未依照本条例规定履行实名登记、制止、报告、停止提供电子商务平台服务等管理义务的，由省、自治区、直辖市人民政府药品监督管理部门依照《中华人民共和国电子商务法》的规定给予处罚。

第六十八条　化妆品经营者履行了本条例规定的进货查验记录等义务，有证据证明其不知道所采购的化妆品是不符合强制性国家标准、技术规范或者不符合化妆品注册、备案资料载明的技术要求的，收缴其经营的不符合强制性国家标准、技术规范或者不符合化妆品注册、备案资料载明的技术要求的化妆品，可以免除行政处罚。

第六十九条　化妆品广告违反本条例规定的，依照《中华人民共和国广告法》的规定给予处罚；采用其他方式对化妆品作虚假或者引人误解的宣传的，依照有关法律的规定给予处罚；构成犯罪的，依法追究刑事责任。

第七十条　境外化妆品注册人、备案人指定的在我国境内的企业法人未协助开展化妆品不良反应监测、实施产品召回的，由省、自治区、直辖市人民政府药品监督管理部门责令改正，给予警告，并处 2 万元以上 10 万元以下罚款；情节严重的，处 10 万元以上 50 万元以下罚款，5 年内禁止其法定代表人或者主要负责人、直接负责的主管人员和其他直接责任人员从事化妆品生产经营活动。

境外化妆品注册人、备案人拒不履行依据本条例作出的行政处罚决定的，10 年内禁止其化妆品进口。

第七十一条　化妆品检验机构出具虚假检验报告的，由认证认可监督管理部门吊销检验机构资质证书，10年内不受理其资质认定申请，没收所收取的检验费用，并处5万元以上10万元以下罚款；对其法定代表人或者主要负责人、直接负责的主管人员和其他直接责任人员处以其上一年度从本单位取得收入的1倍以上3倍以下罚款，依法给予或者责令给予降低岗位等级、撤职或者开除的处分，受到开除处分的，10年内禁止其从事化妆品检验工作；构成犯罪的，依法追究刑事责任。

第七十二条　化妆品技术审评机构、化妆品不良反应监测机构和负责化妆品安全风险监测的机构未依照本条例规定履行职责，致使技术审评、不良反应监测、安全风险监测工作出现重大失误的，由负责药品监督管理的部门责令改正，给予警告，通报批评；造成严重后果的，对其法定代表人或者主要负责人、直接负责的主管人员和其他直接责任人员，依法给予或者责令给予降低岗位等级、撤职或者开除的处分。

第七十三条　化妆品生产经营者、检验机构招用、聘用不得从事化妆品生产经营活动的人员或者不得从事化妆品检验工作的人员从事化妆品生产经营或者检验的，由负责药品监督管理的部门或者其他有关部门责令改正，给予警告；拒不改正的，责令停产停业直至吊销化妆品许可证件、检验机构资质证书。

第七十四条　有下列情形之一，构成违反治安管理行为的，由公安机关依法给予治安管理处罚；构成犯罪的，依法追究刑事责任：

（一）阻碍负责药品监督管理的部门工作人员依法执行职务；

（二）伪造、销毁、隐匿证据或者隐藏、转移、变卖、损毁依法查封、扣押的物品。

第七十五条　负责药品监督管理的部门工作人员违反本条例规定，滥用职权、玩忽职守、徇私舞弊的，依法给予警告、记过或者记大过的处分；造成严重后果的，依法给予降级、撤职或者开除的处分；构成犯罪的，依法追究刑事责任。

第七十六条　违反本条例规定，造成人身、财产或者其他损害的，依法承担赔偿责任。

第六章　附　　则

第七十七条　牙膏参照本条例有关普通化妆品的规定进行管理。牙膏备案人按照国家标准、行业标准进行功效评价后，可以宣称牙膏具有防龋、抑牙菌斑、抗牙本质敏感、减轻牙龈问题等功效。牙膏的具体管理办法由国务院药品监督管理部门拟订，报国务院市场监督管理部门审核、发布。

香皂不适用本条例，但是宣称具有特殊化妆品功效的适用本条例。

第七十八条　对本条例施行前已经注册的用于育发、脱毛、美乳、健美、除臭的化妆品自本条例施行之日起设置5年的过渡期，过渡期内可以继续生产、进口、销售，过渡期满后不得生产、进口、销售该化妆品。

第七十九条　本条例所称技术规范，是指尚未制定强制性国家标准、国务院药品监督管理部门结合监督管理工作需要制定的化妆品质量安全补充技术要求。

第八十条　本条例自2021年1月1日起施行。《化妆品卫生监督条例》同时废止。

附录二　化妆品标签管理办法

第一条　为加强化妆品标签监督管理，规范化妆品标签使用，保障消费者合法权益，根据《化妆品监督管理条例》等有关法律法规规定，制定本办法。

第二条　在中华人民共和国境内生产经营的化妆品的标签管理适用本办法。

第三条　本办法所称化妆品标签，是指产品销售包装上用以辨识说明产品基本信息、属性特征和安全警示等的文字、符号、数字、图案等标识，以及附有标识信息的包装容器、包装盒和说明书。

第四条　化妆品注册人、备案人对化妆品标签的合法性、真实性、完整性、准确性和一致性负责。

第五条　化妆品的最小销售单元应当有标签。标签应当符合相关法律、行政法规、部门规章、强制性国家标准和技术规范要求，标签内容应当合法、真实、完整、准确，并与产品注册或者备案的相关内容一致。

化妆品标签应当清晰、持久，易于辨认、识读，不得有印字脱落、粘贴不牢等现象。

第六条　化妆品应当有中文标签。中文标签应当使用规范汉字，使用其他文字或者符号的，应当在产品销售包装可视面使用规范汉字对应解释说明，网址、境外企业的名称和地址以及约定俗成的专业术语等必须使用其他文字的除外。

加贴中文标签的，中文标签有关产品安全、功效宣称的内容应当与原标签相关内容对应一致。

除注册商标之外，中文标签同一可视面上其他文字字体的字号应当小于或者等于相应的规范汉字字体的字号。

第七条　化妆品中文标签应当至少包括以下内容：

（一）产品中文名称、特殊化妆品注册证书编号；

（二）注册人、备案人的名称、地址，注册人或者备案人为境外企业的，应当同时标注境内责任人的名称、地址；

（三）生产企业的名称、地址，国产化妆品应当同时标注生产企业生产许可证编号；

（四）产品执行的标准编号；

（五）全成分；

（六）净含量；

（七）使用期限；

（八）使用方法；

（九）必要的安全警示用语；

（十）法律、行政法规和强制性国家标准规定应当标注的其他内容。

具有包装盒的产品，还应当同时在直接接触内容物的包装容器上标注产品中文名称和使用期限。

第八条　化妆品产品中文名称一般由商标名、通用名和属性名三部分组成，约定俗成、习惯使用的化妆品名称可以省略通用名或者属性名，商标名、通用名和属性名应当符合下列规定要求：

（一）商标名的使用除符合国家商标有关法律法规的规定外，还应当符合国家化妆品管理相关法律法规的规定。不得以商标名的形式宣称医疗效果或者产品不具备的功效。以暗示含有某类原料的用语作为商标名，产品配方中含有该类原料的，应当在销售包装可视面对其使用目的进行说明；产品配方不含有该类原料的，应当在销售包装可视面明确标注产品不含该类原料，相关用语仅作商标名使用；

（二）通用名应当准确、客观，可以是表明产品原料或者描述产品用途、使用部位等的文字。使用具体原料名称或者表明原料类别的词汇的，应当与产品配方成分相符，且该原料在产品中产生的功效作用应当与产品功效宣称相符。使用动物、植物或者矿物等名称描述产品的香型、颜色或者形状的，配方中可以不含此原料，命名时可以在通用名中采用动物、植物或者矿物等名称加香型、颜色或者形状的形式，也可以在属性名后加以注明；

（三）属性名应当表明产品真实的物理性状或者形态；

（四）不同产品的商标名、通用名、属性名相同时，其他需要标注的内容应当在属性名后加以注明，包括颜色或者色号、防晒指数、气味、适用发质、肤质或者特定人群等内容；

（五）商标名、通用名或者属性名单独使用时符合本条上述要求，组合使用时可能使消费者对产品功效产生歧义的，应当在销售包装可视面予以解释说明。

第九条　产品中文名称应当在销售包装可视面显著位置标注，且至少有一处以引导语引出。

化妆品中文名称不得使用字母、汉语拼音、数字、符号等进行命名，注册商标、表示防晒指数、色号、系列号，或者其他必须使用字母、汉语拼音、数字、符号等的除外。产品中文名称中的注册商标使用字母、汉语拼音、数字、符号等的，应当在产品销售包装可视面对其含义予以解释说明。

特殊化妆品注册证书编号应当是国家药品监督管理局核发的注册证书编号，在销售包装可视面进行标注。

第十条　化妆品注册人、备案人、境内责任人和生产企业的名称、地址等相关信息，应当按照下列规定在产品销售包装可视面进行标注：

（一）注册人、备案人、境内责任人和生产企业的名称和地址，应当标注产品注册证书或者备案信息载明的企业名称和地址，分别以相应的引导语引出；

（二）化妆品注册人或者备案人与生产企业相同时，可使用"注册人/生产企业"或者"备案人/生产企业"作为引导语，进行简化标注；

（三）生产企业名称和地址应当标注完成最后一道接触内容物的工序的生产企业的名称、地址。注册人、备案人同时委托多个生产企业完成最后一道接触内容物的工序的，可以同时标注各受托生产企业的名称、地址，并通过代码或者其他方式指明产品的具体生产企业；

（四）生产企业为境内的，还应当在企业名称和地址之后标注化妆品生产许可证编号，以相应的引导语引出。

第十一条　化妆品标签应当在销售包装可视面标注产品执行的标准编号，以相应的引导语引出。

第十二条　化妆品标签应当在销售包装可视面标注化妆品全部成分的原料标准中文名称，以"成分"作为引导语引出，并按照各成分在产品配方中含量的降序列出。化妆品配方中存在含量不超过0.1%（w/w）的成分的，所有不超过0.1%（w/w）的成分应当以"其他微量成分"作为引导语引出另行标注，可以不按照成分含量的降序列出。

以复配或者混合原料形式进行配方填报的，应当以其中每个成分在配方中的含量作为成分含量的排序和判别是否为微量成分的依据。

第十三条　化妆品的净含量应当使用国家法定计量单位表示，并在销售包装展示面标注。

第十四条　产品使用期限应当按照下列方式之一在销售包装可视面标注，并以相应的引导语引出：

（一）生产日期和保质期，生产日期应当使用汉字或者阿拉伯数字，以四位数年份、二位数月份和二位数日期的顺序依次进行排列标识；

（二）生产批号和限期使用日期。

具有包装盒的产品，在直接接触内容物的包装容器上标注使用期限时，除可以选择上述方式标注外，还可以采用标注生产批号和开封后使用期限的方式。

销售包装内含有多个独立包装产品时，每个独立包装应当分别标注使用期限，销售包装可视面上的使用期限应当按照其中最早到期的独立包装产品的使用期限标注；也可以分别标注单个独立包装产品的使用期限。

第十五条　为保证消费者正确使用，需要标注产品使用方法的，应当在销售包装可视面或者随附于产品的说明书中进行标注。

第十六条　存在下列情形之一的，应当以"注意"或者"警告"作为引导语，在销售包装可视面标注安全警示用语：

（一）法律、行政法规、部门规章、强制性国家标准、技术规范对化妆品限用组分、准用组分有警示用语和安全事项相关标注要求的；

（二）法律、行政法规、部门规章、强制性国家标准、技术规范对适用于儿童等特殊人群化妆品要求标注的相关注意事项的；

（三）法律、行政法规、部门规章、强制性国家标准、技术规范规定其他应当标注安全警示用语、注意事项的。

第十七条　化妆品净含量不大于15g或者15mL的小规格包装产品，仅需在销售包装可视面标注产品中文名称、特殊化妆品注册证书编号、注册人或者备案人的名称、净含量、使用期限等信息，其他应当标注的信息可以标注在随附于产品的说明书中。

具有包装盒的小规格包装产品，还应当同时在直接接触内容物的包装容器上标注产品中文名称和使用期限。

第十八条　化妆品标签中使用尚未被行业广泛使用导致消费者不易理解，但不属于禁止标注内容的创新用语的，应当在相邻位置对其含义进行解释说明。

第十九条　化妆品标签禁止通过下列方式标注或者宣称：

（一）使用医疗术语、医学名人的姓名、描述医疗作用和效果的词语或者已经批准的药品名明示或者暗示产品具有医疗作用；

（二）使用虚假、夸大、绝对化的词语进行虚假或者引人误解地描述；

（三）利用商标、图案、字体颜色大小、色差、谐音或者暗示性的文字、字母、汉语拼音、数字、符号等方式暗示医疗作用或者进行虚假宣称；

（四）使用尚未被科学界广泛接受的术语、机理编造概念误导消费者；

（五）通过编造虚假信息、贬低其他合法产品等方式误导消费者；

（六）使用虚构、伪造或者无法验证的科研成果、统计资料、调查结果、文摘、引用语等信息误导消费者；

（七）通过宣称所用原料的功能暗示产品实际不具有或者不允许宣称的功效；

（八）使用未经相关行业主管部门确认的标识、奖励等进行化妆品安全及功效相关宣称及用语；

（九）利用国家机关、事业单位、医疗机构、公益性机构等单位及其工作人员、聘任的专家的名义、形象作证明或者推荐；

（十）表示功效、安全性的断言或者保证；

（十一）标注庸俗、封建迷信或者其他违反社会公序良俗的内容；

（十二）法律、行政法规和化妆品强制性国家标准禁止标注的其他内容。

第二十条　化妆品标签存在下列情形，但不影响产品质量安全且不会对消费者造成误导的，由负责药品监督管理的部门依照《化妆品监督管理条例》第六十一条第二款规定处理：

（一）文字、符号、数字的字号不规范，或者出现多字、漏字、错别字、非规范汉字的；

（二）使用期限、净含量的标注方式和格式不规范等的；

（三）化妆品标签不清晰难以辨认、识读，或者部分印字脱落或者粘贴不牢的；

（四）化妆品成分名称不规范或者成分未按照配方含量的降序列出的；

（五）未按照本办法规定使用引导语的；

（六）产品中文名称未在显著位置标注的；

（七）其他违反本办法规定但不影响产品质量安全且不会对消费者造成误导的情形。

化妆品标签违反本办法规定，构成《化妆品监督管理条例》第六十一条第一款第（五）项规定情形的，依法予以处罚。

第二十一条　以免费试用、赠予、兑换等形式向消费者提供的化妆品，其标签适用本办法。

第二十二条　本办法所称最小销售单元等名词术语的含义如下：

最小销售单元：以产品销售为目的，将产品内容物随产品包装容器、包装盒以及产品说明书等一起交付消费者时的最小包装的产品形式。

销售包装：最小销售单元的包装。包括直接接触内容物的包装容器、放置包装容器的包装盒以及随附于产品的说明书。

内容物：包装容器内所装的产品。

展示面：化妆品在陈列时，除底面外能被消费者看到的任何面。

可视面：化妆品在不破坏销售包装的情况下，能被消费者看到的任何面。

引导语：用以引出标注内容的用语，如"产品名称""净含量"等。

第二十三条　本办法自2022年5月1日起施行。